EXERCÍCIO FÍSICO
NAS DOENÇAS REUMÁTICAS
Efeitos Terapêuticos

EXERCÍCIO FÍSICO NAS DOENÇAS REUMÁTICAS – Efeitos Terapêuticos
Ana Lucia de Sá Pinto
Bruno Gualano
Fernanda Rodrigues Lima
Hamilton Roschel
Sarvier, 1ª edição, 2011

Projeto Gráfico
CLR Balieiro Editores

Projeto de Capa
Ana Carolina Vidal Xavier

Revisão
Maria Ofélia da Costa

Impressão e Acabamento
Bartira Gráfica e Editora

Direitos Reservados
Nenhuma parte pode ser duplicada ou
reproduzida sem expressa autorização do Editor.

sarvier
Sarvier Editora de Livros Médicos Ltda.
Rua dos Chanés 320 – Indianópolis
04087-031 – São Paulo – Brasil
Telefax (11) 5093-6966
sarvier@uol.com.br
www.sarvier.com.br

Dados Internacionais de Catalogação na Publicação (CIP)
(Câmara Brasileira do Livro, SP, Brasil)

Exercício físico nas doenças reumáticas / Ana Lucia de Sá Pinto...[et al.]. -- São Paulo : SARVIER, 2011.

Outros autores: Bruno Gualano, Fernanda Rodrigues Lima, Hamilton Roschel
Vários colaboradores.
Bibliografia.
ISBN 978-85-7378-220-2

1. Artrites 2. Exercício 3. Exercício – Aspectos fisiológicos 4. Medicina esportiva 5. Reumatismo – Terapia do exercício I. Pinto, Ana Lucia de Sá. II. Gualano, Bruno. III. Lima, Fernanda Rodrigues. IV. Roschel, Hamilton.

CDD-616.723
11-02700   NLM-WE 544

Índices para catálogo sistemático:
1. Atividade física em doenças reumáticas :
     Medicina   616.723

EXERCÍCIO FÍSICO NAS DOENÇAS REUMÁTICAS
Efeitos Terapêuticos

Ana Lucia de Sá Pinto
Pós-Doutorado em Medicina pela Faculdade de Medicina da Universidade de São Paulo. Médica Assistente da Disciplina de Reumatologia da Faculdade de Medicina da Universidade de São Paulo. Coordenadora do Laboratório de Avaliação e Condicionamento em Reumatologia do Hospital das Clínicas da Faculdade de Medicina da Universidade de São Paulo.

Bruno Gualano
Professor Doutor da Escola de Educação Física e Esporte da Universidade de São Paulo. Coordenador do Laboratório de Nutrição e Metabolismo Aplicado à Atividade Motora da Escola de Educação Física e Esporte da Universidade de São Paulo. Pesquisador do Laboratório de Avaliação e Condicionamento em Reumatologia do Hospital das Clínicas da Faculdade de Medicina da Universidade de São Paulo.

Fernanda Rodrigues Lima
Doutorado em Medicina pela Faculdade de Medicina da Universidade de São Paulo. Coordenadora do Laboratório de Avaliação e Condicionamento em Reumatologia e do Ambulatório de Medicina Esportiva da Disciplina de Reumatologia do Hospital das Clínicas da Faculdade de Medicina da Universidade de São Paulo.

Hamilton Roschel
Doutorado em Educação Física pela Escola de Educação Física e Esporte da Universidade de São Paulo (EEFE-USP). Pesquisador do Laboratório de Adaptações Neuromusculares ao Treinamento de Força (EEFE-USP). Pesquisador do Laboratório de Nutrição e Metabolismo Aplicados à Atividade Motora (EEFE-USP). Pesquisador do Laboratório de Avaliação e Condicionamento em Reumatologia (LACRE HC-FMUSP).

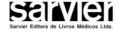

Sarvier Editora de Livros Médicos Ltda.

Colaboradores

André dos Santos Costa
Doutorado em Educação Física pela Escola de Educação Física e Esporte da Universidade de São Paulo. Professor da Universidade Presbiteriana Mackenzie.

Antonio Herbert Lancha Junior
Professor Titular da Escola de Educação Física e Esporte da Universidade de São Paulo. Coordenador do Laboratório de Nutrição e Metabolismo Aplicado à Atividade Motora da Escola de Educação Física e Esporte da Universidade de São Paulo.

Carlos Roberto Bueno Júnior
Doutorando em Genética pelo Instituto de Biociências da Universidade de São Paulo. Mestrado em Educação Física pela Escola de Educação Física e Esporte da Universidade de São Paulo.

Clovis Artur Almeida da Silva
Professor Livre-Docente do Departamento de Pediatria do Hospital das Clínicas da Faculdade de Medicina da Universidade de São Paulo. Responsável pela Unidade de Reumatologia Pediátrica do Instituto da Criança do Hospital das Clínicas da Faculdade de Medicina da Universidade de São Paulo.

Danilo Marcelo Leite do Prado
Doutorando em Ciências Aplicadas à Pediatria pelo Instituto da Criança do Hospital das Clínicas da Faculdade de Medicina da Universidade de São Paulo. Mestrado em Ciências Aplicadas à Endocrinologia pela Faculdade de Medicina da Universidade de São Paulo. Especialista em Condicionamento Físico Aplicado à Prevenção Cardiológica Primária e Secundária pelo Instituto do Coração do Hospital das Clínicas da Faculdade de Medicina da Universidade de São Paulo.

Eloisa Bonfá
Professora Titular da Disciplina de Reumatologia da Faculdade de Medicina da Universidade de São Paulo.

Fabio R. da S. Baptista
Cardiologista e Médico do Esporte pela Associação Médica Brasileira. Pós-Graduação em Nutrologia. Presidente da Sociedade de Cardiologia de São Paulo – Regional Vale do Paraíba.

Guilherme Giannini Artioli
Professor da Disciplina de Doenças Crônicas e Exercício Físico da Universidade ABC. Pesquisador Colaborador do Laboratório de Avaliação e Condicionamento em Reumatologia do Hospital das Clínicas da Faculdade de Medicina da Universidade de São Paulo. Doutorando em Educação Física pela Escola de Educação Física e Esporte da Univer-

sidade de São Paulo. Membro do Laboratório de Nutrição e Metabolismo Aplicados à Atividade Motora da Escola de Educação Física e Esporte da Universidade de São Paulo.

José Bianco Nascimento Moreira
Mestrando em Educação Física pela Escola de Educação Física e Esporte da Universidade de São Paulo.

Karina Bonfiglioli
Especialista em Reumatologia pela Sociedade Brasileira de Reumatologia. Preceptora da Disciplina de Reumatologia do Hospital das Clínicas da Faculdade de Medicina da Universidade de São Paulo.

Luiz Augusto Buoro Perandini
Mestrado em Educação Física pela Universidade Estadual de Londrina. Educador Físico do Laboratório de Avaliação e Condicionamento em Reumatologia do Hospital das Clínicas da Faculdade de Medicina da Universidade de São Paulo. Professor do Curso de Bacharelado em Educação Física do Centro Universitário Padre Anchieta.

Luiz Henrique Marchesi Bozi
Mestrado em Biologia Celular e Estrutural pela Universidade Federal de Viçosa.

Manoel Neves
Doutorando em Reumatologia pela Faculdade de Medicina da Universidade de São Paulo. Membro Titular da Sociedade Brasileira de Reumatologia.

Maria Beatriz Moliterno Perondi
Médica Assistente do Pronto-Socorro do Instituto da Criança do Hospital das Clínicas da Faculdade de Medicina da Universidade de São Paulo. Médica do Pronto Atendimento do Hospital Israelita Albert Einstein. Médica Assistente do Ambulatório de Medicina Esportiva do Hospital das Clínicas da Faculdade de Medicina da Universidade de São Paulo.

Maria Helena Sampaio Favarato
Médica Residente da Disciplina de Reumatologia do Hospital das Clínicas da Faculdade de Medicina da Universidade de São Paulo.

Marília C. L. Seelaender
Professora Associada Livre-Docência: Histologia e Embriologia pela Universidade de São Paulo. Coordenadora do Grupo de Metabolismo e Câncer. Chefe do Laboratório de Lípides do Departamento de Biologia Celular e do Desenvolvimento do Instituto de Ciências Biomédicas da Universidade de São Paulo. Pós-Doutorado: Metabolic Research Laboratory, Universidade de Oxford, Reino Unido. Pós-Doutorado: Bioquímica DA Nutrição, Universidade de Potsdam. Pós-Doutorado: Bioquímica do Câncer, Universidade de Barcelona. Sociedades: Society on Cachexia and Wasting Disorders, Biochemical Society, Cytokine Society, American College of Sports Medicine, American Physiological Society, European College of Sport Science. Membro do grupo de Pesquisa: Bioquímica I Biologia Molecular del Càncer (BBMC). "Consenso Brasileiro de Caquexia", Sociedade Brasileira de Cuidados Paliativos.

Miguel Luiz Batista Júnior
Pesquisador do Núcleo Integrado de Biotecnologia da Universidade de Mogi das Cruzes. Coordenador do Grupo de

Exercício Físico e Metabolismo. Chefe do Laboratório de Biologia do Tecido Adiposo. Mestrado em Fisiologia no Instituto de Ciências Biológicas da Universidade de São Paulo. Doutorado em Biologia Celular no Instituto de Ciências Biológicas da Universidade de São Paulo. Pós-Doutorado no Laboratório de Metabolismo no Instituto de Ciências Biológicas da Universidade de São Paulo. Pós-Doutorado no Laboratory of Biochemistry, Boston University School of Medicine, Boston, USA.

Natália C. Oliveira
Doutorado e Mestrado em Ciências Médicas pela Faculdade de Medicina da Universidade de São Paulo. Especialista em Fisiologia do Exercício pela Faculdade de Medicina da Universidade de São Paulo. Professora do Centro Universitário Adventista de São Paulo.

Patricia Chakur Brum
Professora Associada de Educação Física pela Escola de Educação Física e Esporte da Universidade de São Paulo. Pós-Doutorado em Fisiologia Celular e Molecular da Universidade de Stanford, Califórnia, e em Fisiologia do Exercício na Norwegian University of Science and Tecnology em Trondheim, Noruega.

Percival Degrava Sampaio-Barros
Doutorado em Reumatologia pela Universidade Estadual de Campinas. Reumatologista Assistente da Disciplina de Reumatologia da Faculdade de Medicina da Universidade de São Paulo. Presidente da Comissão de Espondiloartrites da Sociedade Brasileira de Reumatologia (2006-2012). Coordenador do Registro Brasileiro de Espondiloartrites. Membro Titular do Grupo ASAS (Assessment on Spondylo Arthrtitis international Society).

Renato Barroso
Doutorando em Educação Física pela Escola de Educação Física e Esporte da Universidade de São Paulo. Professor da Universidade Paulista e da Universidade de Ribeirão Preto.

Ricardo Fuller
Professor Colaborador da Disciplina de Reumatologia da Faculdade de Medicina da Universidade de São Paulo. Doutorado em Reumatologia pela Faculdade de Medicina da Universidade de São Paulo. Médico Assistente da Disciplina de Reumatologia do Hospital das Clínicas da Faculdade de Medicina da Universidade de São Paulo.

Rosa Maria Rodrigues Pereira
Professora Associada da Faculdade de Medicina da Universidade de São Paulo. Responsável pelo Laboratório de Metabolismo Ósseo da Disciplina de Reumatologia da Faculdade de Medicina da Universidade de São Paulo (LIM-17). Responsável pelo Ambulatório de Doenças Osteometabólicas do Serviço de Reumatologia do Hospital das Clínicas da Faculdade de Medicina da Universidade de São Paulo. Coordenadora da Liga de Osteoporose do Hospital das Clínicas da Faculdade de Medicina da Universidade de São Paulo.

Samuel Katsuyuki Shinjo
Doutorado em Medicina pela Faculdade de Medicina da Universidade de São Paulo. Médico Assistente do Serviço de Reumatologia do Hospital das Clínicas da Faculdade de Medicina da Universidade de São Paulo. Professor Colabora-

dor da Disciplina de Reumatologia do Hospital das Clínicas da Faculdade de Medicina da Universidade de São Paulo.

Thalita Blasques Dassouki
Profissional de Educação Física do Laboratório de Avaliação e Condicionamento em Reumatologia do Hospital das Clínicas da Faculdade de Medicina da Universidade de São Paulo. Bacharel e Licenciada em Educação Física pela Universidade de São Paulo.

Vanessa Azevedo Voltarelli
Mestranda em Educação Física pela Escola de Educação Física e Esporte da Universidade de São Paulo. Graduada em Educação Física pela Escola de Educação Física e Esporte da Universidade de São Paulo.

Prefácio

Consideramos que este livro representa uma leitura obrigatória para os profissionais de educação física, fisioterapeutas, terapeutas ocupacionais, enfermeiros, nutricionistas, reumatologistas, ortopedistas e fisiatras que buscam uma abordagem prática da prescrição do exercício para os pacientes com doenças reumatológicas. Essa proposta é inovadora, pois é contrária ao conceito de que o envolvimento musculoesquelético contraindica a prática de atividade física. Partindo de experiências bem-sucedidas em diversas doenças crônicas nos adultos e na faixa etária pediátrica, tais como obesidade, diabetes tipo 2 e hipertensão arterial, em que o benefício do exercício físico é totalmente comprovado, o grupo propõe que esta modalidade deve ser a base fundamental no tratamento de doenças do sistema musculoesquelético, tais como osteoporose, osteoartrite, fibromialgia e doenças autoimunes crônicas.

Este livro foi baseado fundamentalmente na extraordinária experiência multidisciplinar clínica e científica acumulada no Laboratório de Avaliação e Condicionamento em Reumatologia (LACRE) e que pode ser facilmente evidenciada neste trabalho abrangente, prático e de leitura agradável. Após um excelente capítulo introdutório sobre um novo paradigma da ciência: *Exercise is Medicine*, cuja atividade física regular é considerada uma das mais promissoras terapias deste século, este livro aborda recomendação do exercício físico e conceitos básicos de biomecânica, bioquímica e fisiologia do exercício para os pacientes com doenças reumáticas. Além disso, faz uma análise crítica dos métodos mais comuns de avaliações empregadas nas práticas científicas e clínicas, e as evidências da eficácia e segurança de programas de treinamento físico nas diferentes doenças reumáticas.

Assim sendo, este novo conhecimento é uma abordagem promissora que agora fica disponibilizada para todos os profissionais que trabalham com doenças reumatológicas e cujo benefício vai além do sistema musculoesquelético, promovendo um estilo de vida ativo e com melhor qualidade de vida relacionada à saúde dos nossos pacientes.

Prof. Dr. Clovis Artur Almeida da Silva
Profa. Dra. Eloisa Bonfá

Conteúdo

1. **Exercise is Medicine!** 1
   Bruno Gualano, Fernanda Rodrigues Lima, Hamilton Roschel e Ana Lucia de Sá Pinto

2. **Adaptações Fisiológicas ao Treinamento de Força** .. 5
   Renato Barroso e Hamilton Roschel

3. **Adaptações Fisiológicas ao Treinamento Físico Aeróbio** 15
   José Bianco Nascimento Moreira, Vanessa Azevedo Voltarelli, Luiz Henrique Marchesi Bozi, Carlos Roberto Bueno Júnior e Patricia Chakur Brum

4. **Metabolismo no Exercício** 28
   André dos Santos Costa e Antonio Herbert Lancha Junior

5. **Exercício Físico e Inflamação** 36
   Miguel Luiz Batista Júnior e Marília C. L. Seelaender

6. **Avaliação Funcional e Testes de Força** 46
   Luiz Augusto Buoro Perandini, Thalita Blasques Dassouki e Hamilton Roschel

7. **Avaliação do Condicionamento Aeróbio** 59
   Danilo Marcelo Leite do Prado, Fabio R. da S. Baptista e Ana Lucia de Sá Pinto

8. **Osteoporose** 72
   Rosa Maria Rodrigues Pereira e Guilherme Giannini Artioli

9. **Exercício Físico e Osteoartrite** 91
   Hamilton Roschel, Manoel Neves, Ricardo Fuller e Fernanda Rodrigues Lima

10. **Artrite Reumatoide** 104
    Fernanda Rodrigues Lima e Karina Bonfiglioli

11. **Fibromialgia** 114
    Fernanda Rodrigues Lima e Guilherme Giannini Artioli

12. **Exercício Físico e Miopatias Inflamatórias Idiopáticas** 126
    Manoel Neves, Samuel Katsuyuki Shinjo e Hamilton Roschel

13. **Exercício Físico e Lúpus** 139
    Bruno Gualano, Clovis Artur Almeida da Silva e Eloisa Bonfá

14. **Exercício Físico em Doenças Reumatológicas Pediátricas** 147
    Maria Beatriz Moliterno Perondi, Clovis Artur Almeida da Silva, Ana Lucia de Sá Pinto e Bruno Gualano

15. **Exercício Físico e Esclerose Sistêmica** 158
    Natália C. Oliveira e Ana Lucia de Sá Pinto

16. **Exercício Físico e Espondiloartrites** 166
    Maria Helena Sampaio Favarato e Percival Degrava Sampaio-Barros

GLOSSÁRIO 183

ÍNDICE REMISSIVO 185

CAPÍTULO 1

Exercise is Medicine!

BRUNO GUALANO
FERNANDA RODRIGUES LIMA
HAMILTON ROSCHEL
ANA LUCIA DE SÁ PINTO

Hipócrates, há 2400 anos, afirmou: "O que é utilizado, desenvolve-se, o que não o é, desgasta-se... se houver alguma deficiência de alimento e exercício, o corpo adoecerá". As proféticas palavras do "pai da medicina" têm ganhado um respaldo científico cada vez mais denso. Estudos epidemiológicos demonstram que a inatividade física aumenta substancialmente a incidência relativa de doença arterial coronariana (45%), infarto agudo do miocárdio (60%), hipertensão arterial (30%), câncer de cólon (41%), câncer de mama (31%), diabetes tipo 2 (50%) e osteoporose (59%)[1]. As evidências também indicam que a inatividade física é independentemente associada a mortalidade, obesidade, maior incidência de queda e debilidade física em idosos, dislipidemia, depressão, demência, ansiedade e alterações do humor[2-6].

Em populações pediátricas, o sedentarismo é também considerado o principal fator responsável pelo aumento pandêmico na incidência de obesidade juvenil. Além disso, recentes achados sugerem que a inatividade física é um componente agravante do estado geral de saúde em crianças e adolescentes acometidos por várias doenças, incluindo as cardiovasculares, renais, endocrinológicas, neuromusculares e osteoarticulares[7].

De certo, a inatividade física é um dos grandes problemas de saúde pública na sociedade moderna, sobretudo quando considerado que cerca de 70% da população adulta não atinge os níveis mínimos recomendados de atividade física

QUADRO 1.1 – Recomendações epidemiológicas de exercício físico para a promoção de saúde em adultos e idosos.

Exercício aeróbio: caminhada, natação, corrida, ciclismo
• Mínino de 150min por semana
• Intensidade moderada (5-6) a alta (7-8), numa escala subjetiva de 0 a 10
• Moderado: 30 a 60min por dia; intenso: 20 a 30min por dia
• O exercício pode ser intervalado ou contínuo e combinar intensidades
Exercícios de força: pesos livres, aparelhos de musculação, subir e descer escadas
• Mínino de 2 sessões por semana
• Intensidade moderada (5-6) a alta (7-8), numa escala subjetiva de 0 a 10
• 8 a 10 exercícios envolvendo grandes grupamentos musculares
• 8-12 repetições
Exercícios de flexibilidade: alongamento
• Mínino de 2 sessões por semana
• Intensidade moderada (5-6), numa escala subjetiva de 0 a 10

Para idosos frágeis e propensos a quedas, recomendam-se exercícios adicionais de propriocepção e equilíbrio. Para detalhes, consultar referências 18 a 20.

(Quadro 1.1). O ônus socioeconômico da inatividade física é alarmante: estimativas sugerem que os custos relacionados ao tratamento de doenças e condições possivelmente evitadas pela prática regular de atividade física são da ordem de um trilhão de dólares por ano (!), apenas nos Estados Unidos[9].

Diante do quadro apresentado, torna-se evidente que a prática de exercícios físicos é uma medida terapêutica de suma relevância, considerada tratamento de primeira linha em diversas doenças crônicas, tais como diabetes tipo 2 e hipertensão arterial. De fato, um crescente número de estudos tem descrito os benefícios de programas de exercícios físicos no tratamento de inúmeras doenças crônicas[7,8]. Com base nesses achados, entidades e colegiados internacionais, como o Colégio Americano de Medicina do Esporte (ACSM) e a Associação Americana de Cardiologia (AHA), têm divulgado o exercício como um verdadeiro "remédio", através do lema *Exercise is Medicine*. Interessantemente, a ação sistêmica do exercício físico lhe garante um papel terapêutico ímpar. Com exceção dos órgãos sensoriais, que parecem não ser influenciados pelo exercício, todos os sistemas podem ser beneficamente modulados pela prática regular de atividade física[9,10]. Quando, pois, a prescrição populacional de exercícios parece ser a mais sensata medida de saúde pública a ser adotada, surpreendemo-nos numa era repleta de tentativas milionárias e malsucedidas de desenvolver "pílulas mimetizadoras do exercício". Na verdade, o termo "mimetizador" ou "pílula" de exercício (do inglês *exercise mimetic/exercise pill*) vem sendo vastamente empregado por alguns pesquisadores a fim de caracterizar novas drogas que apresentam efeitos similares ao exercício em uma ou mais moléculas ou sistemas, na tentativa de "sensacionalizar" seus achados[10]. Entretanto, esse conceito carece de base científica, uma vez que uma droga capaz de mimetizar os efeitos do exercício físico deveria promover, conceitualmente, todos os benefícios deste, com os mesmos custos e riscos à saúde. Tendo em vista o vasto espectro de ação do exercício físico sobre o organismo, as baixíssimas taxas de efeitos adversos e o baixo custo de seu emprego, acreditamos que jamais surgirá uma droga que mereça a alcunha de "mimetizador" de exercício, sendo o próprio absolutamente ímpar como agente terapêutico[10].

Mas, afinal, o conceito *Exercise is Medicine* aplica-se também à Reumatologia? Sem dúvida! Recentemente, o papel do exercício físico nos adultos com doenças reumatológicas tem sido bem explorado. Sabe-se, por exemplo, que a prática de atividade física promove inúmeros benefícios aos pacientes com osteoporose[11], osteoartrite[12], lúpus eritematoso sistêmico[13], esclerose sistêmica[14], miopatias idiopáticas inflamatórias[15], fibromialgia[16] e artrite reumatoide[17], com raros relatos de efeitos adversos. Dessa forma, o exercício físico tem sido considerado uma ferramenta terapêutica valiosa e segura no tratamento do paciente reumático.

Nesse contexto, é de fundamental importância ao Reumatologista o entendimento dos fundamentos que norteiam a recomendação do exercício físico com fins terapêuticos, tais como conceitos básicos de biomecânica, bioquímica e fisiologia do exercício. Fatores como modalidade, intensidade, duração e frequência do exercício podem ser modulados, promovendo, assim, diferentes adaptações fenotípicas e gênicas. A compreensão do médico acerca desses fatores se faz igualmente relevante.

Neste livro, portanto, discorreremos – de maneira inédita – acerca dos efeitos terapêuticos do exercício físico em pacientes reumáticos. As adaptações clássicas ao treinamento físico, bem como a resposta metabólica ao exercício receberão destaque nos primeiros capítulos. Em seguida, abordaremos os métodos mais comuns de avaliação e testagem físicas, empregados na prática científica e clínica. Finalmente, apresentaremos com profundidade evidências da eficácia e segurança de programas de treinamento físico nas mais diversas doenças reumáticas.

Os autores dos capítulos, especialistas nas áreas de Ciência do Exercício e Reumatologia e fundamentais colaboradores do nosso Laboratório de Avaliação e Condicionamento em Reumatologia (situado no Hospital das Clínicas – Faculdade de Medicina da Universidade de São Paulo), cumpriram a contento o desafio de produzirem textos de leitura agradável que mesclam alta qualidade científica e implicações práticas. Esperamos, assim, que este livro seja de grande valia ao Médico Reumatologista e a todo profissional de saúde interessado em aprofundar seu conhecimento sobre esta que é uma das mais promissoras ferramentas terapêuticas do século XXI. Na esperança de que tenhamos convencido o leitor de que *Exercise is Medicine*, nós autores clamamos: *Take your pill!* E aproveite a leitura...

REFERÊNCIAS BIBLIOGRÁFICAS

1. Katzmarzyk PT, Janssen I. The economic costs associated with physical inactivity and obesity in Canada: an update. Can J Appl Physiol 2004;29:90-115.
2. Manini TM, Everhart JE, Patel KV, Schoeller DA, Colbert LH, Visser M et al. Daily activity energy expenditure and mortality among older adults. JAMA 2006;296:171-9.
3. Warburton DE, Nicol CW, Bredin SS. Health benefits of physical activity: the evidence. CMAJ 2006;174:801-9.
4. Gregg EW, Pereira MA, Caspersen CJ. Physical activity, falls, and fractures among older adults: a review of the epidemiologic evidence. J Am Geriatr Soc 2000;48:883-93.
5. Grundy SM, Cleeman JI, Merz CN, Brewer HB Jr, Clark LT, Hunninghake DB et al. Implications of recent clinical trials for the National Cholesterol Education Program Adult Treatment Panel III guidelines. Circulation 2004;110:227-39.
6. Lautenschlager NT, Almeida OP. Physical activity and cognition in old age. Curr Opin Psychiatry 2006;19:190-3.
7. Pedersen BK, Saltin B. Evidence for prescribing exercise as therapy in chronic disease. Scand J Med Sci Sports 2006;(Suppl 1):3-63.
8. Website: http://exerciseismedicine.org/, acessado em 09/12/2010.
9. Booth FW, Scott EG, Christian JC, Marc TH. Waging war on modern chronic diseases: primary prevention through exercise biology. J Appl Physiol 2000;88:774-87.
10. Booth FW; Laye MJ. Lack of adequate appreciation of physical exercise's complexities can pre-empt appropriate design and interpretation in scientific discovery. J Physiol 2009;1:5527-39.
11. Guadalupe-Grau A, Fuentes T, Guerra B, Calbet JA. Exercise and bone mass in adults. Sports Med 2009;39:439-68.
12. Zhang W, Nuki G, Moskowitz RW, Abramson S, Altman RD, Arden NK et al. OARSI recommendations for the management of hip and knee osteoarthritis: part III: Changes in evidence following systematic cumulative update of research published through January 2009. Osteoarthritis Cartilage 2010;18:476-99.
13. Ayan C, Martin V. Systemic lupus erythematosus and exercise. Lupus 2007;16:5-9.
14. Pinto AL, Oliveira NC, Gualano B, Christmann RB, Painelli VS, Artioli GG et al. Efficacy and Safety of Concurrent Training in Systemic Sclerosis. J Strength Cond Res 2010 (in press).
15. de Salles Painelli V, Gualano B, Artioli GG, de Sa Pinto AL, Bonfa E, Lancha Junior AH et al. The possible role of physical exercise on the treatment of idiopathic inflammatory myopathies. Autoimmun Rev 2009;8:355-9.
16. Busch AJ, Schachter CL, Overend TJ, Peloso PM, Barber KA. Exercise for fibromyalgia: a systematic review. J Rheumatol 2008;35:1130-44.
17. Hurkmans E, van der Giesen FJ, Vliet Vlieland TP, Schoones J, Van den Ende EC. Dynamic exercise programs (aerobic capacity and/or muscle strength training) in patients with rheumatoid arthritis. Cochrane Database Syst Rev 2009;7:CD006853.
18. Pollock ML, Gaesser GA, Butcher JD, Després J, Dishman RK, Franklin BA et al. ACSM Position Stand: the recommended quantity and quality of exercise for developing and maintaining cardiorespiratory and muscular fitness, and flexibility in healthy adults. Med Sci Sports Exerc 1996;30:975-91.
19. Chodzko-Zajko WJ, Proctor DN, Fiatarone SMA, Minson CT, Nigg CR, Salem GJ et al. Exercise and physical activity for older adults. Med Sci Sports Exerc 2009;41:1510-30.
20. DHHS. 2008 Physical Activity Guidelines for Americans. Rockville (MD): U.S. Department of Health and Human Services; 2008.

CAPÍTULO 2

Adaptações Fisiológicas ao Treinamento de Força

RENATO BARROSO
HAMILTON ROSCHEL

Os seres humanos carregam consigo um potencial hereditário para o desempenho físico, conhecido como capacidades motoras. Essas capacidades podem ser influenciadas pelo ambiente e pela experiência dos indivíduos. A melhora das capacidades motoras sempre foi alvo de investigação para aprimorar o rendimento esportivo, mas tem assumido atualmente papel de destaque para a manutenção da qualidade de vida e saúde das pessoas. Neste capítulo, o termo desempenho físico será utilizado para designar a realização de qualquer tipo de atividade física, seja no esporte de alto rendimento, seja nas atividades de vida diária.

Apesar de existirem outros métodos, os estudos que investigam estratégias para desenvolver as capacidades motoras geralmente são realizados utilizando o treinamento físico como forma de intervenção. O treinamento consiste na repetição sistemática de exercícios para aperfeiçoar as capacidades motoras e consequentemente o desempenho físico. A prática de exercícios envolve a ativação de um tecido altamente especializado em nosso corpo, o tecido muscular.

O músculo esquelético é um tecido extremamente plástico, possuindo a capacidade de se adaptar a diferentes tipos de estímulos. Essa capacidade de adaptação às diferentes demandas funcionais é específica ao tipo de estímulo recebido. Alguns exemplos dessa influência nas adaptações são observados quando comparamos indivíduos que são submetidos ao treinamento de força (aumento da massa muscular e da força), ou ao treinamento de resistência aeróbia (aumento da capacidade oxidativa e resistência à fadiga) ou à imobilização (atrofia)[1]. Assim, fica evidente que as características funcionais e morfológicas podem ser afetadas pela atividade física praticada de maneira crônica.

A força muscular é a capacidade de superar ou resistir a uma determinada sobrecarga. O desenvolvimento dessa capacidade é extremamente importante para o desempenho físico, pois não só permite a melhora do rendimento esportivo de atletas de alto rendimento, mas também tem papel fundamental na prevenção e tratamento de algumas doenças que serão abordadas em outros capítulos deste livro. Tendo em vista essa importância, entender os mecanismos responsáveis pelas adaptações ao treinamento de força é fundamental para otimizar esses benefícios. Dessa maneira, o objetivo deste capítulo é descrever as adaptações fisiológicas decorrentes do treinamento de força.

Os estímulos para aumentar a força muscular são aplicados por meio do treinamento de força. Este consiste na realização de exercícios em que os músculos são requisitados a desenvolver força em níveis acima daqueles encontrados nas atividades cotidianas. Quando o músculo é submetido a um estímulo como o apresentado pelo treinamento de força, as principais adaptações são o aumento da força e da área da secção transversal do músculo (hipertrofia)[2], além de alterações no fenótipo da fibra. É sabido que os diferentes fenótipos de fibras musculares apresentam também diferentes características metabólicas e funcionais, e a alteração da composição destas pode, em última análise, influenciar o desempenho físico.

Durante as etapas iniciais do treinamento, os ganhos de força são obtidos principalmente por meio das adaptações neurais. Após esse período inicial, a contribuição das adaptações morfológicas aumenta.

ADAPTAÇÕES NEURAIS

A força muscular é o resultado da interação entre o sistema nervoso e os músculos esqueléticos. É amplamente reconhecido que fatores neurais, associados ao sistema nervoso, contribuem significativamente para o aumento da força[3]. Essa contribuição é mais evidente nos períodos iniciais do treinamento.

Diversas são as evidências que suportam a existência das adaptações neurais. A força muscular eleva-se mesmo sem aumento significativo da área de secção transversal muscular. Apesar de haver aumento de síntese proteica após uma única sessão de treinamento, o aumento da massa muscular não é perceptível se o treinamento não continuar por algumas semanas[4]. O aumento da força não é igualmente observado em todas as tarefas que o mesmo músculo é exigido, outro fato importante é que o ganho de força se manifesta mesmo em músculos que não são treinados, por exemplo, os músculos contralaterais (educação cruzada). Com essas observações, fica claro que o aumento de força advém de outros locais que não sejam o próprio músculo exercitado. Uma vez que essas adaptações não ocorrem nos músculos, elas devem ocorrer no sistema nervoso e são conhecidas como adaptações neurais.

Dentre as adaptações neurais que ocorrem nas fases iniciais de treinamento, destacam-se a melhor coordenação intra e intermuscular, além da redução de mecanismos inibitórios. A coordenação intramuscular refere-se a maior recrutamento das unidades motoras e, consequentemente, aumento na frequência de disparo dessas unidades motoras. A coordenação intermuscular compreende alterações no padrão de ativação dos músculos agonistas e antagonistas. Os mecanismos inibitórios estão relacionados aos órgãos tendinosos de Golgi, proprioceptores localizados nos tendões dos músculos.

COORDENAÇÃO INTRAMUSCULAR

As fibras de um determinado músculo são agrupadas em unidades funcionais, conhecidas como unidades motoras. Essas unidades motoras são formadas por um neurônio motor e as fibras musculares que ele inerva. A ativação dessas fibras é dependente da excitação do neurônio motor. Assim, uma vez que o neurônio atinja seu limiar de ativação, todas as fibras dessa unidade motora serão ativadas e contrairão.

Cada vez que o neurônio motor é estimulado acima do seu limiar de ativação, ele transmite um potencial de ação. Esse potencial de ação chega até suas terminações nervosas que se acoplam às fibras musculares em um local conhecido como junção neuromuscular. A junção neuromuscular é uma sinapse extremamente eficiente, e todo potencial de ação que alcança esse local provoca a despolarização da membrana das fibras musculares que se contraem. Ao se contraírem, as fibras musculares produzem um determinado nível de tensão, que é conhecido como abalo.

Entretanto, esse abalo decorrente de um único potencial de ação dura poucos milissegundos. Uma vez que o estímulo cessa, o músculo relaxa e a tensão retorna aos valores de repouso. Com o aumento do número de estímulos, abalos sucessivos são produzidos, e o tempo entre eles é uma importante variável que deve ser considerada. Se dois estímulos são oferecidos ao músculo, dois abalos serão produzidos, no entanto, se o segundo estímulo chega até a unidade motora antes do relaxamento total de suas fibras, a tensão produzida no segundo abalo é maior do que no primeiro. Quanto menor o tempo entre os estímulos, o que significa maior frequência de ativação, maior será a força produzida pelas fibras musculares. Esse fenômeno é conhecido como somação. A elevação da frequência de disparo proporciona o aumento da força produzida pelas unidades motoras, até que se atinja uma situação conhecida como tetania (Fig. 2.1). A tetania representa o estado em que uma unidade motora produz seu maior grau de tensão em decorrência de estimulação repetida. Isso significa que aumentos adicionais na frequência de disparo não provocarão incrementos na força produzida por essa unidade motora.

Com o treinamento de força, a frequência de disparo das unidades motoras é aumentada, levando as unidades motoras ao estado de tetania. Esse aumento na frequência de disparo promove maior produção de força pelos músculos.

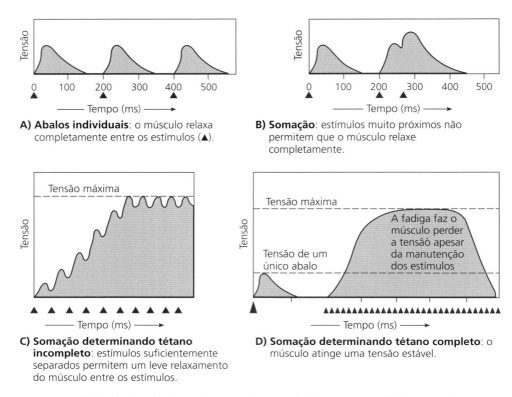

FIGURA 2.1 – Efeito da frequência de disparo na força produzida por uma unidade motora[5].

A ativação das unidades motoras segue uma sequência conhecida como "Princípio do Tamanho"[6]. Esse princípio estabelece que o recrutamento das unidades motoras acontece aditivamente das menores para as maiores, de acordo com a necessidade de produção de força. Isso significa que as unidades motoras recrutadas permanecem ativas, enquanto unidades adicionais são ativadas. As unidades motoras pequenas são inervadas por neurônios que possuem baixo limiar de ativação e, dessa maneira, são as primeiras a ser recrutadas durante uma determinada atividade. Analogamente, as maiores unidades motoras são as últimas a ser ativadas, pois seus motoneurônios possuem alto limiar de ativação. Durante a realização de uma atividade progressivamente mais intensa, como uma contração máxima, o tamanho das unidades motoras recrutadas aumenta paralelamente ao aumento da força. A força que o músculo consegue produzir é a somatória da força de todas as unidades motoras recrutadas.

Contudo, pessoas destreinadas não conseguem ativar todas as unidades motoras de determinado músculo. De acordo com o princípio do tamanho, essas unidades motoras não ativadas são as maiores e as mais fortes. Com o treinamento, os músculos são submetidos à aplicação de estímulos que exigem a produção de força acima do que é produzido diariamente nas tarefas cotidianas. Em estágios iniciais do treinamento, essa exigência faz com que o sistema nervoso "aprenda" a ativar todas as unidades motoras do músculo solicitado. Ao ativar um maior número de unidades motoras, a força muscular é aumentada.

De Luca[7] propôs uma teoria complementar ao princípio do tamanho, a teoria do "Estímulo Comum" (*Common Drive*). De acordo com essa teoria, existiria um estímulo comum para todos os motoneurônios que inervam um determinado músculo. Ao serem estimulados, os motoneurônios de mais baixo limiar de ativação, que são aqueles que inervam as menores unidades motoras, seriam recrutados inicialmente. Com o aumento da frequência dos estímulos, o limiar de ativação de outros motoneurônios seria atingido e, assim, novas unidades motoras seriam ativadas. Dessa maneira, essas duas adaptações aconteceriam concomitantemente: aumento da frequência de disparo e do número de unidades motoras recrutadas.

COORDENAÇÃO INTERMUSCULAR

O sistema musculoesquelético funciona como um sistema de alavancas, em que as peças ósseas são tracionadas pelos músculos. Durante os movimentos, ao menos dois grupos musculares são responsáveis pela movimentação de uma articulação. Esses grupos musculares são conhecidos como agonistas e antagonistas. Os músculos agonistas são os responsáveis pelo movimento que se deseja realizar, enquanto os antagonistas realizam a ação contrária. Por exemplo, no exercício de flexão de cotovelo o bíceps braquial é o agonista, enquanto o tríceps braquial age como antagonista. Ambos os músculos estarão ativos, em intensidades diferentes, em qualquer movimento. A coativação dos antagonistas é importante para preservar a integridade da articulação, mas também diminui o torque gerado no sentido do movimento por produzir um torque contrário.

Com a progressão do treinamento de força, a ativação dos músculos antagonistas diminui. Essa adaptação proporciona melhor aproveitamento do torque gerado pelos músculos agonistas e consequente aumento da força.

MECANISMOS INIBITÓRIOS

A estrutura muscular é protegida contra estímulos que eventualmente poderiam resultar em lesão. Os fusos musculares e os órgãos tendinosos de Golgi (OTG) atuam com esse objetivo. Enquanto os fusos musculares atuam para proteger o complexo musculotendíneo de aumentos exagerados no comprimento, os OTG agem para impedir a produção excessiva de tensão.

Quando um músculo produz força, os OTG detectam essa força e enviam a informação para o sistema nervoso central. Na medula, essa informação pode percorrer dois caminhos, um deles conduz essa informação até o córtex, enquanto o outro pode inibir os motoneurônios e reduzir a produção de força.

Essa inibição é modulada pelo estado de treinamento. Indivíduos treinados apresentam menor inibição do que os destreinados[8,9]. Apesar de os mecanismos responsáveis por essa redução na inibição ainda serem desconhecidos, é sugerido que a redução da sensibilidade dos OTG ou a capacidade do sistema nervoso central de "anular" os sinais advindos dos OTG seja responsável pela menor inibição observada em indivíduos treinados.

Evidências que suportam tais mecanismos vêm do estudo de Ikai e Steinhaus[10]. Esses autores investigaram a força de indivíduos treinados e não treinados em situação normal e sob hipnose. Esses autores reportaram que sob hipnose a força aumentou 17% nos indivíduos não treinados, mas não induziu nenhuma alteração nos treinados. A hipnose foi uma estratégia utilizada para investigar a influência do sistema nervoso central, enquanto o efeito do treinamento foi observado pela utilização de indivíduos com diferentes experiências de treino. Concluindo, uma vez que a inibição dos OTG diminui, os músculos são capazes de produzir mais força.

ADAPTAÇÕES MORFOLÓGICAS

Todos os movimentos humanos são produzidos e controlados pelos músculos esqueléticos. Esses músculos possuem diferentes propriedades contráteis, que são determinadas pelo fenótipo da fibra muscular. O fenótipo muscular envolve a interação dentre o genótipo (carga genética) e influências externas (treinamento). Alguns exemplos da variedade de fenótipos musculares são o número, o tipo e a distribuição de fibras musculares, a área de secção transversal e a arquitetura muscular. As fibras musculares têm a capacidade de alterar seu fenótipo e assim seu tipo, seu tamanho e a arquitetura muscular são modificados em resposta a estímulos externos.

Nos músculos esqueléticos, há um contínuo *turnover* (renovação) proteico e o balanço entre a síntese e a degradação de proteínas determina as alterações no fenótipo muscular. O potencial inerente para modificar a área de secção transversal muscular, associado à capacidade de alterar a expressão da miosina de cadeia pesada, proporciona uma característica única aos músculos esqueléticos, que é a capacidade de adaptação às diferentes demandas impostas. A adaptação do músculo esquelético em resposta a estímulos externos envolve a reprogramação da expressão genética associada a alterações nas atividades de tradução e de *turnover* proteico, facilitando a remodelação estrutural (hipertrofia ou atrofia) ou transformação individual de fibras musculares[11].

Ao se deparar regularmente com o aumento da sobrecarga imposto pelo treinamento de força, o músculo deve adaptar-se a essa nova condição. A hipertrofia e a modificação dos tipos de fibra são as principais alterações morfológicas que acontecem ao longo de um período de treinamento de força.

HIPERTROFIA

A hipertrofia é o aumento da área de secção transversal do músculo e consiste na adaptação mais visível decorrente do treinamento de força. Para que ela ocorra, é necessária a elevação da quantidade de proteína intracelular. Assim, a hipertrofia é alcançada quando a síntese excede a degradação proteica.

Apesar de o mecanismo de síntese proteica ser conhecido, os estímulos que o desencadeiam ainda não foram completamente elucidados. Mas entre eles figuram alguns como os aspectos nutricionais, o tipo, o número e a intensidade das contrações. O treinamento de força é hoje o método mais utilizado para aumentar a sobrecarga para induzir a elevação da síntese proteica nos músculos esqueléticos. A manipulação das variáveis relacionadas à realização do treinamento, como o tipo, a intensidade e o número de contrações realizadas, é importante para maximizar a resposta muscular[12]. Assim, o conhecimento do efeito dessas variáveis sobre a resposta muscular é fundamental.

Existem três tipos de contração muscular: isométrica, concêntrica e excêntrica. A contração isométrica implica produção de força pelo músculo, contudo não há movimentação dos segmentos corporais. Durante uma contração concêntrica, a força produzida pelo músculo é maior do que a resistência e a movimentação do segmento corporal acontece no mesmo sentido da força produzida. O contrário acontece durante uma contração excêntrica. A força produzida pelo músculo não é suficiente para superar a resistência externa e o segmento se movimenta no sentido contrário à produção de força muscular.

A importância dos tipos de contração muscular para a hipertrofia foi demonstrada por Hather et al.[13]. Após observarem que mesmo com a realização de exercícios físicos os astronautas sofriam atrofia durante as missões espaciais, esses autores testaram a hipótese de que a falta das contrações excêntricas no espaço (devido à ausência de gravidade) provocava a atrofia observada. Eles demonstraram que a inclusão de contrações excêntricas no treinamento de força otimiza a hipertrofia decorrente do treinamento de força[13]. Além disso, quando as contrações excêntricas são utilizadas exclusivamente como forma de treinamento, os resultados também são mais vantajosos tanto para o ganho de força quanto para a hipertrofia[14].

O grau de tensão (intensidade da contração) sobre cada fibra muscular é um potente estímulo para iniciar a síntese proteica, e assim induzir a hipertrofia[14,15]. O grau de tensão sobre as fibras musculares pode ser aumentado por meio da elevação da sobrecarga mecânica. Interessantemente, durante as ações excêntricas existem menos fibras ativas para o mesmo nível de força desenvolvido[16], assim o grau de tensão sobre cada fibra ativa é maior quando comparado com as contrações concêntricas e isométricas. Dessa maneira, a intensidade das contrações musculares parece exercer papel fundamental no estímulo da síntese proteica.

O número de contrações também é importante para a hipertrofia. O treinamento de força é prescrito baseado com o número de séries e de repetições. Grande parte dos estudos envolvendo efeitos do treinamento sobre a hipertrofia e ganho de força favorece a realização de séries múltiplas (exemplo, três séries de oito repetições) em detrimento de séries simples (exemplo, uma série de oito repetições), especialmente após os estágios iniciais de treinamento.

Uma das consequências do treinamento de força é induzir o aumento da quantidade de proteínas no interior do sarcoplasma. Esse acúmulo de proteína causa um "problema" para a célula, pois cada núcleo da fibra muscular controla um determinado volume do sarcoplasma. Essa razão núcleo/sarcoplasma é conhecida como domínio mionuclear, que é mantido relativamente constante ao longo da vida[17]. Além disso, é conhecido que existe uma relação positiva entre o tamanho da fibra muscular e o número de núcleos existentes[17,18]. Assim, para acontecer a hipertrofia é necessário maior número de mionúcleos, que é conseguido por meio da incorporação de células satélites pela fibra muscular.

As células satélites são células mononucleadas e encontram-se no estado dormente entre o sarcolema e a membrana basal das fibras musculares. Elas estão inativas em músculos adultos e maduros, mas servem como uma população de células reserva, que quando ativadas são capazes de se proliferar para prover novos mionúcleos para as fibras musculares[19,20] e assim sustentar a hipertrofia muscular.

Essas observações são consistentes com os resultados do estudo de Adams et al.[21], que irradiaram as células satélites e observaram que a hipertrofia era atenuada, mas que todos os processos intracelulares responsáveis pela hipertrofia continuavam intactos, indicando a importância das células satélites para a hipertrofia.

TRANSIÇÃO ENTRE OS TIPOS DE FIBRAS

Embora os fenótipos contrátil e metabólico das fibras musculares estejam predeterminados geneticamente, estes são altamente plásticos em seres humanos adultos e podem sofrer adaptações decorrentes de estímulos externos.

O tipo de fibra muscular é geralmente definido pela predominância de uma das isoformas de miosina de cadeia pesada (I, IIA e IIB). Fibras musculares lentas expressam miosina de cadeia pesada do tipo I. Estas fibras possuem baixa velocidade de contração e produção de força e características metabólicas voltadas para o fornecimento de energia por períodos prolongados. Fibras musculares rápidas expressam miosina de cadeia pesada do tipo IIB, possuem alta velocidade de contração e capacidade de produção de força. Além disso, apresentam um perfil metabólico voltado para a utilização rápida de substratos energéticos, enquanto as fibras intermediárias expressam cadeia pesada de miosina do tipo IIA. Essas fibras possuem alta velocidade de contração e capacidade de produção de força, mas apresentam um perfil metabólico misto[22].

A expressão genética dos diferentes tipos de fibras, bem como o acúmulo de proteínas contráteis em adultos, parece estar em grande parte ligada à atividade neural. O aumento da atividade neural promove a transição das fibras na direção de fibras mais lentas e mais resistentes à fadiga. Como as fibras do tipo IIb formam as maiores unidades motoras, de acordo com o princípio do tamanho, elas são as últimas e mais difíceis de serem ativadas. Assim, programas de treinamento de força tendem a aumentar a população de fibras musculares do tipo IIa e/ou reduzir a população de fibras musculares do tipo IIb[22], por promoverem um aumento da atividade neural dessas fibras. Ou seja, com a realização do treinamento de força, as fibras IIb sofrem alterações estruturais e a miosina de cadeia pesada, responsável pela velocidade e força de contração, transforma-se em um tipo mais lento (IIB → IIA). Essa transformação da miosina de cadeia pesada é refletida no tipo de fibra. Assim, as fibras do tipo IIb se transformam em tipo IIa. Embora mais fracas e menos velozes do que as fibras do tipo IIb, as fibras do tipo IIa se tornam mais funcionais, pois são recrutadas mais facilmente. Dessa maneira, apesar de as fibras se tornarem potencialmente "mais fracas", elas formarão uma população de fibras mais facilmente ativadas. Apenas como curiosidade, a inatividade das fibras musculares promove a transição no sentido contrário, aumentando a população de fibras do tipo IIb.

REFERÊNCIAS BIBLIOGRÁFICAS

1. Enoka RM. Neural adaptations with chronic physical activity. J Biomech 1997; 30:447-55.
2. Moritani T, de Vries HA. Neural factors versus hypertrophy in the time course of muscle strength gain. Am J Phys Med 1979;58:115-30.
3. Sale DG. Neural adaptation to resistance training. Med Sci Sports Exerc 1988;20: S135-45.
4. Staron RS, Karapondo DL, Kraemer WJ, Fry AC, Gordon SE, Falkel JE et al. Skeletal muscle adaptations during early phase of heavy-resistance training in men and women. J Appl Physiol 1994;76: 1247-55.
5. Silverthorn DJ. Fisiologia humana. 5 ed. Porto Alegre: Artmed; 2010.
6. Henneman E, Somjen G, Carpenter DO. Functional significance of cell size in spinal motoneurons. J Neurophysiol 1965; 28:560-80.
7. De Luca CJ, Erim Z. Common drive of motor units in regulation of muscle force. Trends Neurosciences 1994;17:299-305.
8. Amiridis IG, Martin A, Morlon B, Martin L, Cometti G, Pousson M et al. Co-activation and tension-regulating phenomena during isokinetic knee extension in sedentary and highly skilled humans. Eur J Appl Physiol Occup Physiol 1996;73:149-56.
9. Aagaard P, Simonsen EB, Andersen JL, Magnusson SP, Halkjaer-Kristensen J, Dyhre-Poulsen P. Neural inhibition during maximal eccentric and concentric quadriceps contraction: effects of resistance training. J Appl Physiol 2000;89: 2249-57.
10. Ikai M, Steinhaus AH. Some factors affecting the expression of human strength. J Appl Physiol 1961;16:157-63.
11. Karagounis LG, Hawley JA. Skeletal muscle: increasing the size of the locomotor cell. Int J Biochem Cell Biol 2010; 42:1376-79.
12. Ratamess NA, Alvar BA, Evetoch TK, Housh TJ, Kibler WB, Kraemer WJ. American College of Sports Medicine position stand. Progression models in resistance training for healthy adults. Med Sci Sports Exerc 2009;41:687-708.
13. Hather BM, Tesch PA, Buchanan P, Dudley GA. Influence of eccentric actions on skeletal muscle adaptations to resistance training. Acta Physiol Scand 1991;143: 177-85.
14. Higbie EJ, Cureton KJ, Warren GL, Prior BM. Effects of concentric and eccentric training on muscle strength, cross-sectional area, and neural activation. J Appl Physiol 1996;81:2173-81.
15. Goldberg AL, Etlinger JD, Goldspink DF, JableckI C. Mechanism of work-induced hypertrophy of skeletal muscle. Med Sci Sports 1975;7:185-98.

16. Enoka R. Eccentric contractions require unique activation strategies by the nervous system. J Appl Physiol 1996;81:2339-46.
17. Kadi F, Schjerling P, Andersen LL, Charifi N, Madsen JL, Christensen LR et al. The effects of heavy resistance training and detraining on satellite cells in human skeletal muscles. J Physiol 2004;558:1005-12.
18. Allen DL, Monke SR, Talmadge RJ, Roy RR, Edgerton VR. Plasticity of myonuclear number in hypertrophied and atrophied mammalian skeletal muscle fibers. J Appl Physiol 1995;78:1969-76.
19. Chen JC, Goldhamer DJ. Skeletal muscle stem cells. Reprod Biol Endocrinol 2003; 1:101.
20. Barton-Davis ER, Shoturma DI, Sweeney HL. Contribution of satellite cells to IGF-I induced hypertrophy of skeletal muscle. Acta Physiol Scand 1999;167:301-5.
21. Adams GR, Caiozzo VJ, Haddad F, Baldwin KM. Cellular and molecular responses to increased skeletal muscle loading after irradiation. Am J Physiol Cell Physiol 2002;283:C1182-C1195.
22. Pette D. The adaptive potential of skeletal muscle fibers. Can J Appl Physiol 2002;27:423-48.

CAPÍTULO 3

Adaptações Fisiológicas ao Treinamento Físico Aeróbio

JOSÉ BIANCO NASCIMENTO MOREIRA
VANESSA AZEVEDO VOLTARELLI
LUIZ HENRIQUE MARCHESI BOZI
CARLOS ROBERTO BUENO JÚNIOR
PATRICIA CHAKUR BRUM

Há séculos o homem tem voltado sua atenção à prática de exercícios físicos. Hipócrates, o mais notável médico da Antiguidade, a partir de suas observações já aconselhava seus pacientes: "É bom acostumar-se à fadiga, à corrida de duplo-estádio, sem forçar a passada".

Registros mais recentes, notoriamente das últimas cinco décadas, indicam que a prevalência de doenças crônicas é crescente, com grande destaque para os acometimentos cardiovasculares derivados em grande parte do estilo de vida adotado pelo ser humano em sua evolução e uma das principais causas de morte no planeta. Os avanços tecnológicos permitiram que tivéssemos acesso a equipamentos que facilitassem a execução das atividades costumeiras, com um gasto mínimo de energia, além disso, o armazenamento de alimentos por longos períodos nos garantiu que o acesso a eles se desse com o mínimo de dispêndio energético. Assim, a sobrevivência humana é cada dia menos dependente do esforço físico.

Apesar disso, atualmente se sabe que a prática de exercícios físicos é altamente benéfica ao organismo humano, sendo capaz de retardar o aparecimento de doenças cardiovasculares ou melhorar o prognóstico de indivíduos acometidos, melhorando a qualidade de vida e aumentando a longevidade dos praticantes.

Nesse sentido, grande destaque deve ser dado ao exercício físico aeróbio, que é caracterizado pela predominância do metabolismo aeróbio, ou seja, aquele que demanda grande quantidade de oxigênio para a geração da energia necessária. Os exercícios físicos aeróbios utilizam as gorduras como principal substrato energético e, devido à grande capacidade do organismo humano em estocar tal macronutriente, sua execução pode ser mantida por longos períodos de tempo, quando comparado com o exercício físico anaeróbio, que tem os carboidratos como principal fonte de energia. Em contrapartida, a intensidade do exercício físico aeróbio é geralmente inferior ao anaeróbio, uma vez que as reações necessárias para que a energia química dos nutrientes seja convertida em energia mecânica para o movimento são mais demoradas, impedindo que a potência gerada atinja aquela produzida pelo metabolismo anaeróbio.

O aumento da demanda metabólica durante uma sessão de exercício físico aeróbio provoca uma série de ajustes no sistema cardiovascular que culminam em maior oferta de oxigênio e nutrientes aos leitos musculares ativos. Dentre essas alterações, destacam-se o aumento da frequência cardíaca (FC), do volume sistólico (VS) e da pressão arterial sistólica (PAS), que sofrem incrementos proporcionais à intensidade de exercício realizado e proporcionam o débito cardíaco (DC) necessário durante o esforço realizado.

Tais perturbações da homeostase hemodinâmica durante a sessão de exercício físico aeróbio são também responsáveis por respostas agudas das variáveis supracitadas, que se iniciam imediatamente após o término da atividade e podem durar horas, ou até mesmo dias. Além disso, a somatória dessas respostas de curta duração comumente promove adaptações bem mais consistentes e duradouras dos parâmetros cardiovasculares, tanto em situação de repouso quanto em exercício, que podem ser observadas após a realização de um programa de treinamento físico aeróbio (TFA) bem estruturado.

Cabe ressaltar então que a eficácia do TFA está diretamente relacionada com a capacidade máxima do organismo em captar e utilizar o oxigênio, conceito denominado pico do consumo de oxigênio (VO_2 pico). O VO_2 pico representa quantitativamente a potência aeróbia máxima do organismo, estando diretamente relacionado com o máximo de energia que pode ser gerada em forma de movimento em determinado período de tempo, sendo convencionalmente apresentado em mililitros de oxigênio consumidos por quilograma de massa corporal a cada minuto ($mlO_2 \cdot kg^{-1} \cdot min^{-1}$). Para avaliação da potência aeróbia máxima é utilizado o teste ergoespirométrico, que conta com a mensuração da quantidade de gases oxigênio e carbônico consumida e produzida pelo indivíduo, respectivamente. Neste teste, o indivíduo é submetido a intensidades crescentes de exercício físico até que atinja a exaustão, sendo o maior valor de consumo de oxigênio encontrado adotado como a potência aeróbia máxima.

Sendo assim, é de suma importância o entendimento dos processos que influenciam o VO_2 pico. Primeiramente, a oferta de sangue aos grupamentos musculares ativos é um importante determinante, já que proverá o oxigênio e os nutrientes necessários para a realização do exercício, ou seja, o DC é um fator com influência direta no VO_2 pico. Apesar da inegável importância dos parâmetros cardíacos e hemodinâmicos, não se pode negligenciar a notável participação da musculatura estriada esquelética, uma vez que a atividade motora é consequência dos ciclos de contração e relaxamento deste tecido. Então, o músculo suprido com oxigênio e nutrientes necessários deve ser eficientemente capaz de extrair este oxigênio corrente e utilizá-lo na geração de energia a partir dos substratos providos pela corrente sanguínea.

Dado isso, facilita-se o entendimento de um conceito físico que trata da difusão de gases, de onde é derivada a Equação de Fick (Adolf Eugen Fick, fisiologista alemão que propôs a lei de difusão de gases através de membranas e baseado nessa lei desenvolveu uma técnica de medida do débito cardíaco) que diz que o consumo de oxigênio é o produto da oferta de sangue (DC) pela diferença arteriovenosa de oxigênio (VO_2 = DC x Dif. a-v O_2), representando matematicamente a contribuição das variáveis cardiovasculares e musculares esqueléticas para o exercício físico aeróbio (Fig. 3.1).

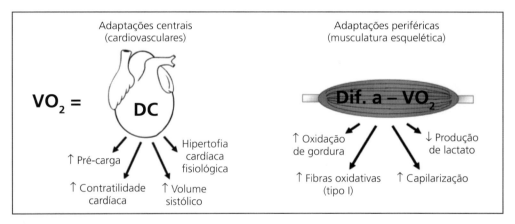

FIGURA 3.1 – Equação de Fick. Representação esquemática das principais alterações cardiovasculares e musculoesqueléticas ao treinamento físico aeróbio, responsáveis pelo aumento da potência aeróbia (VO_2 pico).

Dadas estas considerações iniciais, é concebível que adaptações importantes do tecido muscular esquelético também ocorram em resposta ao TFA, para aprimorar a capacidade dos leitos ativos (envolvidos na execução do exercício e metabolicamente mais ativos) em captar e utilizar oxigênio e nutrientes ofertados pelo sistema cardiovascular. Portanto, este capítulo abordará os efeitos do TFA nas principais variáveis hemodinâmicas e cardiovasculares, bem como em importantes parâmetros da musculatura esquelética, que em conjunto são responsáveis pela capacidade funcional do organismo.

ADAPTAÇÕES CARDIOVASCULARES AO TREINAMENTO FÍSICO AERÓBIO

Logo após o término de uma sessão de exercício aeróbio, respostas hemodinâmicas se iniciam e podem durar muitas horas. Dentre essas respostas encontra-se a hipotensão pós-exercício, que é caracterizada pela queda da pressão arterial após uma única sessão de exercício aeróbio, quando comparada com o período pré-exercício ou até mesmo com a medida em dias aleatórios, sem a realização de exercício físico. Estudos bem delineados demonstraram que em indivíduos jovens normotensos essa resposta dura até 24 horas após o término da sessão de exercício físico aeróbio em intensidade moderada (50% do VO_2 pico)[1]. De fato, a magnitude dessa resposta aparenta ser superior em indivíduos hipertensos, que também se beneficiam deste efeito mesmo quando idosos, o que não foi observado em normotensos[2,3]. Apesar de existirem fortes evidências sugerindo que a magnitude da resposta hipotensora é proporcional à duração da atividade, ainda não há um consenso em relação à intensidade da sessão de exercício físico, uma vez que diferentes estudos reportam resultados antagônicos, reforçando a necessidade de protocolos bem definidos para investigar essa relação.

Foi sugerido que diferentes respostas agudas sejam responsáveis pelo efeito hipotensor pós-exercício. A queda do VS após a sessão de exercício físico foi observada em idosos hipertensos[4], já em jovens normotensos a resistência vascular periférica parece ter papel importante[5], pois ela é agudamente reduzida em resposta ao exercício aeróbio, contribuindo para queda da pressão arterial a curto prazo, o que apresenta importante relevância clínica.

Apesar de a queda da resistência vascular periférica estar relacionada com a redução da atividade nervosa simpática nas regiões periféricas, o contrário ocorre no tecido cardíaco, que continua apresentando elevado tônus simpático ao término do exercício físico aeróbio, contribuindo para a elevada FC observada mesmo após o término da atividade[4].

É importante ressaltar que os fenômenos tratados até o momento cessam algumas horas após o exercício físico aeróbio se uma nova sessão não for realizada. Por outro lado, caso as sessões sejam regulares, o que caracteriza um programa de treinamento físico, adaptações mais consistentes são observadas tanto em situação de repouso quanto durante o exercício.

O efeito hipotensor do exercício físico aeróbio em indivíduos normotensos parece limitar-se às horas seguintes após a sessão realizada, ou seja, o TFA mostra-se incapaz de reduzir os valores pressóricos de repouso desses indivíduos. Entretanto, quando voltamos a atenção a indivíduos hipertensos, constata-se que a ação hipotensora do TFA é mais consistente, não se limitando ao efeito agudo de uma sessão, sendo a magnitude da queda de PAS após o TFA proporcional ao valor inicial da PAS antes do protocolo de treinamento, em outras palavras: quanto maior o valor de PAS antes do TFA, maior será o efeito do TFA.

Apesar de o TFA ser incapaz de reduzir a PAS de indivíduos normotensos em situação de repouso, resultados muito interessantes são observados para esta variável durante a realização do exercício aeróbio por indivíduos treinados. Foi verificado que, para as mesmas cargas absolutas de exercício aeróbio, a PAS apresenta-se diminuída após o TFA, mesmo em indivíduos normotensos, indicando que a resposta de aumento da PAS durante o exercício físico aeróbio é retardada pelo TFA, ou seja, na realização de um mesmo exercício, a PAS não subirá tanto quanto no período pré-treinamento[6].

Já a alteração de repouso mais marcante e facilmente identificada após o TFA é a redução significativa da FC, fenômeno nomeado de bradicardia de repouso. Estudos transversais e longitudinais demonstraram que indivíduos submetidos a diferentes protocolos de TFA apresentam bradicardia em repouso. Um dos mecanismos envolvidos nessa resposta é a redução da FC intrínseca do coração, a qual reflete a atividade do nódulo sinusal[7]. Além disso, a bradicardia de repouso associa-se a alterações no sistema nervoso autônomo, como redução do tônus simpático e aumento da atividade parassimpática[8].

Do mesmo modo, o TFA reduz a resposta taquicárdica, aumento da FC, durante a execução de exercício físico em intensidade submáxima. A elevação da FC durante o exercício físico ocorre em resposta a um progressivo aumento da atividade nervosa simpática e diminuição da estimulação parassimpática. Esse balanço autonômico, entretanto, é modificado pelo TFA e indivíduos treinados apresentam menor retirada do estímulo vagal e menor intensificação da atividade nervosa simpática, fato que contribui para redução da taquicardia associada ao exercício físico[9], resultando em menor FC para uma mesma intensidade absoluta de exercício.

Ainda não existe um consenso na literatura sobre os efeitos do TFA na FC máxima, mas algumas evidências indicam que ela não se altera ou sofre aumento de baixa magnitude.

Um segundo parâmetro profundamente alterado pelo TFA é o VS. A capacidade contrátil do tecido muscular cardíaco, o miocárdio, é aprimorada pelo TFA, fazendo com que maior volume de sangue seja ejetado para o organismo a cada contração do ventrículo esquerdo, tanto no repouso como em exercício submáximo e máximo. Isso significa que maior quantidade de sangue será ofertada aos músculos ativos a cada batimento do coração, aumentando a disponibilidade de oxigênio e nutrientes e a remoção de metabólitos durante o exercício.

Como dito, a capacidade contrátil do miocárdio é aumentada pelo TFA e há décadas já se sabe que as alterações na estrutura cardíaca contribuem para esta resposta. As primeiras evidências disto surgiram com a observação de que o coração de atletas era maior do que de indivíduos sedentários ou destreinados. Essa resposta hipertrófica deve-se à elevada sobrecarga de volume promovida pelas sessões regulares de exercício físico aeróbio, que faz com que maior quantidade de sangue preencha o ventrículo esquerdo ao final da diástole (aumento do volume diastólico final e do estresse diastólico). O aumento do volume de sangue nas câmaras cardíacas ativa o renomado mecanismo de Frank-Starling, batizado com os nomes dos fisiologistas Otto Frank e Ernest Starling, que descreveram o fenômeno. De acordo com essa teoria, o coração possui uma capacidade intrínseca de se adaptar ao aumento do volume diastólico, ou seja, quanto mais o miocárdio for distendido durante o enchimento, maior será a força de contração e a quantidade de sangue bombeada pelo ventrículo, o que garante a sincronia entre o DC, o suprimento dos tecidos periféricos e o retorno venoso sem maiores alterações externas. Assim, o volume de sangue no ventrículo durante seu enchimento passivo é responsável pela geração da pressão diastólica final, conceitualmente definida como "pré-carga". Com isso, a sobrecarga de volume imposta pelas repetidas sessões de exercício aeróbio promove aumento do volume e área de secção transversal das células musculares cardíacas, com aumento proporcional do diâmetro interno das câmaras cardíacas, o que é conhecido como hipertrofia cardíaca de padrão excêntrico, ou fisiológica[10].

Em muitos casos, a alteração estrutural promovida pelo TFA é confundida com aquela promovida por doenças cardiovasculares, como a miocardiopatia dilatada, que também promove crescimento do coração, mas sem aumento da capacidade contrátil, pois o miocárdio não apresenta hipertrofia de mesma proporção, ou a hipertensão arterial, que gera uma sobrecarga pressórica, e não volumétrica, promovendo, portanto, hipertrofia do miocárdio sem dilatação proporcional da câmara ventricular esquerda, que a longo prazo pode levar à perda da função ventricular, caracterizando a hipertrofia cardíaca patológica. Além da hipertrofia sem ganho de função cardíaca, as doenças promovem alterações que não são reversíveis, o que difere do TFA, cujas adaptações são comumente perdidas com poucos meses de destreinamento (princípio da reversibilidade). Assim, uma conduta interessante quando não se há certeza de que tipo de hipertrofia dado indivíduo desenvolveu, é a realização de um período de dois a três meses sem a prática de exercícios físicos e uma reavaliação cardiovascular que garantirão o sucesso desse diagnóstico. Além das diferenças funcionais e macroestruturais, as hipertrofias fisiológica e patológica diferem largamente em relação às vias moleculares que controlam essas respostas, entretanto, esta abordagem não é o objetivo principal deste capítulo e, portanto, não será estendida.

O DC, quantidade de sangue bombeado pelo coração em um minuto, também é influenciado pelo TFA. Tal variável está diretamente relacionada com o VS e a FC, e, como tratado acima, o aumento do VS em repouso e em intensidades submáximas de exercício aeróbio é contraposto pela diminuição da FC nas mesmas situações, fazendo com que o DC não apresente grandes alterações nessas condições – repouso e exercício em mesma intensidade absoluta. Apesar disso, o grande incremento apresentado pelo VS máximo e a manutenção da FC máxima fazem com que o DC máximo seja elevado em grande magnitude pelo TFA, garantindo que maior quantidade de sangue seja enviada aos músculos ativos e que intensidades elevadas de exercício físico sejam atingidas pelos indivíduos após TFA[6].

Em conjunto, as adaptações supracitadas aumentam a capacidade funcional dos indivíduos, contribuindo consideravelmente para a elevação do VO_2 pico desses após protocolo de TFA, já que o DC, como apresentado anteriormente, é um dos grandes fatores que influenciam a potência aeróbia máxima. Além de sua relação com o desempenho de atividade física, o VO_2 pico é o principal fator preditor de mortalidade, independent da causa, ou seja, a potência aeróbia elevada é um importante fator que contribui para a longevidade.

Além do incremento substancial no VO_2 pico, outras adaptações são observadas em relação ao consumo do gás, que reflete a produção de energia do organismo por meio do metabolismo aeróbio. O VO_2 de repouso não é alterado significativamente pelo TFA. Entretanto, o VO_2 para uma mesma intensidade absoluta apresenta-se reduzido após o TFA, indicando que, para a realização do mesmo trabalho físico, o indivíduo passa a despender menor quantidade de energia. Portanto, o TFA deixa o organismo muito mais eficiente, já que a mesma quantidade de energia será suficiente para realizar maior quantidade de exercício. Em outros termos, esse efeito foi denominado "economia de movimento", cujos mecanismos estão mais relacionados com alterações biomecânicas e do padrão de movimento, indo além da fisiologia cardiovascular, objetivo deste capítulo[11].

Outras adaptações importantes ocorrem em resposta ao TFA, como no metabolismo energético, na estrutura óssea, na resposta do sistema imune e outros. Porém, este capítulo se limitou aos efeitos cardiovasculares, uma vez que apresentam grande impacto na qualidade de vida e na longevidade dos indivíduos.

ADAPTAÇÕES MUSCULOESQUELÉTICAS AO TREINAMENTO FÍSICO AERÓBIO

Como visto anteriormente, o treinamento físico melhora a potência aeróbia máxima por meio de adaptações centrais. No entanto, adaptações periféricas decorrentes do treinamento físico também contribuem para o aumento do VO_2 pico, como demonstra a equação de Fick (VO_2 = DC × Dif. a-v O_2).

Conforme representado na equação pela diferença arteriovenosa de O_2, a melhora da perfusão sanguínea e da troca gasosa ocorre principalmente por meio de adaptações na microcirculação sanguínea da musculatura esquelética. O TFA promove aumento no número de capilares sanguíneos que irrigam as fibras musculares, além de aumentar sua tortuosidade e ramificações. Tais respostas resultam em uma difusão mais eficiente de metabólitos e nutrientes entre os filamentos contráteis e o citoplasma das células musculares esqueléticas e entre o citoplasma das células e o fluido intersticial. Além disso, a ampliação da condutância sanguínea faz com que tanto o tempo de trânsito da hemoglobina como a dissociação do oxigênio dela sejam maiores, aumentando também a eficiência das trocas gasosas[12].

Outra adaptação ao TFA é uma melhora na redistribuição do fluxo sanguíneo para os diferentes tecidos do corpo humano durante a atividade física, quando grande parte do sangue é direcionada para os músculos em atividade.

Em indivíduos sedentários há uma redução drástica de sangue para os rins, por exemplo, o que reduz a filtragem glomerular. Indivíduos treinados aerobiamente, no entanto, não apresentam esta redução do trabalho renal[12].

Com maior oferta sanguínea e, consequentemente, maior oferta de substratos e O_2, há aumento da participação das vias aeróbias na produção de energia pelas células musculares esqueléticas. As mitocôndrias, organelas celulares responsáveis pela produção de energia por fontes aeróbias, exercem importante papel nesse processo adaptativo e o treinamento físico aeróbio é capaz de aumentar a sua densidade e o seu tamanho. Esta adaptação anatômica das mitocôndrias geralmente é acompanhada por adaptações bioquímicas importantes, como aumento da atividade de enzimas envolvidas nos processos de β-oxidação de gorduras, da atividade de enzimas participantes do ciclo de Krebs e da fosforilação oxidativa[13], muito importantes no processo de geração de energia pelo metabolismo aeróbio.

A principal adaptação do treinamento aeróbio no metabolismo da musculatura esquelética é uma mudança na utilização de substrato, ou seja, maior oxidação de gordura e, consequentemente, menor degradação de glicogênio. Tal adaptação é importante e uma das suas consequências é a capacidade de realizar o exercício físico em maior intensidade e/ou volume, pois os estoques de glicogênio são relativamente reduzidos e a diminuição de sua concentração está relacionada à fadiga precoce durante exercício físico aeróbio.

Para se ter ideia de como os estoques de glicogênio na musculatura esquelética e no fígado são escassos, em média um homem de 80kg tem 8.000kJ de energia estocada em glicogênio contra 550.000kJ de energia em gordura. Em outros termos, tal estoque de glicogênio seria suficiente para gerar energia para um maratonista correr durante 95 minutos. No entanto, se a gordura fosse oxidada sem glicogênio, o mesmo maratonista teria substrato para 119 horas de corrida. A gordura não é passível de ser oxidada independentemente da glicose, uma vez que sua entrada no ciclo de Krebs por meio do acetil-CoA se dá por meio do oxaloacetato, proveniente da glicólise. Em outras palavras, "a gordura queima na chama do carboidrato".

Dos conhecimentos apresentados acima derivam vários exemplos aplicados, como não realizar exercício físico em jejum. Mesmo em obeso que tem como objetivo reduzir a quantidade de gordura corpórea tal estratégia não é recomendada devido aos seguintes aspectos:

- Ao realizar a atividade física em jejum, o indivíduo tenderá a manter a atividade em menor volume e/ou intensidade, pois sua reserva de glicogênio estará reduzida.
- Uma das consequências do exercício físico em jejum é o aumento na proteólise muscular para geração de glicose por meio da gliconeogênese. Isso é prejudicial porque o tecido contrátil esquelético apresenta uma série de funções e sua degeneração apresenta relação com uma série de doenças crônicas.

Esta redução da oxidação de carboidrato com concomitante aumento na oxidação de gordura é gerada por uma série de adaptações no tecido contrátil, as quais serão descritas a seguir. Uma primeira adaptação é a melhora na eficiência da troca gasosa, de nutrientes e metabólitos, ou seja, o tecido muscular se torna mais preparado tanto para receber oxigênio e nutrientes da circulação sanguínea como para liberar a ela gás carbônico – um aspecto estrutural que favorece esta resposta é o aumento no número e na tortuosidade capilar. Segundo diferentes estudos da literatura científica, o incremento na quantidade de capilares em decorrência do TFA é de cerca de 30%[14].

Outra adaptação importante em decorrência do TFA é uma alteração no perfil enzimático. Neste sentido, enzimas oxidativas, dentre elas as do ciclo de Krebs, como a succinato desidrogenase e a citrato sintase, têm suas atividades e expressões gênicas e proteicas aumentadas com este tipo de treinamento. Vale ressaltar que alteração no perfil enzimático é muitas vezes utilizada como marcador da eficiência do treinamento aeróbio. Neste sentido, estudos nos quais o objetivo é verificar se maiores tempos de sessões de exercício aeróbio (90min, por exemplo) geram maiores adaptações utilizam a avaliação da atividade enzimática. Tais estudos chegaram à conclusão que, a partir de certo volume (aproximadamente 60min), aumentar o volume diário de atividade não gera benefícios extras.

Outro aspecto interessante em relação ao perfil enzimático é que tais conhecimentos têm sido utilizados por pesquisadores que tentam fazer com que uma pílula substitua o exercício físico. O princípio é que esta pílula estimule duas proteínas na musculatura esquelética (AMPK e PPAR), que têm como função estimular uma série de vias de sinalização relacionadas ao metabolismo oxidativo, como aumento da oxidação de gordura e do número de mitocôndrias[15].

Por fim, uma última alteração metabólica ao treinamento aeróbio que merece ser destacada é a alteração no limiar de lactato, ou seja, o ponto no qual há um aumento exacerbado nas suas concentrações plasmáticas durante um exercício físico em intensidades crescentes. O lactato é produzido em decorrência do metabolismo anaeróbio e em intensidades menores sua concentração não apresenta grandes aumentos no plasma porque ele é removido por meio do gás carbônico expirado. O TFA faz com que o limiar de lactato aconteça em uma intensidade maior e tal efeito tem relação com a maior participação do metabolismo aeróbio e concomitante redução do metabolismo anaeróbio, o qual é responsável pela produção do lactato. E ao passo que o VO_2 pico representa a potência aeróbia máxima, o limiar de lactato reflete a capacidade aeróbia máxima, ou seja, o maior tempo que o indivíduo consegue realizar exercício físico com predominância do metabolismo aeróbio.

Além das adaptações metabólicas, o treinamento de resistência aeróbia promove adaptações na distribuição dos tipos de fibras musculares esqueléticas. Os principais tipos de fibras musculares são tipo I (cor vermelha, de contração lenta e metabolismo oxidativo), tipo IIa (cor vermelha/branca, de contração rápida e metabolismo oxidativo/glicolítico – também chamada de intermediária) e tipo IIb (cor branca, de contração rápida e metabolismo glicolítico). Sabe-se que o TFA aumenta o percentual de fibras musculares oxidativas, ou seja, as do tipo I[16]. Esta resposta fenotípica ao treinamento aeróbio foi inicialmente demonstrada na década de 1970 por meio de biópsias musculares de atletas de diferentes modalidades[17]. Observou-se que atletas de modalidades de resistência aeróbia apresentavam percentual aumentado de fibras do tipo I. Mesmo em músculos tipicamente mistos, como o vasto lateral, havia predomínio de até 80% deste tipo de fibra[6].

Em relação ao ganho de massa muscular, o treinamento físico aeróbio não proporciona mudanças significativas. Estudos apresentam resultados diversos, muitas vezes antagônicos, chegando a reportar casos de atrofia muscular esquelética após protocolos com grande volume de treinamento[18].

Todas estas adaptações funcionais, estruturais e metabólicas apresentadas têm relação com inúmeras alterações moleculares, ou seja, alterações na expressão e/ou na atividade de várias proteínas. O entendimento destas alterações moleculares em termos práticos fornece, por exemplo, subsídios para a promoção de alterações genéticas direcionadas para o tratamento de doenças. Trata-se da terapia gênica, uma abordagem terapêutica moderna cada vez mais utilizada.

Por fim, vale ressaltar que todas as adaptações apresentadas podem variar de acordo com as variáveis do treinamento aeróbio, como intensidade, volume, intervalo entre as séries e tipo de exercícios físicos. A grande maioria dos resultados até aqui apresentados foi observada após TFA em intensidade moderada, com sessões realizadas de maneira contínua, sem pausas para recuperação ou diminuição da intensidade. Contudo, mais atualmente grupos de pesquisa se propuseram a comparar diferentes intensidades e formas de execução do TFA, o que será abordado no tópico a seguir.

ADAPTAÇÕES AO TREINAMENTO FÍSICO AERÓBIO EM ALTA INTENSIDADE

Como tratado acima, são inegáveis as inúmeras adaptações promovidas pelo TFA em intensidade moderada. Não há dúvida de que bons resultados podem ser encontrados com a utilização de tal protocolo, com grande segurança em relação a eventos cardiovasculares agudos, como infarto do miocárdio e acidente vascular cerebral. Apesar disso, alguns estudos encontraram resultados ainda mais interessantes quando indivíduos foram submetidos a um treinamento em mais alta intensidade.

A grande maioria dos estudos apresenta resultados de indivíduos jovens e saudáveis, encontrando aumentos expressivos da potência aeróbia após curtos períodos de treinamento (duas semanas). Entretanto, pouquíssimos estudos se preocuparam em comparar os resultados dessa modalidade com o treinamento em intensidade moderada e tradicionalmente utilizado, e quando isso foi feito pouco rigor foi utilizado em igualar a carga total das sessões de treinamento. Portanto, descreveremos aqui apenas os estudos que realizaram comparação fidedigna de dois ou mais protocolos de TFA.

Sabe-se que a partir de certa intensidade de exercício físico aeróbio o metabolismo anaeróbio passa a ser mais requisitado, acelerando a produção de lactato acima da capacidade que o organismo tem em removê-lo, provocando seu acúmulo e fadiga. Assim, os protocolos de TFA em alta intensidade aqui apresentados foram realizados de maneira intermitente, ou seja, períodos de exercício em alta intensidade, muitas vezes em intensidade superior ao limiar de lactato, seguidos de períodos de recuperação, em baixas intensidades ou até mesmo em repouso, auxiliando na remoção do lactato circulante, retardando a fadiga.

Gibala et al.[19] demonstraram que apenas seis sessões de treinamento intervalado em alta intensidade (com intervalos acima de 90% do VO_2 pico) foram capazes de aumentar o tempo até a exaustão de indivíduos jovens e saudáveis, em mesma intensidade absoluta, o que não foi observado após seis sessões de treinamento contínuo em intensidade moderada (65% do VO_2 pico), com carga total de trabalho equalizada.

Não se limitando a indivíduos saudáveis, foi demonstrada a superioridade do treinamento intervalado em alta intensidade (> 85% do VO_2 pico) em pacientes com doença da artéria coronária, que apresentaram maior potência aeróbia quando comparados com o grupo que realizou treinamento em intensidade moderada. Além do VO_2 pico, parâmetros cardiovasculares também melhoraram em maior magnitude no grupo de pacientes submetidos ao protocolo de TFA em alta intensidade[20].

Semelhantemente, pacientes com insuficiência cardíaca, ou seja, função ventricular drasticamente reduzida (abaixo de 40% de fração de ejeção), foram submetidos a protocolos de TFA moderado (60-65% do VO_2 pico) ou em alta intensidade (picos de 85 a 90% do VO_2 pico), e os resultados foram comparados. O grupo treinado em alta intensidade apresentou maior potência aeróbia e melhor função ventricular e endotelial quando comparado com o grupo treinado em intensidade moderada[21].

Os achados não foram relatados apenas em pacientes com acometimentos cardiovasculares. Indivíduos acometidos com síndrome metabólica também foram submetidos a diferentes protocolos de treinamento com carga total equalizada e aqueles que realizaram TFA intervalado em alta intensidade também apresentaram resultados superiores[22].

Por fim, é importante ressaltar que tais linhas de pesquisa ainda se encontram em fase inicial e estudos voltados à avaliação da segurança desses protocolos ainda não foram realizados, o que nos leva a dizer que, apesar das fortes evidências sugerindo a superioridade do TFA em alta intensidade na melhoria dos parâmetros cardiovasculares, muita cautela deve ser considerada, uma vez que, em teoria, altas intensidades de exercício aeróbio aumentam drasticamente a necessidade energética do próprio miocárdio, sujeitando o tecido cardíaco a um risco elevado de eventos isquêmicos. Assim, sugerimos que tais protocolos ainda não sejam utilizados em cardiopatas sintomáticos e que as sessões de treinamento nunca exponham o indivíduo a intensidades superiores ao seu limiar isquêmico ou arrítmico.

CONSIDERAÇÕES FINAIS

Como tratado neste capítulo, o TFA é capaz de promover uma série de benefícios ao organismo, destacando-se as adaptações cardiovasculares (hipotensão pós-exercício, diminuição da FC de repouso e em cargas submáximas, aumento do VS e do DC máximos, além da hipertrofia cardíaca fisiológica) e da musculatura esquelética (aprimoramento do metabolismo aeróbio, maior densidade e tortuosidade capilares, aumento das fibras oxidativas), que em conjunto são responsáveis pela melhora da potência (VO_2 pico) e capacidade (limiar de lactato) aeróbias.

Além disso, vimos também que essas adaptações podem ser proporcionais à intensidade de treinamento, uma vez que tanto indivíduos jovens e saudáveis quanto pacientes com acometimentos cardiovasculares apresentam benefícios adicionais após protocolo de TFA intervalado em alta intensidade. Entretanto, cuidados devem ser tomados, pois os riscos dessa prática também podem ser elevados.

Por fim, conclui-se que fortes evidências científicas suportam o benefício do TFA na prevenção, retardamento e tratamento de doenças cardiovasculares, além de promover maior capacidade funcional e aumentar a longevidade de seus praticantes.

REFERÊNCIAS BIBLIOGRÁFICAS

1. Maralhão G. Hipotensão pós-exercício: características, determinantes e mecanismos. Rev Soc Cardiol S Paulo 2000;10:16-24.
2. Rondon M, Brum P. Exercício físico como tratamento não-farmacológico da hipertensão arterial. Rev Bras Hipert 2003;10: 134-9.
3. Santaella D. Efeitos do relaxamento e do exercício físico nas respostas pressórica e autonômica pós-intervenção em indivíduos normotensos e hipertensos. São Paulo: Universidade de São Paulo; 2003.
4. Rondon MU, Alves MJ, Braga AM, Teixeira OT, Barretto AC, Krieger EM et al. Postexercise blood pressure reduction in elderly hypertensive patients. J Am Coll Cardiol 2002;39(4):676-82.
5. Forjaz CL, Cardoso CG Jr., Rezk CC, Santaella DF, Tinucci T. Postexercise hypotension and hemodynamics: the role of exercise intensity. J Sports Med Phys Fitness 2004;44(1):54-62.
6. McArdle W, Katch F, Katch V. Fisiologia do exercício: energia, nutrição e desempenho humano. 5 ed. Rio de Janeiro: Guanabara Koogan; 2001.
7. Catai AM, Chacon-Mikahil MP, Martinelli FS, Forti VA, Silva E, Golfetti R et al. Effects of aerobic exercise training on heart rate variability during wakefulness and sleep and cardiorespiratory responses of young and middle-aged healthy

men. Braz J Med Biol Res 2002;35(6): 741-52.
8. Shin K, Minamitani H, Onishi S, Yamazaki H, Lee M. Autonomic differences between athletes and nonathletes: spectral analysis approach. Med Sci Sports Exerc 1997;29(11):1482-90.
9. Maciel BC, Gallo L Jr., Marin Neto JA, Lima Filho EC, Martins LE. Autonomic nervous control of the heart rate during dynamic exercise in normal man. Clin Sci (Lond) 1986;71(4):457-60.
10. Blomqvist CG, Saltin B. Cardiovascular adaptations to physical training. Annu Rev Physiol 1983;45:169-89.
11. Morgan DW, Martin PE, Krahenbuhl GS. Factors affecting running economy. Sports Med 1989;7(5):310-30.
12. Sarelius I, Pohl U. Control of muscle blood flow during exercise: local factors and integrative mechanisms. Acta Physiol (Oxf) 2010;199(4):349-65.
13. Holloszy JO. Adaptation of skeletal muscle to endurance exercise. Med Sci Sports 1975;7(3):155-64.
14. Yan Z, Okutsu M, Akhtar YN, Lira VA. Regulation of exercise-induced fiber type transformation, mitochondrial biogenesis, and angiogenesis in skeletal muscle. J Appl Physiol 2011;110(1):264-74.
15. Narkar VA, Downes M, Yu RT, Embler E, Wang YX, Banayo E et al. AMPK and PPARdelta agonists are exercise mimetics. Cell 2008;134(3):405-15.
16. Schantz PG, Dhoot GK. Coexistence of slow and fast isoforms of contractile and regulatory proteins in human skeletal muscle fibres induced by endurance training. Acta Physiol Scand 1987;131(1):147-54.
17. Hamilton MT, Booth FW. Skeletal muscle adaptation to exercise: a century of progress. J Appl Physiol 2000;88(1):327-31.
18. van Wessel T, de Haan A, van der Laarse WJ, Jaspers RT. The muscle fiber type-fiber size paradox: hypertrophy or oxidative metabolism? Eur J Appl Physiol 2010; 110(4):665-94.
19. Gibala MJ, Little JP, van Essen M, Wilkin GP, Burgomaster KA, Safdar A et al. Short-term sprint interval versus traditional endurance training: similar initial adaptations in human skeletal muscle and exercise performance. J Physiol 2006; 575(Pt 3):901-11.
20. Rognmo O, Hetland E, Helgerud J, Hoff J, Slordahl SA. High intensity aerobic interval exercise is superior to moderate intensity exercise for increasing aerobic capacity in patients with coronary artery disease. Eur J Cardiovasc Prev Rehabil 2004;11(3):216-22.
21. Wisloff U, Stoylen A, Loennechen JP, Bruvold M, Rognmo O, Haram PM et al. Superior cardiovascular effect of aerobic interval training versus moderate continuous training in heart failure patients: a randomized study. Circulation 2007;115 (24):3086-94.
22. Tjonna AE, Lee SJ, Rognmo O, Stolen TO, Bye A, Haram PM, et al. Aerobic interval training versus continuous moderate exercise as a treatment for the metabolic syndrome: a pilot study. Circulation 2008; 118(4):346-54.

CAPÍTULO 4
Metabolismo no Exercício

ANDRÉ DOS SANTOS COSTA
ANTONIO HERBERT LANCHA JUNIOR

A homeostase, termo criado pelo fisiologista inglês Walter Bradford Cannon (1871-1945), refere-se aos estados estáveis internos de um ser vivo, mantidos à custa de energia[1]. Na maioria das vezes esta energia é obtida quimicamente pela hidrólise do trifosfato de adenosina (ATP).

As exigências do trabalho celular (mecânico, elétrico, químico e osmótico), juntamente com a atividade das enzimas ATPases devem ser acompanhadas pela ressíntese de ATP (molécula de alta energia) para alcançar o balanço energético em qualquer estado estável[2]. Tal fato pode exigir uma única reação química ou mesmo uma grande variedade de processos químicos celulares, denominado metabolismo, para atender às necessidades básicas do organismo[3]. Assim, as células apresentam metabolismo específico de acordo com sua função no organismo (síntese de triacilgliceróis pela célula adiposa ou a síntese de glicogênio nas células musculares esqueléticas, por exemplo) e, principalmente, para manutenção do equilíbrio dinâmico entre a síntese e utilização do ATP.

A fonte imediata de energia para a contração muscular provém da hidrólise de ATP. Desta forma, durante o exercício físico a disponibilidade do ATP torna-se crucial para a continuidade da atividade contrátil do músculo ativo. Como as concentrações de ATP no músculo esquelético são muito baixas, devido a grande dinâmica dos processos de síntese e degradação, em condições de organismos vivos não observamos a degradação total das concentrações de ATP. Tal fato ocorre em virtude de o nosso organismo apresentar processos químicos muito bem regulados para a ressíntese de ATP, que permitem a continuidade do exercício devido a sua maior disponibilidade[4,5].

Para atender à demanda energética elevada durante o exercício, o músculo esquelético é capaz de usar vários substratos intra e extracelulares para regenerar ATP. Estes incluem a fosfocreatina (PCr), o glicogênio muscular, a glicose sanguínea, o lactato e os ácidos graxos livres (AGL) provenientes dos estoques de triacilglicerol intramuscular ou do tecido adiposo[6]. Tais substratos necessariamente participarão de três processos distintos, mas estritamente integrados, que funcionam em conjunto para satisfazer às demandas energéticas do músculo esquelético ativo (Fig. 4.1)[5]. Estes sistemas energéticos são conhecidos como imediato ou fosfagênico (degradação de ATP e PCr), glicolítico (degradação do glicogênio e da glicose anaerobiamente) e oxidativo (degradação aeróbia do glicogênio, glicose sanguínea, ácidos graxos e, em menor proporção, aminoácidos). Os sistemas energéticos podem ainda receber a denominação de anaeróbio aláctico (fosfagênico, ressíntese de ATP sem produção de lactato), anaeróbio láctico (glicolítico, ressíntese de ATP com produção de lactato) e aeróbio (oxidativo, necessidade de oxigênio para a oxidação).

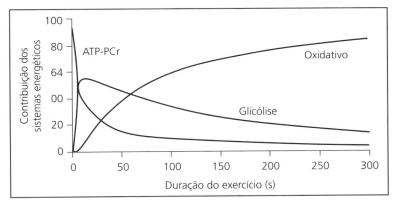

FIGURA 4.1 – Contribuições dos sistemas energéticos para manutenção da demanda de energia durante o exercício (adaptado de Gastin, 2001).

No início de qualquer exercício físico, a degradação de fosfocreatina (PCr) e a hidrólise de glicogênio/glicose a lactato estão envolvidas com a ressíntese de ATP de forma mais imediata. Estes processos ocorrem independentes da presença de oxigênio (sistema anaeróbio) e sua maior contribuição predomina nas fases iniciais do esforço ou quando há necessidade imediata de energia ao longo do exercício. Com a continuidade da sessão de exercício, diminui a participação destes sistemas e observa-se aumento da atividade oxidativa[5,7]. A demanda energética passa a ser suprida em maior parte por esta via, a partir do consumo de carboidratos e lipídios pelo ciclo do ácido tricarboxílico (ciclo de Krebs), nas mitocôndrias das células musculares com a utilização do oxigênio (sistema aeróbio). Esta transição de predomínios entre os sistemas energéticos pode ser visualizada na figura 4.2, que demonstra atividades de corrida em diferentes distâncias e intensidades.

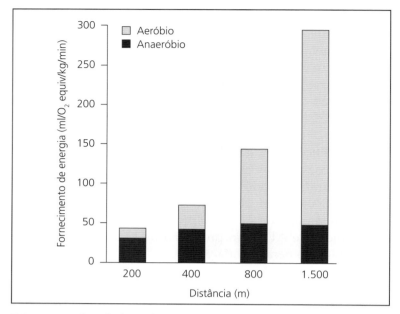

FIGURA 4.2 – Contribuições dos sistemas energéticos para manutenção da demanda de energia durante corridas de velocidade e de meia distância (adaptado de Spencer e Gastin, 2001).

Os fatores relacionados ao exercício físico, como intensidade, duração da sessão, níveis de treinamento do indivíduo, dieta e ações hormonais, determinam quais substratos e sistema energético específico predominarão na ressíntese do ATP para a manutenção da demanda de energia, a qual se eleva muito quando comparada à condição de repouso.

REGULAÇÃO DAS FONTES ENERGÉTICAS DURANTE A ATIVIDADE

Durante a atividade motora as diversas fontes energéticas são mobilizadas para atender à demanda energética imposta pelo exercício. A determinação da fonte energética que predominará está relacionada diretamente a esta demanda. Assim atividades mais intensas utilizarão as vias mais rápidas de fornecimento energético, enquanto as de menor intensidade utilizarão sistemas mais lentos ou oxidativos (aqui denominamos de aeróbios).

Para ilustrar este processo, a figura 4.3 apresenta as vias metabólicas e as respectivas capacidades geradoras de energia.

O predomínio dos sistemas anaeróbios para regenerar ATP é observado em exercícios físicos cuja intensidade elevada provoca demanda energética incompatível com a atividade oxidativa, como podemos observar na figura 4.3. Assim o destaque a ser dado é para a intensidade do esforço e não disponibilidade de substrato.

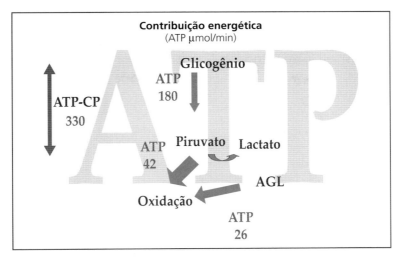

FIGURA 4.3 – Fontes energéticas e respectivas velocidades de produção de ATP expressas em μmol de ATP/kg de músculo úmido por minuto.

Randle et al.[8] propuseram em 1963 a regulação das fontes energéticas feitas pelo modelo de incubação de hemimúsculo diafragmático de ratos em concentrações crescentes de ácidos graxos no meio[8]. O ponto a ser considerado perante este modelo é o estado fisiológico do músculo testado abaixo da condição fisiológica e incompatível com o músculo esquelético em demanda energética acima do basal. Assim, para a manutenção do exercício aeróbio a demanda energética deve ser inferior ao conjunto apresentado por este sistema (Fig. 4.3).

EXERCÍCIO DE ALTA INTENSIDADE E MANUTENÇÃO DA DEMANDA ENERGÉTICA

Em exercícios físicos realizados com intensidade acima da capacidade aeróbia (trata-se do limiar anaeróbio – termo cunhado por Wasserman e McIlroy[9]), a demanda energética, extremamente elevada em um curto período de tempo, é predominantemente mantida pela ressíntese proveniente dos sistemas de maior velocidade de produção de ATP (vias dos fosfagênios e glicolítica), com utilização dos estoques de PCr, a glicose circulante e o glicogênio muscular e hepático[7].

No sistema ATP-CP (creatina fosfato) ou via dos fosfagênios, a ressíntese de ATP (Figs. 4.3 e 4.4) ocorre por meio da energia liberada pela degradação da molécula de PCr em P_i e creatina livre, devido à ação da enzima *creatina quinase*[7,10,11]. Entretanto, as concentrações celulares de PCr permitem a predominância deste sistema por poucos segundos, culminado no aumento das concentrações intracelulares de ADP e P_i, que também podem interferir na manutenção da intensidade e duração do esforço. Assim, observa-se maior fluxo de substratos pelas vias glicolítica e glicogenolítica, que passam a responder pela necessidade energética nestas condições.

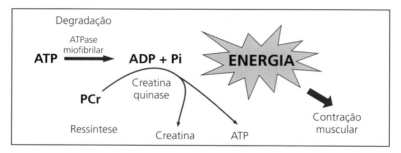

FIGURA 4.4 – Ressíntese de ATP pela via de fosfagênios.

A via glicolítica, também conhecida por via Ebden-Meyerhof e completamente elucidada por volta de 1940, apesar de requerer uma quantidade muito maior de reações enzimáticas (dez reações), ainda é muito rápida na regeneração do ATP quando comparada à produção via fosfagênios[4,12]. Neste sistema, uma molécula de glicose ou da glicose-1-fosfato (derivada do glicogênio) é degradada enzimaticamente em duas moléculas de piruvato com produção final de duas moléculas de ATP[4,12]. Com a predominância do sistema glicolítico e, desta forma, maior consumo de glicose para a ressíntese de ATP, temos o acúmulo muscular e sanguíneo de lactato e íons H^{+7}.

Vale ressaltar que as vias fosfagênica e glicolítica são ativadas simultaneamente com o início do exercício, atingindo, contudo, seus picos em momentos diferentes quando mantida a intensidade do exercício (Fig. 4.5). O momento de maior ressíntese de ATP por ambas as vias em atividades máximas ou próximas do máximo se dá por volta dos 10s iniciais de exercício, sendo que aos 20s de esforço os estoques de fosfocreatina já se encontram bastante reduzidos, culminando em uma diminuição da taxa de ressíntese de ATP por estas vias com o prolongamento do exercício.

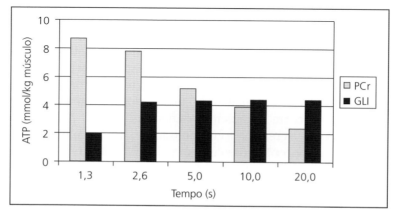

FIGURA 4.5 – Contribuições da fosfocreatina (PCr) e da glicólise (GLI) nos processos iniciais da ressíntese de ATP.

EXERCÍCIO DE LEVE A MODERADA INTENSIDADE E MANUTENÇÃO DA DEMANDA ENERGÉTICA

Em qualquer exercício físico ou atividade aeróbia (intensidade abaixo do limiar anaeróbio), a regeneração das moléculas de ATP se dá, predominantemente, pela via oxidativa (ciclo do ácido tricarboxílico e fosforilação oxidativa) com a oxidação de ácidos graxos a acetilcoenzima A (acetil-CoA) e pela conversão de glicogênio/glicose a oxaloacetato. Acetil-CoA e oxaloacetato, intermediários importantes do ciclo do ácido tricarboxílico, devem estar presentes em quantidades equivalentes na matriz mitocondrial para que as reações oxidativas sejam realizadas[3].

A primeira reação do ciclo do ácido tricarboxílico ocorre com a condensação de oxaloacetato e acetil-CoA (Fig. 4.6), regulada pela enzima *citrato sintase*, produzindo citrato[7,12,13]. As moléculas de acetil-CoA podem ser derivadas tanto do piruvato como dos ácidos graxos, porém, devido às características do exercício (intensidade abaixo do limiar anaeróbio), são disponibilizadas a partir, basicamente, dos ácidos graxos estocados nas células musculares (na forma de triacilglicerol), como também dos AGL, presentes na corrente sanguínea e transportados até a célula muscular ligados à albumina[3,7,13].

A participação dos ácidos graxos em exercícios físicos realizados com intensidades abaixo do limiar anaeróbio é clara e, devido às grandes concentrações destes substratos no organismo, dificilmente seria um fator limitante do exercício. Isto posto, tanto os estoques de glicogênio como a oferta de glicose passam a ser fatores importantes para a continuidade da oxidação de acetil-CoA, como também para a ressíntese de ATP[14].

Como os estoques de glicogênio hepático e muscular são limitados, a oferta de glicose por esta via (glicogenólise) em exercícios prolongados torna-se um fator limitante ao organismo[14]. De fato, a depleção destes estoques pode ocorrer

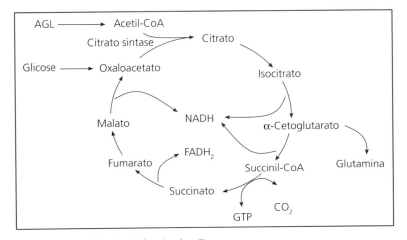

FIGURA 4.6 – Ciclo do ácido tricarboxílico.

em exercícios prolongados, limitando a síntese de oxaloacetato e a atividade oxidativa celular e, portanto, diminuindo a regeneração de ATP, podendo causar a fadiga. Com isso, torna-se evidente a importância de manter o equilíbrio no funcionamento do ciclo do ácido tricarboxílico para evitar a formação de metabólitos limitantes da produção de ATP.

Outro ponto relevante que merece destaque no metabolismo oxidativo se refere à constante formação de dióxido de carbono (CO_2) e glutamina, que representam perdas de carbono (reações de cataplerose) com a funcionalidade do ciclo do ácido tricarboxílico e que, portanto, precisam ser repostas continuamente (Fig. 4.6). Tal reposição ocorre por meio da inserção de novas moléculas no ciclo (reações de anaplerose) a partir da formação de oxaloacetato ou por moléculas de piruvato (provenientes do metabolismo da glicose/glicogênio), via enzima piruvato carboxilase, ou por aminoácidos não essenciais como o aspartato, a asparagina e o glutamato, via transaminases. Assim, pela via anaplerótica as atividades prolongadas podem ser mantidas por um período mesmo com baixos estoques de glicogênio no organismo[7,13,14].

CONSIDERAÇÕES FINAIS

O organismo humano evoluiu a partir de um padrão de grande eficiência metabólica, com o único objetivo de preservação da espécie, que predispõe a poupar as reservas energéticas na forma de gordura corporal. A compreensão desse fato é determinante para rompermos esse "equilíbrio", pois as diversas doenças de origem metabólica podem ter seu curso alterado com a prática regular de atividade física. Esta, por sua vez, promove entropia negativa ao sistema, fazendo com que o "equilíbrio" doente seja desestabilizado e evolua para parâmetros mais saudáveis.

Tirar o ser humano do imobilismo evolutivo – fruto de todo aparato tecnológico – é papel fundamental a todos os profissionais de saúde que têm por base a utilização do aparelho locomotor humano que, em desuso, evolui para a doença.

REFERÊNCIAS BIBLIOGRÁFICAS

1. Mourão Jr CA, Abramov DM. Fisiologia essencial. Rio de Janeiro: Guanabara Koogan; 2011.
2. Kushmerick MJ. Energy balance in muscle activity: simulations of ATPase coupled to oxidative phosphorylation and to creatine kinase. Compar Biochem Physiol 1998;120(part B):109-23.
3. Curi R, Araújo Filho JP. Fisiologia básica. Rio de Janeiro: Guanabara Koogan; 2009.
4. Hargreaves M (ed.). Exercise metabolism. Champaign: Human Kinetics; 1995.
5. Gastin PB. Energy system interaction and relative contribution during maximal exercise. Sports Med 2001;31(10):725-41.
6. Hargreaves M. Skeletal muscle metabolism during exercise in humans. Clin Experimental Pharmacol Physiol 2000;27:225-8.

7. Maughan R, Gleeson M, Greenhaff PL. Bioquímica do exercício e do treinamento. Barueri: Manole; 2000.
8. Randle PJ, Garland PB, Hales CN, Newsholme EA. The glucose fatty-acid cycle. Its role in insulin sensitivity and the metabolic disturbances of diabetes mellitus. Lancet 1963;1(7285):785-9.
9. Wasserman K, McIlroy MB. Detecting the threshold of anaerobic metabolism in cardiac patients during exercise. Am J Cardiol 1964;14:844-52.
10. Spencer MR, Gastin PB. Energy system contribution during 200 to 1500m running in highly trained athletes. Med Sci Sports Exerc 2001;33(1):157-62.
11. Volek JS, Rawson E. Scientific basis and practical aspects of creatine supplementation for athletes. Nutrition 2004;39(20): 609-14.
12. Berg JM, Tymoczko JL, Stryer L. Bioquímica. 6. ed. Rio de Janeiro: Guanabara Koogan; 2008.
13. Champe PC, Harvey RA, Ferrier DR. Bioquímica ilustrada. 3. ed. Porto Alegre: Artes Médicas; 2007.
14. Curi R, Lagranha CJ, Garcia Jr JR, Pithon-Curi TC, Lancha Jr AH, Pellegrinotti IL, Procópio J. Ciclo de Krebs como fator limitante na utilização de ácidos graxos durante o exercício aeróbio. Arq Bras Endocrinol Metab 2003;47(2):135-43.

CAPÍTULO 5
Exercício Físico e Inflamação

MIGUEL LUIZ BATISTA JÚNIOR
MARÍLIA C. L. SEELAENDER

INTRODUÇÃO

As doenças crônicas não transmissíveis, que incluem as cardiovasculares (principalmente as doenças do coração e o acidente vascular cerebral), alguns cânceres, doenças respiratórias crônicas, *diabetes mellitus* tipo 2 e doenças reumáticas, afetam as pessoas independentemente da nacionalidade e classe social e estão alcançando proporções epidêmicas em todo o mundo[1,2].

Essas doenças são responsáveis pela maior parte das causas de morte e incapacidade. Aproximadamente 80% das mortes por doenças crônicas ocorrem em países em desenvolvimento (emergentes) e são responsáveis por 44% das mortes prematuras em todo o mundo. Estima-se que o número de mortes causadas por essas doenças é o dobro do número de mortes resultantes da somatória dos óbitos por doenças infecciosas (incluindo aids – síndrome da imunodeficiência adquirida –, tuberculose e malária), condições maternas e perinatais e deficiências nutricionais[2].

Historicamente, a inflamação tem sido descrita como uma resposta natural do hospedeiro contra um episódio infeccioso agudo, enquanto a inflamação crônica tem sido descrita como um sinal de infecção crônica[1]. Hoje em dia, a presença de inflamação sistêmica crônica de baixa intensidade tem sido descrita como um fator de suma importância na patogênese da maioria das doenças crônicas não transmissíveis e sua presença apresenta forte correlação tanto na patogênese da aterosclerose como na resistência à insulina, câncer, insuficiência e caquexia cardíacas, entre outras[3,4]. Além disso, atualmente, a inatividade física tem sido apontada como um preditor mais forte dessas doenças crônicas do que os fatores de risco, como hipertensão arterial, dislipidemia, *diabetes mellitus* e obesidade, em todas as causas de mortalidade[5,6]. Por sua vez, a atividade física regular parece proteger contra a morte prematura, independentemente da obesidade[7,8].

O exercício físico regular (treinamento) oferece proteção contra as principais causas de mortalidade, tais como aterosclerose, *diabetes mellitus* tipo 2, câncer de cólon e de mama[1]. Além disso, o treinamento físico é também eficaz quando utilizado como tratamento adjuvante (terapêutico) de doenças como isquemia cardíaca, insuficiência cardíaca, *diabetes mellitus* tipo 2 e doença pulmonar obstrutiva crônica[6,9-11].

Levando em conta o exposto acima, ou seja, que a inflamação sistêmica crônica de baixa intensidade pode estar envolvida, direta e indiretamente, na patogênese de uma série de doenças crônicas[12] e que a atividade física induz a aumento nos níveis sistêmicos de uma série de citocinas com propriedades anti-inflamatórias, neste capítulo discutiremos o exercício físico como indutor de resposta anti-inflamatória. Discutiremos também o possível efeito protetor do exercício contra distúrbios crônicos de saúde, associado a quadros de inflamação sistêmica crônica de baixa intensidade, tal como ocorre com as doenças reumáticas.

A CAQUEXIA É UM QUADRO DE INFLAMAÇÃO CRÔNICA

A caquexia é uma síndrome complexa caracterizada pela diminuição do peso corporal, depleção dos estoques de gordura, diminuição da massa muscular, anorexia, astenia e distúrbios metabólicos[13]. A palavra caquexia é derivada do grego *kakos hexis*, que significa literalmente "má condição"[14,15]. Esse quadro ocorre em diversas doenças crônicas, como câncer, aids, grandes traumatismos, doenças digestivas, insuficiência renal, doenças respiratórias, insuficiência cardíaca e algumas doenças reumáticas, como a artrite reumatoide[12,16,17].

A perda de peso observada nos pacientes com câncer é um dos sintomas clínicos mais marcantes. Tal diminuição de peso corporal, principalmente de massa gorda (tecido adiposo branco) e de massa magra (tecido muscular esquelético), até a década de 1980 era atribuída à anorexia (induzida por fatores produzidos pelo tumor) e ao aumento do gasto energético. No entanto, como a administração de suplementos nutricionais enteral ou parenteralmente não reverte esses sintomas, refuta-se, dessa forma, a hipótese de que a deficiência de nutrientes é o agente causador da caquexia associada ao câncer[13]. Durante o final da década de 1980 e início de 1990, a caquexia foi contemplada a partir de um novo prisma, formulando-se uma nova concepção, como uma síndrome inflamatória crônica. Atualmente, acredita-se que fatores produzidos pelo tumor e pelo hospedeiro também induzam a anorexia e as alterações metabólicas que resultam no quadro de caquexia[13,18].

A compreensão dos mecanismos básicos da caquexia associada ao câncer demonstrou-se relevante no desenvolvimento de novas terapias farmacológicas e nutricionais em diversas outras doenças. Dessa forma, tem sido proposto que o balanço de fatores derivados do hospedeiro pró-caquéticos (fator de necrose tumoral-α – TNF-α, interleucina-6 – IL-6, interleucina-1 – IL-1β, interferon γ – INF-γ, fator neurotrófico ciliar; fator inibitório de leucemia) e anticaquéticos (receptor solúvel de TNF-α – sTNFR; receptor solúvel de IL-6 – sIL-6R; receptor antagonista da IL-1 – IL-1ra; IL-4; IL-10; IL-15), em associação aos produtos do tumor (fator indutor de proteólise – PIF e fator mobilizador de lipídios – LMF, toxo-hormônio-L, substância indutora de anemia – AIS) são os principais mediadores envolvidos na etiologia e progressão do quadro de caquexia[19,21].

Embora alguns estudos demonstrem a importância das citocinas em algumas doenças crônicas e, por conseguinte, no quadro inflamatório sistêmico, poucos estudos avaliam um número grande de citocinas pró e anti-inflamatórias em seres humanos[22,23]. Não obstante, a grande maioria dos estudos restringe-se em avaliar a inflamação de maneira sistêmica, determinando apenas parâmetros plasmáticos e negligenciando a inflamação tecidual, o que pode, por sua vez, estar contribuindo para o catabolismo do tecido e para a inflamação sistêmica.

INFLAMAÇÃO SISTÊMICA DE BAIXA INTENSIDADE E EXERCÍCIO FÍSICO

Em resposta a um evento infeccioso agudo ou traumatismo, marcadores de inflamação, tais como as citocinas (pró e anti-inflamatórias), apresentam seus níveis locais e circulantes aumentados[10,24-26]. As primeiras citocinas que aparecem alteradas na circulação, em resposta a uma infecção aguda, consistem nas seguintes: TNF-α, IL-1β, IL-6, receptor antagonista IL-1 (IL-1ra) e receptor solúvel do TNF-α-receptores (RsTNF) e IL-10. Essas alterações, caracterizadas como resposta de fase aguda, podem ser rastreadas clinicamente com marcadores laboratoriais, como, por exemplo, a proteína C-reativa (PCR), que é descrita como um marcador "clássico" de inflamação sistêmica.

Mais recentemente, vários estudos mostraram a relação entre o quadro inflamatório crônico presente na insuficiência e caquexia cardíacas e o aumento dos marcadores de inflamação, notadamente TNF-α, IL-1β, IL-6, entre outros. Essa mesma correlação tem sido observada na inatividade física e inflamação sistêmica crônica de baixa intensidade em indivíduos saudáveis[10,24,27,28], em idosos[29], em pacientes com claudicação intermitente[30] e no *diabetes mellitus* tipo 2[31].

Nessas condições acima, o termo inflamação sistêmica crônica de baixa intensidade vem sendo utilizado para caracterizar o aumento de duas a três vezes nos níveis plasmáticos de TNF-α, IL-1β, IL-6, IL-1ra, RsTNF e PCR, marcadores inflamatórios que têm sido apontados como importantes tanto no desenvolvimento como na progressão desses quadros. Apesar da evidente correlação, pouca informação foi produzida até o momento a respeito dos possíveis mecanismos que culminam na relação causa-efeito do treinamento físico e na redução desses marcadores[32]. Ainda nesses quadros, a origem dessa alteração sistêmica não está bem caracterizada, porém tem sido proposto que o tecido adiposo branco e as células mononucleares do sangue periférico (em especial os linfócitos) possam ser a principal fonte dessas citocinas[32-34].

Estudos longitudinais recentes demonstraram que o treinamento físico se mostrou eficiente em reduzir os níveis plasmáticos de PCR em atletas mulheres praticantes de futebol e *netball* (jogo similar ao basquete)[35,36] e, dessa forma, sugeriram que o exercício aeróbio regular (treinamento) possa ter efeito supressor em situações como a inflamação sistêmica crônica de baixa intensidade. Para avaliar esse possível efeito anti-inflamatório, Starkie et al. (2003) demonstraram em um modelo experimental de inflamação sistêmica crônica de baixa intensidade, o qual foi induzido pela administração venosa de endotoxina (*Escherichia coli*) em indivíduos saudáveis, após 3 horas da realização de uma sessão de exercício aeróbio em cicloergômetro (75% do $VO_{2máx}$), redução nos níveis de TNF-α. Esse mesmo efeito supressor induzido pelo exercício físico também foi demonstrado em camundongos *knockout* para os receptores de TNF-α tipos I e II, restaurando os níveis aumentados de TNF-α[38].

RESPOSTA ANTI-INFLAMATÓRIA APÓS O EXERCÍCIO FÍSICO

Está bem caracterizado na literatura que após uma sessão aguda de exercício físico ocorre aumento exponencial nos níveis de IL-6 (acima de 100 vezes), o qual é dependente de alguns fatores, tais como as variáveis do exercício físico (intensidade, duração, massa muscular recrutada e capacidade aeróbia individual)[33,34], a população estudada (sedentários, presença ou não de doenças etc.), a disponibilidade de glicose e o tempo de coleta das amostras[28]. Além disso, esse aumento é seguido pela elevação nos níveis de IL-ra e IL-10, o que pode ser induzido pela IL-6[10].

Estudos têm demonstrado que a IL-6 pode induzir um *millie* anti-inflamatório, não só pela indução da produção de citocinas anti-inflamatórias, mas também, em condições específicas, por inibir a produção do TNF-α, como demonstrado em estudo *in vitro*[39] e em camundongos[10]. Em humanos, a infusão de rhIL-6, procedimento experimental que mimetiza o aumento nos níveis de IL-6 induzido pelo exercício físico, foi capaz de inibir o aumento nos níveis plasmáticos de TNF-α induzido por endotoxinas[37]. Por outro lado, com relação a esse aspecto, outros estudos demonstraram que, além dessa, vias independentes da IL-6 podem ter um papel mais relevante[38].

O aumento dos níveis de adrenalina induzido pelo exercício físico, bem como sua infusão em humanos (modelo experimental), tem demonstrado que essa catecolamina pode inibir o aparecimento de TNF-α em resposta à endotoxemia *in vivo*[39]; este procedimento é capaz de induzir apenas pequenas alterações nos níveis plasmáticos de IL-6, sugerindo, dessa forma, que esse efeito inibitório se dá por vias diferentes[10,33].

Os níveis plasmáticos alterados da IL-10 e IL-ra após o exercício físico também podem mediar o efeito anti-inflamatório do treinamento físico. Contudo, até onde sabemos, nenhum estudo avaliou o comportamento dessas citocinas após um programa de treinamento físico.

Como descrito anteriormente, a IL-10 pode atuar em diferentes tipos celulares e induzir a supressão da resposta inflamatória. Dessa forma, esta molécula é postulada como a principal responsável pelo "orquestramento" das reações inflamatórias, em particular as que envolvem a ativação de monócitos e macrófagos. Portanto, em humanos, em células mononucleares e em neutrófilos circulantes estimulados com lipopolissacarídeo, quando adicionada IL-10 ao meio de culturas, ocorre inibição da síntese de citocinas pró-inflamatórias (TNF-α, IL-1β, IL-6) por meio de mecanismos pós-transcripcionais, consequência direta de maior taxa de degradação de mRNA dos genes correspondentes.

Esses resultados corroboram os provenientes de outros estudos que têm demonstrado esse mesmo efeito anti-inflamatório (*in vivo*) em pacientes tratados com rhIL-10[40], bem como quando suplementados com vitamina D[41]. No entanto, apesar do crescente aumento de evidências que sugerem a importância da IL-10 na insuficiência cardíaca e, em paralelo, o possível papel do treinamento físico em modular sua expressão gênica, ainda não existem parâmetros estabelecidos em estudos que permitiriam a utilização de programas de treinamento como terapêutica não farmacológica para esses quadros.

PAPEL DO TREINAMENTO FÍSICO COMO ESTRATÉGIA ANTI-INFLAMATÓRIA

O programa de treinamento físico é constituído de fases repetitivas de sobrecarga constante, fases com aumento na sobrecarga (*overreaching*), fases de manutenção deste aumento (*overtraining*) e fases de recuperação[42]. As fases de sobrecarga são caracterizadas por uma diferença entre a quantidade total da sobrecarga (volume x intensidade x densidade) e o tempo de recuperação entre as sessões de treinamento. Dessa forma, a recuperação entre as sessões de treinamento é necessária, possibilitando restauração e, ao longo do tempo, melhora no desempenho do exercício, no metabolismo e na homeostase.

Por outro lado, se o tempo de recuperação for insuficiente e perdurar por um longo período, poder-se-á obter um estado de alterações crônicas (moleculares, bioquímicas e regulatórias), conduzindo a distúrbios que comprometerão o bem-estar, aumento na incidência de doenças e diminuição no desempenho físico durante o exercício. O balanço entre a especificidade do treinamento, estressores fisiológicos específicos e não específicos e o processo de recuperação determina os resultados ou adaptações positivas e/ou "benéficas" de um determinado período de treinamento físico[42,43].

Desta forma, Lehmann et al. (1993) propuseram um modelo bifásico da resposta à sobrecarga de treinamento envolvendo, predominantemente: 1. mecanismos periféricos em fases iniciais de sobrecarga no organismo; e 2. mecanismos centrais em fases mais acentuadas e duradouras do período de sobrecarga, tendo o hipotálamo como um integrador central de toda a sinalização aferente para o cérebro e um importante papel na regulação às respostas centrais ao estresse e treinamento físico[43]. Essas interações envolvem informações aferentes provenientes do sistema nervoso autônomo, efeitos metabólicos diretos, hormônios, citocinas e, também, informações de centros cerebrais superiores, demonstrando uma interação complexa envolvendo comunicação bidirecional entre os sistemas neuroendócrinos e imune[44].

Neste sentido, após a caracterização de que os vários sistemas interagem em função do estímulo proveniente do exercício físico, boa parte dos pesquisadores dessa área buscam a identificação de um fator periférico, provavelmente proveniente das sucessivas contrações musculares (específico desse tecido), o qual seria o mediador de uma série de alterações induzidas pelo exercício no próprio tecido (exemplo, músculo esquelético), bem como em outros órgãos (sistêmico), tais como o fígado e o tecido adiposo branco. No entanto, pouco se sabe sobre os possíveis efeitos somatórios que resultam na retauração de mediadores de inflamação induzidos pela combinação de sessões de treinamento físico.

EXERCÍCIO FÍSICO E CAQUEXIA

Poucos são os estudos que avaliam o efeito do exercício físico sobre a caquexia. Tal fato deriva em parte da concepção de que a própria caquexia torna o indivíduo incapaz de realizar atividade física, principalmente em razão da fadiga e da perda de massa magra. Na caquexia cardíaca, quando há predominância de perda de fibras musculares do tipo I, o treinamento de resistência progressivo induz melhora significativa na sarcopenia[45]. Também, na caquexia associada à artrite reumatoide, o mesmo tipo de protocolo foi capaz de induzir a preservação da massa magra[46]. É, contudo, frustrante observar que os esforços que relacionam a atividade física à caquexia se atêm, em sua maioria, apenas à tentativa de preservação da massa magra[47], enquanto fica claro que este é apenas um sintoma, provavelmente derivado da inflamação sistêmica e local.

Em relação à caquexia associada ao câncer, este é constatado[48]. Na literatura atual, podem-se encontrar várias propostas de estudos populacionais com pacientes sobreviventes de câncer[49,50], mas são raros os estudos que avaliam especificamente a caquexia e a inflamação crônica característica.

Há evidência de que a qualidade de vida dos pacientes caquéticos possa ser melhorada por meio da atividade física[51]. Recentemente, vários estudos de diversos grupos de pesquisa, bem como os nossos[26,52-56], têm mostrado que a atividade física crônica pode reverter muitos aspectos da caquexia associada ao câncer, incluindo a inflamação local e sistêmica no músculo esquelético e tecido adiposo, restabelecendo o metabolismo e a função de células imunocompetentes, restaurando o metabolismo lipídico no fígado e induzindo, adicionalmente, a redução na massa tumoral em modelos animais de caquexia. Atualmente, acreditamos que o efeito do protocolo de treinamento em esteira, de longa duração e intensidade submáxima, que utilizamos em nossos estudos animais apresente, como principal efeito benéfico, a indução da recuperação na razão IL-10/TNF, notadamente desviada para um perfil pró-inflamatório em ratos caquéticos. Esse efeito, incidente de forma marcada no tecido adiposo, tem reflexo sistêmico, afetando todos os tecidos e órgãos do organismo. Atualmente, aplicamos um protocolo semelhante em pacientes caquéticos com câncer no trato digestório, em colaboração com o Hospital Universitário da Universidade de São Paulo, e os resultados preliminares mostram-se animadores. Assim como no modelo animal, o protocolo de treinamento adotado induz a redução no infiltrado inflamatório presente no tecido adiposo na vigência da caquexia e exacerbada melhora no perfil de citocinas tecidual e sistêmica. Resta saber se o exercício poderia gerar respostas similares em pacientes com doenças reumáticas associadas à caquexia.

CONCLUSÃO

Dada esta condição, a hipótese que tem sido proposta é que a prática regular de exercício físico, organizado em um programa de treinamento, exerce efeito anti-inflamatório induzido pelas várias sessões agudas, o qual conduziria a uma proteção contra situações inflamatórias crônicas, notadamente pela redução dos níveis de citocinas pró-inflamatórias e proteina C reativa[10,33]. Porém, os possíveis mecanismos moduladores deste efeito "benéfico" não estão claramente estabelecidos. Estudos futuros devem investigar o promissor papel anti-inflamatório do exercício físico nas doenças reumáticas

REFERÊNCIAS BIBLIOGRÁFICAS

1. Mathur N, Pedersen BK. Exercise as a mean to control low-grade systemic inflammation. Mediators Inflamm 2008; 2008:109502.
2. Daar AS et al. Grand challenges in chronic non-communicable diseases. Nature 2007;450(7169):494-6.
3. Dandona P, Aljada A. Bandyopadhyay A. Inflammation: the link between insulin resistance, obesity and diabetes. Trends Immunol 2004;25(1):4-7.
4. Batista Junior ML et al. Anti-inflammatory effect of physical training in heart failure: role of TNF-alpha and IL-10. Arq Bras Cardiol 2009;93(6):643-51,692-700.
5. Myers J et al. Fitness versus physical activity patterns in predicting mortality in men. Am J Med 2004;117(12):912-8.

6. Batista ML Jr et al. Endurance training restores peritoneal macrophage function in post-MI congestive heart failure rats. J Appl Physiol 2007;102(5):2033-39.
7. Khaw KT et al. Combined impact of health behaviours and mortality in men and women: the EPIC-Norfolk prospective population study. PLoS Med 2008; 5(1):e12.
8. Sui X et al. Cardiorespiratory fitness and adiposity as mortality predictors in older adults. JAMA 2007;298(21):2507-16.
9. Conraads VM et al. Combined endurance/resistance training reduces plasma TNF-α receptor levels in patients with chronic heart failure and coronary artery disease. Eur Heart J 2002;23(23):1854-60.
10. Petersen AMW, Pedersen BK. The anti-inflammatory effect of exercise. J Appl Physiol 2005;98(4):1154-62.
11. Petersen AM et al. Physical activity counteracts increased whole-body protein breakdown in chronic obstructive pulmonary disease patients. Scand J Med Sci Sports 2008;18(5):557-64.
12. Tisdale MJ. Cancer cachexia: metabolic alterations and clinical manifestations. Nutrition 1997;13(1):1-7.
13. Bruera E, Sweeney C. Methadone use in cancer patients with pain: a review. J Palliat Med 2002;5(1):127-38.
14. Tisdale MJ. Biology of cachexia. J Natl Cancer Inst 1997;89(23):1763-73.
15. Argiles JM et al. Cancer cachexia: the molecular mechanisms. Int J Biochem Cell Biol 2003;35(4):405-9.
16. Emery PW. Cachexia in experimental models. Nutrition 1999;15(7-8):600-3.
17. Morley JE, Thomas DR, Wilson MM. Cachexia: pathophysiology and clinical relevance. Am J Clin Nutr 2006;83(4):735-43.
18. Tisdale MJ. Pathogenesis of cancer cachexia. J Support Oncol 2003;1(3):159-68.
19. Argiles JM et al. Mediators involved in the cancer anorexia-cachexia syndrome: past, present, and future. Nutrition 2005; 21(9):977-85.
20. Argiles JM et al. The role of cytokines in cancer cachexia. Curr Opin Support Palliat Care 2009;3(4):263-8.
21. Argiles JM, Lopez-Soriano FJ. New mediators in cancer cachexia. Nestle Nutr Workshop Ser Clin Perform Programme 2000;4:147-62; discussion 163-5.
22. Martin F et al. Cytokine levels (IL-6 and IFN-gamma), acute phase response and nutritional status as prognostic factors in lung cancer. Cytokine 1999;11(1):80-6.
23. Pfitzenmaier J et al. Elevation of cytokine levels in cachectic patients with prostate carcinoma. Cancer 2003;97(5):1211-6.
24. Pedersen BK. State of the art reviews: health benefits related to exercise in patients with chronic low-grade systemic inflammation. Am J Lifestyle Med 2007; 1(4):289-98.
25. Batista ML Jr et al. Endurance training modulates lymphocyte function in rats with Post-MI CHF. Med Sci Sports Exerc 2008;40(3):549-56.
26. Lira FS et al. Regulation of inflammation in the adipose tissue in cancer cachexia: effect of exercise. Cell Biochem Funct 2009;27(2):71-5.
27. Pedersen BK et al. Role of myokines in exercise and metabolism. J Appl Physiol 2007. p. 00080.2007.
28. Flynn MG, McFarlin BK, Markofski MM. State of the art reviews: the anti-inflammatory actions of exercise training. Am J Lifestyle Med 2007;1(3):220-35.
29. Bruunsgaard H et al. Predicting death from tumour necrosis factor-alpha and interleukin-6 in 80-year-old people. Clin Exp Immunol 2003;132(1):24-31.
30. Tisi P et al. Exercise training for intermittent claudication: does it adversely affect biochemical markers of the exercise-induced inflammatory response? Eur J Vasc Endovasc Surg 1997;14:344-50.
31. Boule N et al. Effects of exercise on glyc-

emic control and body mass in type 2 diabetes mellitus: a meta-analysis of controlled clinical trials. JAMA 2001;286(10):1218-27.
32. Pedersen BK, Fischer CP. Beneficial health effects of exercise – the role of IL-6 as a myokine. Trends Pharmacol Sci 2007;28(4):152-6.
33. Fischer C. Interleukin-6 in acute exercise and training: what is the biological relevance? Exerc Immunol Rev 2006;12:6-33.
34. Steensberg A et al. IL-6 enhances plasma IL-1ra, IL-10, and cortisol in humans. Am J Physiol Endocrinol Metab 2003;285(2):E433-7.
35. Fallon KE, Fallon SK, Boston T. The acute phase response and exercise: court and field sports. Br J Sports Med 2001;35(3):170-3.
36. Mattusch F et al. Reduction of the plasma concentration of C-reactive protein following nine months of endurance training. Int J Sports Med 2000;21(1):21-4.
37. Starkie R et al. Exercise and IL-6 infusion inhibit endotoxin-induced TNF-α production in humans. FASEB J 2003;17(8):884-6.
38. Keller C et al. Exercise normalises overexpression of TNF-alpha in knockout mice. Biochem Biophys Res Commun 2004;321(1):179-82.
39. Beyaert R, Fiers W. Tumor necrosis factor and lymphotoxin. In Mire-Sluis A, Thorpe R (eds). Cytokines. Blanche Lane: Academic Press; 1999. p. 335-45.
40. Ozturk K et al. Dose-related effects of recombinant human interleukin-10 on hypoxia-induced skeletal muscle injury in immature rats. J Orthop Sci 2006;11(6):620-5.
41. Schleithoff SS et al. Vitamin D supplementation improves cytokine profiles in patients with congestive heart failure: a double-blind, randomized, placebo-controlled trial. Am J Clin Nutr 2006;83(4):754-9.
42. Steinacker J et al. New aspects of the hormone and cytokine response to training. Eur J Appl Physiol 2004;91(4):382-91.
43. Lehmann M et al. Influence of 6-week, 6 days per week, training on pituitary function in recreational athletes. Br J Sports Med 1993;27(3):186-92.
44. Spinedi E, Gaillard RC. A regulatory loop between the hypothalamo-pituitary-adrenal (HPA) axis and circulating leptin: a physiological role of ACTH. Endocrinology 1998;139(9):4016-20.
45. Pu CT et al. Randomized trial of progressive resistance training to counteract the myopathy of chronic heart failure. J Appl Physiol 2001;90(6):2341-50.
46. Lemmey AB et al. Effects of high-intensity resistance training in patients with rheumatoid arthritis: a randomized controlled trial. Arthritis Rheum 2009;61(12):1726-34.
47. Glover EI, Phillips SM. Resistance exercise and appropriate nutrition to counteract muscle wasting and promote muscle hypertrophy. Curr Opin Clin Nutr Metab Care 2010;13(6):630-4.
48. Yarasheski KE et al. Visceral adiposity, C-peptide levels, and low lipase activities predict HIV-dyslipidemia. Am J Physiol Endocrinol Metab 2003;285(4):E899-905.
49. Belanger LJ et al. Physical activity and health-related quality of life in young adult cancer survivors: a Canadian provincial survey. J Cancer Surviv 2011;5(1):44-53.
50. Knols RH et al. Physical activity interventions to improve daily walking activity in cancer survivors. BMC Cancer 2010;10:406.
51. Lowe SS. Physical activity and palliative cancer care. Recent results. Cancer Res 2011;186:349-65.
52. Gomez-Merino D et al. Effects of chronic exercise on cytokine production in white adipose tissue and skeletal muscle of rats. Cytokine 2007;40(1):23-9.

53. Demarzo MM et al. Exercise reduces inflammation and cell proliferation in rat colon carcinogenesis. Med Sci Sports Exerc 2008;40(4):618-21.
54. Lira FS et al. Effect of endurance training upon lipid metabolism in the liver of cachectic tumour-bearing rats. Cell Biochem Funct 2008;26(6):701-8.
55. Rosa Neto JC et al. Exhaustive exercise causes an anti-inflammatory effect in skeletal muscle and a pro-inflammatory effect in adipose tissue in rats. Eur J Appl Physiol 2009;106(5):697-704.
56. Yamashita AS et al. Depot-specific modulation of adipokine levels in rat adipose tissue by diet-induced obesity: the effect of aerobic training and energy restriction. Cytokine 2010;52(3):168-74.

CAPÍTULO 6

Avaliação Funcional e Testes de Força

LUIZ AUGUSTO BUORO PERANDINI
THALITA BLASQUES DASSOUKI
HAMILTON ROSCHEL

INTRODUÇÃO

As aptidões físicas e funcionais de pacientes reumáticos apresentam-se reduzidas quando comparadas a de indivíduos saudáveis[1-4], achado que parece estar relacionado não só à evolução da doença *per se* e seu tratamento medicamentoso, mas também ao sedentarismo vivenciado pelo paciente, quer seja por conta de limitações impostas pela doença, quer por superproteção e cautela exacerbadas de profissionais de saúde, pais e parentes.

O decréscimo na aptidão funcional reflete-se na dificuldade de realização das atividades simples de vida diária, tais como caminhar, subir e descer degraus, "sentar e levantar". Esse achado é comumente observado em pacientes com diferentes doenças reumáticas, como artrite reumatoide e osteoartrite de joelho, os quais apresentam maiores riscos de quedas durante a realização de suas atividades cotidianas[5,6].

As atividades de vida diária são dependentes do nível de desenvolvimento das capacidades físicas, a saber: força, potência, velocidade/agilidade, equilíbrio, resistência aeróbia e flexibilidade[7]. Além disso, a redução da força muscular é independente e positivamente associada à mortalidade por todas as causas em idosos[8]. Estudos já demonstraram que pacientes reumáticos apresentam redução na força muscular avaliada pelo teste de uma repetição máxima (1RM)[2,9,10], na resistência aeróbia[4,11] e na flexibilidade[12]. O desempenho de pacientes reumáticos em testes funcionais também tem sugerido um decréscimo na potência, velocidade/agilidade e equilíbrio[1,2,3,13].

Dessa forma, torna-se fundamental a avaliação dessas valências a fim de se estabelecer estratégias de intervenção que visem à melhora das capacidades física e funcional, bem como à melhora da qualidade de vida desses pacientes. Em outras palavras, os testes de aptidão física e funcional devem ser aplicados para auxiliar na elaboração de um programa de exercícios e averiguar se os objetivos propostos foram alcançados de forma satisfatória. Além disso, os testes físicos são úteis em aumentar a aderência a um programa de treinamento, já que permitem ao paciente notar uma melhora de sua aptidão de forma objetiva.

CONSIDERAÇÕES PRÉ-TESTE

Embora envolvam esforços máximos, os testes de força e função têm-se mostrado bastante seguros mesmo em populações acometidas por doenças de alto risco, tais como câncer, hipertensão arterial, insuficiência cardíaca congestiva, diabetes tipo 2, artrite reumatoide, esclerose sistêmica, lúpus eritematoso sistêmico. Contudo, deve-se cancelar o teste caso o paciente apresente no dia de sua realização os seguintes sintomas:

- Febre.
- Anemia ou leucopenia.
- Doença ativa limitante.
- Artrite ativa.
- Pleurites e serosites.
- Dor torácica ou angina desencadeada por esforço.
- Insuficiência cardíaca congestiva.
- Arritmias não controladas.
- Hipertensão arterial acima de 140 × 90mmHg.

TESTES FUNCIONAIS

Entende-se por aptidão funcional a capacidade fisiológica de realizar as atividades normais de vida diária de forma segura e independente, sem fadiga injustificada[14]. Nosso grupo tem empregado os testes "sentar e levantar" (do inglês *timed-stands test*), e "levantar e caminhar" (do inglês *timed-up-and-go test*) para a avaliação funcional dos pacientes reumáticos, pois são aqueles que melhor retratam as funções diárias como levantar, subir degraus e caminhar pequenas distâncias para atender ao telefone e ir ao banheiro, além de serem validados para populações com doenças reumáticas[15-17].

TESTE SENTAR E LEVANTAR

Objetivos

Avaliar a força de membros inferiores necessária para a realização de tarefas de vida diária, tais como levantar da cadeira, subir degraus, caminhar, levantar do vaso sanitário, sair da banheira ou do carro.

Procedimentos

O paciente parte da posição sentada com as costas eretas, pés fixos no chão e braços cruzados contra o tórax. O teste consiste em registrar o tempo empregado para levantar 10 vezes da cadeira, usando apenas a força dos membros inferiores. Antes do teste, o avaliador deve demonstrar o movimento, pedir que o participante realize um ou dois movimentos completos para aprender a forma correta de execução do teste e prosseguir para a realização do teste em apenas uma tentativa[18] (Fig. 6.1).

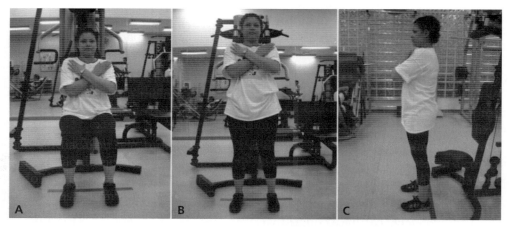

FIGURA 6.1 – Paciente lúpica realizando o teste de "sentar e levantar". **A)** Posição inicial do teste (sentado) com os braços cruzados contra o tórax. **B)** Visão frontal da posição em pé durante o teste. **C)** Visão lateral da posição em pé durante o teste.

O teste de "sentar e levantar" foi validado para pacientes com artrite reumatoide e outras doenças crônicas, como hipertensão arterial, *diabetes mellitus* e dislipidemia[15]. A grande limitação deste teste é que algumas populações específicas, como idosos frágeis, não conseguem realizá-lo por serem incapazes de completar 10 movimentos, ficando fora da faixa de escore do teste[7,14]. Além disso, fatores como saúde geral, problemas específicos nos membros inferiores, como dor ou inflamação, além da severidade clínica da atividade da doença podem influenciar os resultados do teste[15].

Assim, o teste foi modificado, fixando o tempo de realização em vez do número de repetições desempenhadas. No teste modificado, contabiliza-se o número de vezes que o paciente consegue levantar da cadeira, erguendo-se completamente, em 30s, o que permite que todas as pessoas sejam capazes de concluir o teste, ainda que o número de repetições seja zero em casos extremos. O teste de "sentar e levantar" em 30s também foi validado em populações idosas[7,19].

TESTE LEVANTAR E CAMINHAR

Objetivos
Avaliar a agilidade e o equilíbrio dinâmico, ambos necessários em tarefas de vida diária, tais como: descer do ônibus, levantar para fazer alguma tarefa na cozinha, ir ao banheiro ou atender ao telefone.

Procedimentos
O participante parte da posição sentada com as costas eretas, as mãos ao lado do corpo e os pés fixos no chão. Ao comando "iniciar" o participante deve levantar-se da posição sentada, caminhar o mais rápido possível contornando uma demarcação que deverá ficar a aproximadamente 3m de distância e retornar à posição sentada. Acionar o cronômetro ao sinal de "iniciar" e pará-lo no exato momento em que a pessoa sentar na cadeira outra vez (Fig. 6.2). O paciente deve executar o teste uma vez como familiarização e aprendizagem e depois executar duas tentativas. O tempo registrado deve considerar o décimo de segundo e o menor tempo deve ser selecionado como resultado do teste[20].

Esse teste também sofreu uma modificação em relação ao original. No teste modificado, a distância percorrida é de 2,44m. Essa alteração foi realizada apenas para garantir maior aplicabilidade do teste na prática clínica que, geralmente, dispõe de espaços menores para a sua realização. Estudos que utilizaram a medida de 2,44m indicam que este teste consegue identificar as alterações de desempenho em todas as faixas etárias, além de detectar as diferenças relacionadas ao nível de atividade física dos participantes[7,19].

Para ambos os testes, há controvérsias quanto ao número de familiarizações a serem realizadas. Enquanto alguns autores sugerem apenas um dia de teste[7,14], outros sugerem que, para minimizar os efeitos de aprendizagem e a possibilidade de subestimar a capacidade funcional do sujeito, o teste seja aplicado uma vez em três sessões diferentes, considerando-se o melhor resultado entre os três dias como o escore final[19].

É importante salientar que os testes funcionais acima descritos podem apresentar um efeito-teto, dependendo da doença avaliada. O efeito-teto é caracterizado pela obtenção de escores próximos ao máximo, dada a facilidade de execução do teste, impedindo a detecção de possíveis melhoras subsequentes.

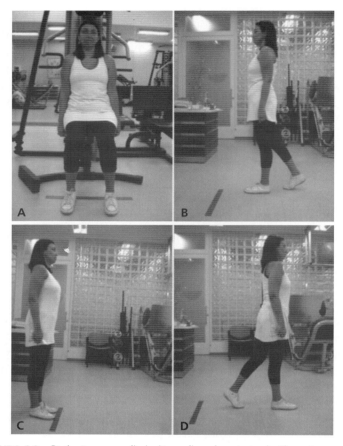

FIGURA 6.2 – Paciente com polimiosite realizando o teste de "levantar e caminhar". **A**) Posição inicial do teste – sentado com os braços ao lado do corpo. **B**) Visão lateral da caminhada no percurso de 3m. **C**) Visão lateral da paciente após a demarcação de 3m. **D**) Visão lateral da caminhada de volta no percurso. A posição final deve ser igual à inicial.

Estudos realizados no Laboratório de Avaliação e Condicionamento em Reumatologia – LACRE (Disciplina de Reumatologia da Faculdade de Medicina da Universidade de São Paulo) revelam, por exemplo, que pacientes com esclerose sistêmica[3] e lúpus eritematoso sistêmico podem apresentar efeito-teto nos testes de "sentar e levantar" e "levantar e caminhar". Esse fato se deve à menor incidência de comprometimentos musculares e articulares de membros inferiores nessas doenças.

O efeito-teto é influenciado tanto por fatores da doença quanto pelo nível de atividade física dos pacientes. De acordo com os dados colhidos em nosso laboratório, o desempenho de mulheres idosas com osteopenia e/ou osteoporose nos testes funcionais variou de acordo com a quantidade de atividades que cada uma delas realizava na sua rotina diária, embora todas fossem sedentárias há pelos menos seis meses. Mulheres idosas que caminham para ir ao supermercado, que realizam tarefas domésticas ou que passeiam bastante têm maiores chances de apresentar efeito-teto nos testes funcionais de "sentar e levantar" e "levantar e caminhar" do que aquelas que passam o dia todo dentro de casa e realizam poucas tarefas diárias.

Em contrapartida, pacientes com miosite por corpúsculo de inclusão, polimiosite e dermatomiosite apresentam grande dificuldade na realização de atividades relativamente simples que fazem parte do cotidiano, como levantar e caminhar. Nesse caso, ambos os testes funcionais apresentam sensibilidade significativa[1,2]. Da mesma forma, estudo com indivíduos com osteoartrite de joelho demonstrou boa sensibilidade ao treinamento de força para o teste de "sentar e levantar"[13] (Fig. 6.3).

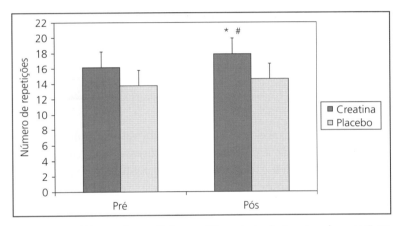

FIGURA 6.3 – Número de repetições em 30s no teste de "sentar e levantar" em mulheres com osteoartrite de joelho submetidas a 12 semanas de treinamento de força (3 séries de 8-12RM, 2 vezes por semana) associado à suplementação de creatina. * Efeito do tempo (pré vs. pós); p = 0,006; # Efeito de interação (creatina vs. placebo); p = 0,004. (Adaptado de Neves Jr et al.[13]).

O desempenho nos testes funcionais de "sentar e levantar" e "levantar e caminhar" também parece ser sensível aos acometimentos da doença, bem como aos efeitos do treinamento físico em pacientes com doenças reumatológicas juvenis[2]. Omori et al.[2] avaliaram gêmeas monozigóticas, sendo uma irmã paciente com artrite idiopática juvenil (AIJ) e a outra controle saudável. O desempenho nos testes funcionais pré-treinamento da gêmea com a doença foi pior que o da controle saudável. Após um período de treinamento, houve um ganho de maior magnitude para a paciente com AIJ, enquanto a melhora nos resultados dos testes para a irmã saudável foi menor. Esse fato sugere que os testes funcionais têm maior sensibilidade em crianças com AIJ do que em saudáveis, devido à presença de fraqueza proximal desses pacientes (Fig. 6.4).

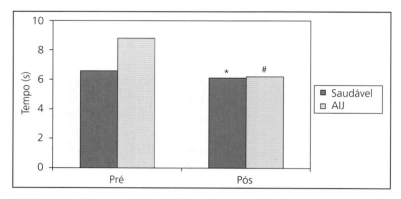

FIGURA 6.4 – Tempo no teste de "levantar e caminhar" em gêmeas controle saudável e paciente de artrite idiopática juvenil (AIJ) submetidas a 16 semanas de treinamento concorrente (treinamento de força: 4 séries de 8-12RM; treinamento aeróbio: 30min a 70% da frequência cardíaca atingida no VO_2 pico). * Δ (%) = -7,6; # Δ (%) = -29,5 (Adaptado de Omori et al.[2]).

Ainda de acordo com os dados do nosso laboratório, não houve efeito-piso – aquele observado quando a população de interesse não consegue concluir ou atingir os índices inferiores esperados para os testes de "sentar e levantar" e "levantar e caminhar" – em nenhuma das doenças reumáticas citadas acima.

De modo geral, os testes "sentar e levantar" e "levantar e caminhar" despontam como testes bastante eficientes para avaliar a capacidade funcional de pacientes reumáticos, já que são testes rápidos, de fácil execução, baixo custo e possíveis de ser aplicados em campo (clínicas, laboratórios e residências).

INTERRUPÇÃO DOS TESTES

Os testes funcionais devem ser interrompidos imediatamente na presença dos seguintes sintomas:

- Fadiga não habitual ou falta de ar.
- Tontura, visão turva ou confusão mental.
- Dor torácica.
- Arritmia ou crise hipertensiva.
- Parestesia.
- Perda do controle muscular e do equilíbrio.
- Náuseas e vômitos.

DINAMOMETRIA DE MÃO

Objetivos

O teste de preensão manual pode ser utilizado com diversos objetivos clínicos, dentre eles, aferir o nível de comprometimento de membros superiores e avaliar a capacidade de trabalho em pacientes com artrite reumatoide, síndrome da fadiga crônica e distrofia muscular[21].

Procedimentos

O paciente, em posição ereta com o braço estendido ao longo do corpo, deve segurar o dinamômetro manual com a sua mão dominante de modo que o espaço entre a falange distal e a falange intermédia fique em contato com o aparelho. O paciente deve pressionar o dinamômetro por 5s e realizar o máximo de força possível. Durante a realização do esforço, o cotovelo deve ser mantido estendido, assim como o punho, evitando a alteração na posição do dinamômetro. Devem ser realizadas três tentativas de teste com intervalo de um minuto entre elas e o maior resultado deve ser considerado o escore do teste (Fig. 6.5).

A força de preensão manual é uma medida de força isométrica máxima e tem sido utilizada como medida aproximada de força muscular global para indivíduos idosos e de meia-idade[22]. A literatura tem indicado, de forma consistente, que a redução da força de preensão manual está relacionada com: 1. mortalidade prematura[23,24]; 2. risco aumentado de complicações ou prolongamento

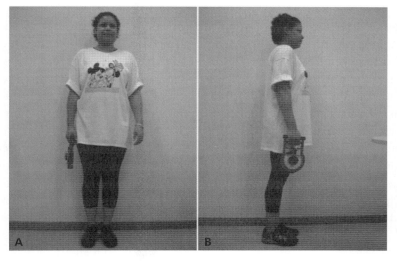

FIGURA 6.5 – Paciente lúpica realizando o teste de dinamometria de mão. **A)** Visão frontal do paciente na posição ereta com os braços ao longo do corpo segurando o dinamômetro de mão. **B)** Visão lateral do paciente na posição ereta com os braços ao longo do corpo segurando o dinamômetro de mão. Durante o esforço, a mesma posição do corpo deve ser mantida.

do tempo de permanência no hospital após internação ou cirurgia[23]; 3. limitação funcional[23]; 4. dependência para realização de atividades de vida diária[25]; e 5. declínio cognitivo[25].

Esse teste apresenta a vantagem de ser reprodutível, rápido e de fácil execução, além de produzir um resultado simples de ser registrado. Por outro lado, fatores como a idade, o peso corporal, a altura, as atividades de lazer e de trabalho podem influenciar no desempenho do teste[21]. Ainda assim, a utilização da dinamometria de mão pode ser considerada uma ótima ferramenta para triagem e avaliação clínica de pacientes reumáticos, os quais têm grande probabilidade de apresentar fatores de risco e limitações funcionais associados à doença.

TESTE DE UMA REPETIÇÃO MÁXIMA (1RM)

Objetivos

Avaliar a força dinâmica máxima, bem como monitorar o declínio da força muscular decorrente dos acometimentos da doença ou de um estilo de vida sedentário[2,3,10], além das adaptações neuromusculares ao treinamento físico ou tratamento medicamentoso em pacientes reumatológicos[1-4,26,27].

Procedimentos

Antes de iniciar o teste, deve ser feito um aquecimento generalizado de 3 a 5min, em cicloergômetro ou esteira. Além do aquecimento generalizado, realiza-se o aquecimento específico, utilizando o mesmo exercício no qual será feito o teste de 1RM. São realizadas duas séries de aquecimento específico. Na primeira, realiza-se oito repetições a 50% de 1RM estimado, enquanto a segunda série é composta por três repetições a 70% de 1RM estimado. Após o aquecimento, são realizadas tentativas com repetições únicas (máximo de cinco tentativas por sessão de teste) com aumento progressivo da carga imposta até que seja encontrada a carga máxima que o paciente conseguir realizar uma única repetição, sendo esta considerada a carga de 1RM do indivíduo. Os incrementos iniciais nas cargas devem levar em consideração a dificuldade na realização das repetições no aquecimento e das primeiras repetições do teste. A percepção de esforço reportada ao final de cada repetição por meio da escala de Borg[28] também pode auxiliar na escolha das progressões das cargas. Os intervalos entre as repetições devem ser padronizados, sendo 3min entre cada tentativa, o intervalo mais usual na literatura[29]. Dois exemplos de teste de 1RM podem ser observados nas figuras 6.6 e 6.7.

O processo de familiarização antes da aplicação do teste de 1RM é essencial para garantir a confiabilidade do resultado e minimizar os efeitos da aprendizagem motora[30]. Em idosos, foi demonstrado que para encontrar um resultado confiável de 1RM são necessárias oito a nove sessões[31]. Em contrapartida, duas a três sessões foram suficientes para estimar o valor de 1RM em indivíduos de

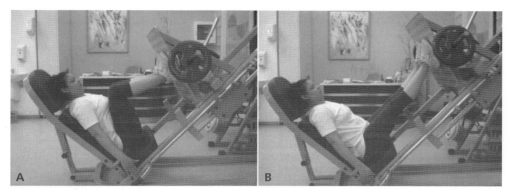

FIGURA 6.6 – Exemplo do teste de uma repetição máxima (1RM), em paciente lúpica, realizado no *leg press* 45°. **A**) Visão lateral da posição inicial (joelhos flexionados entre 90 e 100°). **B**) Visão lateral da posição final (joelhos estendidos).

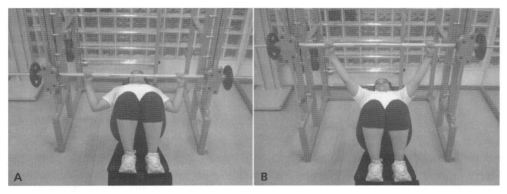

FIGURA 6.7 – Exemplo do teste de uma repetição máxima (1RM), em paciente lúpica, realizado no supino horizontal. **A**) Visão frontal da posição inicial (cotovelos flexionados entre 70 e 80°). **B**) Visão frontal da posição final (cotovelos estendidos).

meia-idade[32]. O que temos observado em nosso laboratório na aplicação do teste em pacientes com polimiosite, esclerose sistêmica, lúpus eritematoso sistêmico, osteoartrite de joelho e osteoporose é que três sessões de familiarização são suficientes para que 1RM seja encontrado na quarta sessão. De fato, um estudo recente realizado em nosso laboratório demonstrou que pacientes do sexo feminino com osteoartrite de joelho precisaram de quatro sessões de teste para estabilizar os resultados de 1RM (isto é, variação interavaliação menor que 5%).

Apesar de a segurança no teste de 1RM não ter sido avaliada em pacientes reumáticos, o teste mostrou-se seguro quando aplicado em outras populações com acometimentos semelhantes aos das doenças reumatológicas. Na reabilitação cardíaca, os pacientes não apresentaram nenhuma lesão ou dor muscular significativa após a realização do teste[33]. Já em idosos, alguns estudos observaram apenas dores musculares após os testes[34], enquanto outros apresentaram incidência de 19% de lesões nas extremidades inferiores[35]. Nos pacientes reumáticos, as principais queixas de dores musculares reportadas no LACRE foram por pacientes com fibromialgia, enquanto os demais pacientes não reportaram nenhum sintoma. Isso sugere que o teste de 1RM é seguro para aplicação nos pacientes com doenças reumatológicas.

Em pacientes com doenças reumatológicas juvenis, os testes de 1RM também podem ser aplicados[2]. Assim como em adultos e idosos, o teste de 1RM mostrou-se seguro para aplicação em crianças e adolescentes[36]. Algumas considerações são feitas em relação à aplicação do teste nessa faixa etária. Faigenbaum et al.[36] sugerem que no aquecimento específico sejam realizadas 6 repetições com baixa carga, seguidas de três repetições com cargas elevadas. Em seguida, os pacientes devem executar repetições únicas com aumento entre 0,5 e 2,3kg, até que seja a carga máxima do indivíduo. Os incrementos na carga são reduzidos à medida que o paciente se aproxima de 1RM. O intervalo entre as repetições deve ser de no mínimo 2min[36].

Por fim, cabe salientar que o teste de força máxima pode sofrer adaptações. Por exemplo, pode-se estipular um número maior de repetições máximas (exemplo, 6RM, 10RM, 15RM), a fim de reduzir a carga absoluta imposta a determinado grupamento articular ou articulação. Não há, todavia, evidências de que tal avaliação é mais segura que o convencional 1RM.

O teste de 1RM apresenta-se como uma forma segura e eficaz na avaliação da força isotônica máxima de pacientes reumáticos adultos e juvenis, já que ele apresenta baixa incidência de lesões e dores musculares, além de ser sensível ao treinamento físico. Essa avaliação é importante para implementar um programa de exercícios de força, bem como para avaliar o comportamento da força máxima desses indivíduos, uma vez que esse indicador está inversamente associado à mortalidade.

CONSIDERAÇÕES FINAIS

As aptidões físicas e funcionais dos pacientes reumatológicos apresentam-se debilitadas em decorrência da doença *per se*, bem como em função do estilo de vida sedentário comumente experimentado pelos pacientes reumáticos. O resultado da combinação desses fatores é a redução nas forças dinâmica e isométrica máximas, além da dificuldade na realização das atividades de vida diária, o que leva à perda da autonomia do indivíduo e à diminuição da qualidade de vida.

Dessa forma, a avaliação funcional e da força desses pacientes revela-se uma imprescindível ferramenta na identificação das principais limitações dos pacientes, bem como na implementação de um programa de exercícios físicos e na avaliação de seus possíveis benefícios.

REFERÊNCIAS BILIOGRÁFICAS

1. Gualano B, Neves M Jr, Lima FR, Pinto AL, Laurentino G, Borges C et al. Resistance training with vascular occlusion in inclusion body myositis: a case study. Med Sci Sports Exerc 2010;42(2):250-4.
2. Omori C, Prado DM, Gualano B, Sallum AM, Sá-Pinto AL, Roschel H et al. Responsiveness to exercise training in juvenile dermatomyositis: a twin case study. BMC Musculoskelet Disord 2010;25(1):270.
3. Pinto AL, Oliveira NC, Gualano B, Christmann RB, Painelli VS, Artioli GG et al. Efficacy and safety of concurrent training in systemic sclerosis. J Strength Cond Res 2011 (in press).
4. Prado DML, Gualano B, Miossi R, de Sá Pinto AL, Lima FR, Roschel H et al. Abnormal heart-rate response during and after exercise in patients with systemic lupus erythematosus: a case-control study. Lupus 2011 (in press).
5. Jamison M, Neuberger GB, Miller PA. Correlates of falls and fear of falling among adults with rheumatoid arthritis. Arthritis Rheum 2003;49(5):673-80.
6. Williams SB, Brand CA, Hill KD, Hunt SB, Moran H. Feasibility and outcomes of a home-based exercise program on improving balance and gait stability in women with lower-limb osteoarthritis or rheumatoid arthritis: a pilot study. Arch Phys Med Rehabil 2010;91(1):106-14.
7. Rikli RE, Jones J. Assessing physical performance in independent older adults: Issues and guidelines. J Aging Phys Act 1997;5:244-61.
8. Ruiz JR, Sui X, Lobelo F, Morrow JR Jr, Jackson AW, Sjöström M et al. Association between muscular strength and mortality in men: prospective cohort study. BMJ 2008;337:a439.
9. Sturnieks DL, Tiedemann A, Chapman K, Munro B, Murray SM, Lord SR. Physiological risk factors for falls in older people with lower limb arthritis. J Rheumatol 2004;31(11):2272-9.
10. Levinger P, Menz HB, Wee E, Feller JA, Bartlett JR, Bergman NR. Physiological risk factors for falls in people with knee osteoarthritis before and early after knee replacement surgery. Knee Surg Sports Traumatol Arthrosc 2011 (in press).
11. Tench C, Bentley D, Vleck V, McCurdie I, White P, D'Cruz D. Aerobic fitness, fatigue, and physical disability in systemic lupus erythematosus. J Rheumatol 2002;29(3):474-81.
12. Mannerkorpi K, Burckhardt CS, Bjelle A. Physical performance characteristics of women with fibromyalgia. Arthritis Care Res 1994;7:123-9.
13. Neves Jr, Gualano B, Roschel H, Sapienza MT, Lima FR, Pinto ALS et al. Creatine Supplementation Associated to Resistance Training in Post-Menopausal Women with Knee Osteoarthritis: a Randomized, Double-blinded, Placebo-controlled Clinical Trial. In 2010 ACR/ARHP Annual Scientific Meeting, 2010, Atlanta. ACR/ARHP Annual Scientific Meeting Program Book; 2010. p. 72.
14. Rikli RE, Jones CJ. Development and validation of a functional fitness test for community-residing older adults. J Aging Phy Act 1999;7:129-61.
15. Newcomer KL, Krug HE, Mahowald ML. Validity and reliability of timed-stands test for patients with rheumatoid arthritis and other chronic diseases. J Rheum 1993;20:21-7.
16. Norén AM, Bogren U, Bolin J, Stenström C. Balance assessment in patients with peripheral arthritis: applicability and reliability of some clinical assessments. Physiother Res Int 2001;6(4):193-204.
17. Halket A, Stratford PW, Kennedy DM, Woodhouse LJ, Spadoni G. Measurement properties of performance-specific pain ratings of patients awaiting total joint arthroplasty as a consequence of osteoarthritis. Physiother Can 2008;60(3):255-63.
18. Csuka M, McCarty DJ. Simple method for measurement of lower extremity

muscle strength. Am J Med 1985;78:77-81.
19. Miotto JM, Chodzko-Zaiko WJ, Reich JL, Supler MM. Reliability and Validity of the Fullerton Functional Fitness Test: An Independent Replication Study. J Aging Phys Act 199;7:339-53.
20. Podsiadlo D, Richardson S. The timed "Up & Go": A test of basic functional mobility for frail elderly persons. J Am Geriatr Soc 1991;39:142-8.
21. Innes E. Handgrip strength testing: a review of the literature. Aust Occup Ther J 1999;46:120-40.
22. Sasaki H, Kasagi F, Yamada M, Fujita S. Grip strength predicts cause-specific mortality in middle-aged and elderly persons. Am J Med 2007;120:337-42.
23. Bohannon RW. Hand-grip dynamometry predicts future outcomes in aging adults. J Geriatr Phys Ther 2008;31:3-10.
24. Ling CH, Taekema D, de Craen AJ, Gussekloo J, Westendorp RG, Maier AB. Handgrip strength and mortality in the oldest old population: the Leiden 85-plus study. CMAJ 2010;182(5):429-35.
25. Taekema DG, Gussekloo J, Maier AB, Westendorp RG, de Craen AJ. Handgrip strength as a predictor of functional, psychological and social health. A prospective population-based study among the oldest old. Age Ageing 2010;39(3):331-7.
26. Lange AK, Vanwanseele B, Fiatarone Singh MA. Strength training for treatment of osteoarthritis of the knee: a systematic review. Arthritis Rheum 2008;59(10):1488-94.
27. Kingsley JD, Panton LB, McMillan V, Figueroa A. Cardiovascular autonomic modulation after acute resistance exercise in women with fibromyalgia. Arch Phys Med Rehabil 2009;90(9):1628-34.
28. Borg GA, Hassmen P, Largerstrom M. Perceived exertion related to heart rate and blood lactate during arm and leg exercise. Eur J Appl Physiol 1987;56:679-85.
29. Brown LE, Weir JP. ASEP procedures recommendation I: accurate assessment of muscular strength and power. J Exerc Phys online 2001;4(3):1-21.
30. Selig SE, Carey MF, Menzies DG et al. Reliability of isokinetic strength and aerobic power testing for patients with chronic heart failure. J Cardiopul Rehab 2002;22:282-9.
31. Ploutz-Snyder LL, Giamis EL. Orientation and familiarization to 1RM strength testing in old and young women. J Strength Cond Res 2001;15:519-23.
32. Levinger I, Goodman C, Hare DL, Jerums G, Toia D, Selig S. The reliability of the 1RM strength test for untrained middle-aged individuals. J Sci Med Sport 2009;12(2):310-6.
33. Barnard KL, Adams KJ, Swank AM, Mann E, Denny DM. Injuries and muscle soreness during the one repetition maximum assessment in a cardiac rehabilitation population. J Cardiopulm Rehabil 1999;19(1):52-8.
34. Rydwik E, Karlsson C, Frändin K, Akner G. Muscle strength testing with one repetition maximum in the arm/shoulder for people aged 75 + – test-retest reliability. Clin Rehabil 2007;21(3):258-65.
35. Pollock ML, Carroll JF, Graves JE, Leggett SH, Braith RW, Limacher M, Hagberg JM. Injuries and adherence to walk/jog and resistance training programs in the elderly. Med Sci Sports Exerc 1991;23(10):1194-200.
36. Faigenbaum AD, Milliken LA, Westcott WL. Maximal strength testing in healthy children. J Strength Cond Res 2003;17(1):162-6.

CAPÍTULO 7
Avaliação do Condicionamento Aeróbio

DANILO MARCELO LEITE DO PRADO
FABIO R. DA S. BAPTISTA
ANA LUCIA DE SÁ PINTO

INTRODUÇÃO

Além do comprometimento no sistema osteomioarticular, pacientes reumatológicos comumente apresentam envolvimentos vascular, pulmonar, renal e cardíaco. De fato, a maioria das doenças reumatológicas predispõe a maior risco de aterosclerose e doenças cardiovasculares. Esse risco ocorre provavelmente pela própria evolução da doença, pelas medicações utilizadas durante o tratamento e pela ausência de exercícios físicos regulares[1-4]. Nesse contexto, faz-se necessária uma avaliação física minuciosa de pré-participação ao exercício nesta população.

No paciente portador de doença reumática, o exercício físico vem sendo utilizado como terapia complementar, alcançando resultados positivos no que se refere à melhora da qualidade de vida, ao aumento da aptidão cardiorrespiratória e aos ganhos de força muscular[5,6].

Portanto, a busca de parâmetros que possam acuradamente detectar possíveis anormalidades nos sistemas cardiovascular, respiratório e metabólico – os quais são substancialmente "exigidos" durante o esforço devido ao aumento da demanda energética – torna-se importante para uma prescrição de exercícios segura e eficaz para esses pacientes[5,6].

IMPORTÂNCIA DA AVALIAÇÃO FÍSICA PRÉ-PARTICIPAÇÃO

A avaliação física pré-participação (AFP) tem sido utilizada em grupos variados, desde jovens e adultos atletas, até em portadores de doenças crônicas. A capacidade da AFP como instrumento para prevenir lesões e morte súbita na população saudável tem sido questionada. Contudo, em indivíduos portadores de doenças crônicas, a AFP pode acrescentar informações importantes para estes fins, além de auxiliar na prescrição dos exercícios físicos[7].

Nos portadores de doenças reumáticas, que com frequência possuem limitações físicas que provocam redução na qualidade de vida, a AFP pode trazer informações importantes para uma orientação específica de exercícios físicos. Doenças como lúpus eritematoso sistêmico e artrite reumatoide apresentam uma vasta gama de limitações clínicas e possuem maior risco de mortalidade em relação à população geral, sobretudo em função de doenças cardiovasculares, justificando a aplicação de ferramentas que nos auxiliem na prescrição de exercícios físicos específicos[8].

Grande parte da alta morbimortalidade cardiovascular nos portadores de doença reumática está relacionada ao impacto direto da inflamação crônica, bem como aos efeitos da vida sedentária. Dessa forma, a posição do médico deve ser sempre a de estimular a prática de exercícios físicos, utilizando a AFP como instrumento para individualização na sua prescrição.

A AFP pode ser aplicada para as seguintes finalidades[7]:

- Identificação e exclusão de indivíduos com contraindicações médicas para o exercício físico.
- Identificação dos indivíduos com maior risco de doença em virtude de idade, sintomas ou fatores de risco e que deveriam ser submetidos a uma avaliação médica e a um teste de esforço antes de iniciarem um programa de exercícios físicos.
- Identificação das pessoas com doenças clinicamente significativas que deveriam participar de um programa de exercícios físicos supervisionado por médicos.
- Identificação dos indivíduos com outras necessidades especiais.

AVALIAÇÃO CLÍNICA E LABORATORIAL

ANAMNESE E EXAME FÍSICO

Devido ao maior risco cardiovascular, o paciente portador de doença reumática deverá submeter-se a uma AFP aplicada por um cardiologista, médico do esporte ou por um clínico experiente.

Além de uma história e exame físico completos, a avaliação inicial deve documentar sintomas de atividade da doença, estado funcional, evidências objetivas de inflamação articular, problemas mecânicos articulares, presença de comprometimento extra-articular e de lesão radiográfica[9].

Além dos dados clássicos de uma anamnese aplicada à população geral, devem-se investigar em pacientes reumáticos informações específicas às manifestações articulares, tais como duração da manifestação articular, número de articulações envolvidas, simetria das manifestações e topografia. Em relação às manifestações extra-articulares, praticamente todos os órgãos e sistemas devem ser valorizados, com ênfase nas manifestações cutâneas, coração e pulmões, aparelho geniturinário, sistema digestório, olhos, sistemas nervoso e hematológico. O quadro 7.1 resume as manifestações cardiológicas mais comuns[10].

QUADRO 7.1 – Manifestações cardiológicas mais comuns nas doenças reumáticas.

Hipertensão arterial	Geralmente associada a medicamentos utilizados em pacientes reumáticos Insuficiência renal decorrente de nefropatias de origem reumática Crise renal esclerodérmica
Hipertensão pulmonar	Ocorre em DDTC, principalmente ES e DMTC Avaliada inicialmente mediante ecocardiograma
Pericardite	Em todas as DDTC, principalmente LES
Valvulites	Ocorrem com frequência em febre reumática Ocasionalmente em LES e espondilite anquilosante
Cardite	Febre reumática, vasculites e DDTC

DDTC = doença difusa do tecido conjuntivo; DMTC = doença mista do tecido conjuntivo; ES = esclerose sistêmica; LES = lúpus eritematoso sistêmico. (Extraído de avaliação inicial de um paciente reumatológico; p. 5, Série medicinaNet, Atheneu.)

ELETROCARDIOGRAFIA

O eletrocardiograma é o primeiro exame complementar solicitado para avaliação cardiológica de um paciente. Permite identificar uma série de condições clínicas muito antes da realização de outros exames por apontar alterações que levam à suspeita ou até mesmo à confirmação de diagnósticos. O eletrocardiograma de 12 derivações é útil na prática clínica por refletir alterações primárias ou secundárias aos processos do miocárdio, doenças metabólicas e alterações eletrolíticas, além de sugerir a ação de alguns fármacos.

O eletrocardiograma é considerado padrão-ouro para o diagnóstico não invasivo das arritmias e distúrbios de condução, além de ser muito importante nos quadros isquêmicos coronarianos, constituindo-se num marcador de doença do coração. Sua sensibilidade e sua especificidade são maiores para o diagnóstico das arritmias e distúrbios de condução do que para as alterações estruturais ou metabólicas[11].

TESTE ERGOMÉTRICO

Durante a realização do teste ergométrico, o paciente é submetido a um esforço físico com a finalidade de se avaliar as respostas clínicas, hemodinâmicas, autonômicas, eletrocardiográficas e metabólicas. O teste de esforço pode: 1. identificar isquemia miocárdica; 2. reconhecer arritmias cardíacas e distúrbios hemodinâmicos induzidos por esforço; 3. avaliar a capacidade funcional; 4. diagnosticar e estabelecer o prognóstico de determinadas doenças, como, por exemplo, a doença arterial coronária, a pós-revascularização miocárdica cirúrgica ou percutânea e a insuficiência cardíaca. Nessas doenças supracitadas, o teste de esforço também é importante para estabelecer com segurança as frequências cardíacas para a realização da reabilitação cardíaca por meio de exercícios físicos[7,12].

No que tange às modalidades de testes de esforço, a esteira rolante e a bicicleta ergométrica são os equipamentos mais utilizados. É importante ressaltar que o protocolo empregado deve respeitar as limitações específicas de cada paciente. Os tradicionais protocolos escalonados para esteira podem levar a um tempo reduzido de esforço devido aos grandes acréscimos entre os seus estágios, comprometendo, assim, a interpretação dos achados[7]. Por esse motivo, quando os pacientes apresentam importante limitação osteomioarticular, são utilizados em nosso laboratório protocolos de rampa, que permitem melhor detecção de limiares ventilatórios.

ECOCARDIOGRAFIA

O ecocardiograma é uma técnica não invasiva empregada na avaliação de pacientes portadores de valvopatias, miocardiopatias e doenças pericárdicas. É um método não radioativo de alta reprodutibilidade, fácil acesso e baixo custo[13]. A indicação do estudo ecocardiográfico para avaliar a função sistólica do ventrículo esquerdo corresponde a uma das principais aplicações clínicas desse método diagnóstico. O Doppler pulsátil tem sido útil para a avaliação da função diastólica. O Doppler tecidual determina as velocidades de contração e relaxamento das paredes miocárdicas, contribuindo com informações para avaliação do desempenho regional do ventrículo esquerdo. Em algumas doenças, como, por exemplo, lúpus eritematoso sistêmico, a disfunção diastólica regional precede a deterioração sistólica ventricular, demonstrando a importância desse exame[14].

AVALIAÇÃO DA CAPACIDADE CARDIORRESPIRATÓRIA

CONCEITOS BÁSICOS SOBRE FISIOLOGIA INTEGRATIVA DO EXERCÍCIO

Metabolismo energético

A ação muscular evocada pelo exercício físico necessita de importantes ajustes neurais, hormonais e cardiorrespiratórios, garantindo, assim, uma oferta energética adequada para o processo de contração muscular. A principal fonte de provisão de energia para a contração muscular é o composto fosfato de alta energia, também conhecido como trifosfato de adenosina (ATP), que pode ser obtido a partir do catabolismo dos macronutrientes[15]. O capítulo 4, Metabolismo no exercício, descreve em detalhes os processos pelos quais moléculas de ATP são obtidas a partir de gordura, carboidrato e proteína, razão pela qual apenas relembraremos a seguir esses mecanismos.

Sabe-se que o ATP fornece energia para a contração muscular a partir de uma ou da combinação de diferentes vias metabólicas[15]:

1. **Via ATP-CP** – transferência do fosfato da creatina fosfato (CP) para a adenosina difosfato (ADP). Trata-se da via mais rápida para ressíntese do ATP, sendo preponderantemente responsável pelo fornecimento energético em atividades de alta intensidade e curtíssima duração (exemplo 5s)[16].
2. **Via glicolítica** – degradação aeróbia ou anaeróbia da glicose através de reações que ocorrem no sarcoplasma. O metabolismo glicolítico anaeróbio também apresenta uma velocidade relativamente alta de ressíntese do ATP (ritmo máximo de transferência de energia corresponde a aproximadamente 45% do sistema fosfagênico[15]). No exercício físico de alta intensidade, os estoques de glicogênio muscular são catabolizados com rapidez, elevando o acúmulo de lactato e íons hidrogênio, responsáveis pela acidose[15,16]. Entretanto, o lactato sanguíneo não se acumula igualmente em todos os níveis de intensidade. Em indivíduos sedentários, a lactacidemia começa a se elevar aproximadamente a 55% da capacidade aeróbia máxima. Em contrapartida, atletas de resistência aeróbia (por exemplo maratonistas) exibem aumentos exponenciais de lactato em intensidades entre 80 e 90% da capacidade aeróbia máxima[15].
3. **Betaoxidação** – degradação aeróbia de ácidos graxos através de reações mitocondriais[15,16], por meio das quais o exercício de baixa a média intensidade, e longa duração, é prioritariamente sustentado.

Sistema respiratório

O sistema respiratório relativamente compacto e extremamente efetivo é importante no processo de permuta gasosa, suprindo os tecidos metabolicamente ativos com oxigênio (O_2), assim como removendo o dióxido de carbono (CO_2) proveniente do metabolismo.

Estruturalmente, o sistema respiratório pode ser subdivido em duas partes: 1. zona condutora (traqueia e bronquíolos terminais) e 2. zona respiratória (bronquíolos respiratórios, ductos alveolares e alvéolos)[17]. A zona condutora não tem alvéolos, sendo conhecida também como espaço morto anatômico. É na zona respiratória que acontece a permuta gasosa onde os gases (O_2 e CO_2) se difundem através membrana alveolocapilar[17].

Na condição de repouso a ventilação pulmonar corresponde a aproximadamente 5 a 6 litros/min. Com o início do exercício é observada elevação abrupta da ventilação em resposta ao aumento da demanda energética. De fato, o débito ventilatório aumentado é crucial para a manutenção das tensões gasosas arteriais, assim como do equilíbrio acidobásico durante o exercício físico[18].

Durante o exercício de intensidade moderada, a ventilação pulmonar eleva-se linearmente com o aumento do consumo de oxigênio e a produção de CO_2, alcançando valores entre 40 e 60 litros/min. Entretanto, no exercício físico de alta intensidade são observados débitos ventilatórios superiores a 100 litros/min.

Nenhum fator isolado controla a ventilação durante o exercício físico; na verdade, o efeito combinado de vários estímulos químicos e neurais determina a resposta ventilatória. Os principais estímulos sobre a resposta ventilatória durante a realização do exercício físico são[18]:

1. **Metabolismo energético** – taxa metabólica muscular representada pelo aumento do volume de CO_2 vindo dos músculos ativos.
2. **Controle neuro-humoral** – ponto médio em que a pressão parcial de CO_2 arterial é controlada pelos centros respiratórios.
3. **Fração do volume corrente** – é direcionada no espaço morto pulmonar (eficiência ventilatória).

O metabolismo tecidual torna-se um estímulo importante para o aumento da demanda ventilatória durante o exercício físico à medida que a via anaeróbia glicolítica se torna predominante no fornecimento de energia. Esta resposta se deve ao acúmulo de lactato com subsequente formação de CO_2 não metabólico pelo processo de tamponamento do ácido láctico. Por exemplo, a acidose metabólica leva a uma queda do pH sanguíneo no qual os quimiorreceptores carotídeos são estimulados a aumentar o débito ventilatório, permitindo um ajuste preciso das tensões gasosas arteriais, assim como do equilíbrio acidobásico. Uma outra particularidade – a ser destacada no controle da hiperpneia durante o exercício – é o ponto de ajuste para modulação da pressão parcial de CO_2 arterial (PCO_2 arterial). Quanto mais baixa for a PCO_2 arterial, maior será a ventilação alveolar para mantê-la reduzida.

Sistema cardiovascular

O sistema cardiovascular consiste em uma conexão contínua de uma bomba (coração), um circuito de distribuição de alta pressão (sistema arterial), canais de permuta (rede capilar) e um circuito de coleta e de retorno de baixa pressão (sistema venoso).

Para qualquer aumento no dispêndio energético, tornam-se necessários ajustes rápidos na redistribuição do fluxo sanguíneo, como, por exemplo, o aumento do débito cardíaco.

O débito cardíaco (quantidade de sangue bombeada pelo coração durante o período de 1min) aumenta de 5 litros/min na condição de repouso para 20 a 22 litros/min, durante o exercício dinâmico progressivo. Esse aumento do débito cardíaco depende diretamente do aumento do volume sistólico e da frequência cardíaca[19]. Portanto, o débito cardíaco pode ser definido como o produto da frequência cardíaca pelo volume sistólico:

$$DC = FC \times VS$$

Durante o exercício físico dinâmico, tanto a frequência cardíaca como o volume sistólico (quantidade de sangue bombeada pelo ventrículo a cada batimento cardíaco) aumentam para fornecer um suprimento adequado de sangue para os músculos ativos. A frequência cardíaca aumenta de forma linear e proporcional à intensidade de trabalho. Esse comportamento da frequência cardíaca é observado tanto em indivíduos treinados como em sedentários. Uma explicação para o aumento da frequência cardíaca durante o exercício físico sugere dois mecanismos principais: diminuição do tônus parassimpático sobre o coração e ativação do tônus simpático sobre o coração[20]. Por outro lado, durante o exercício físico dinâmico o aumento do volume sistólico ocorre de forma curvilínea, estabilizando-se em 50% da capacidade aeróbia máxima[21]. Com relação aos mecanismos de regulação do volume sistólico, no início da atividade o maior retorno venoso provoca aumento da pressão de enchimento ventricular e do volume diastólico final. Todavia, para as intensidades mais elevadas de esforço o volume diastólico final diminui. A manutenção dos níveis de volume sistólico ocorre, sobretudo, pelo aumento do inotropismo (contratilidade), o que levará à diminuição do volume sistólico final[21]. O capítulo 3, Adaptações ao treinamento aeróbio, traz uma discussão abrangente sobre os mecanismos que norteiam as adaptações cardiovasculares ao exercício.

ERGOESPIROMETRIA

A ergoespirometria ou teste de esforço cardiorrespiratório é um método que associa a ergometria tradicional à análise do oxigênio consumido e do dióxido de carbono produzido pelo metabolismo muscular durante a realização de um exercício progressivo máximo. Esse método permite avaliar de forma integrada a inter-relação dos componentes do sistema de transporte de oxigênio (sistemas cardiovascular, respiratório e metabolismo energético) durante o esforço físico. Também no campo da fisiologia do exercício, a ergoespirometria permite a obtenção de parâmetros que facilitam a elaboração de um programa de treinamento físico destinado aos diferentes tipos de comorbidades.

Parâmetros determinados pela ergoespirometria

Consumo de oxigênio (VO_2) – o VO_2 pode ser definido como um índice da capacidade funcional, ou seja, da capacidade do organismo em captar, transportar e utilizar o oxigênio periférico para a produção de energia. Classicamente, o VO_2 está diretamente relacionado com o débito cardíaco, o conteúdo arterial de O_2, a distribuição fracional do débito cardíaco ao músculo em exercício e a habilidade do músculo em extrair O_2:

$$\text{Equação de Fick: } VO_2 = DC \times (\Delta a - VO_2)$$

O VO_2 aumenta de forma linear durante um teste de esforço incremental, sendo considerado o consumo máximo de oxigênio (VO_2 máximo) quando nenhum aumento adicional ocorre apesar do incremento de carga. Geralmente o consumo de oxigênio é expresso em litros por minuto (l/min) ou em relação ao peso corporal (ml/kg/min). Por exemplo, pacientes com cardiopatia estrutural demonstram valores de VO_2 máximo por volta de 14ml/kg/min, em contrapartida, para indivíduos jovens, saudáveis, condicionados aerobiamente, são observados valores de VO_2 máximo entre 35 e 40ml/kg/min[22].

Em síntese, o VO_2 máximo é um índice valioso da aptidão aeróbia fornecendo importantes informações diagnósticas, prognósticas e também do condicionamento cardiorrespiratório[22,23].

Razão da troca respiratória (RER) – a razão da troca respiratória (RER) é um índice que expressa a relação entre o CO_2 produzido e o O_2 consumido (VCO_2/VO_2). A RER fornece informações referentes à mistura metabólica (relação entre gorduras e carboidratos) que está sendo consumida durante o exercício físico[23]. Por exemplo, em repouso, a RER pode variar entre 0,75 e 0,85, sugerindo maior proporção de utilização das gorduras como substrato energético. Durante o exercício físico a RER aumenta, em proporção direta, a intensidade de esforço. Em indivíduos sedentários, observam-se valores maiores ou igual a 1,0 em intensidades superiores a 80% da capacidade aeróbia máxima, sugerindo um predomínio na utilização dos carboidratos como substrato energético.

Equivalentes ventilatórios de oxigênio (VE/VO_2) e dióxido de carbono (VE/VCO_2) – a ventilação pulmonar é dependente da demanda metabólica, eficiência da ventilação, do grau de compensação respiratória para a acidose metabólica e adequação dos mecanismos de controle da ventilação[18,22].

Os equivalentes ventilatórios são as razões entre a ventilação pulmonar e o consumo de O_2 e a produção de CO_2 (VE/VO_2 e VE/VCO_2, respectivamente)[23].

O equivalente ventilatório de CO_2 é utilizado como um indicador do grau de eficiência ventilatória durante o exercício físico. Por exemplo, valores elevados de VE/VCO_2 no exercício leve a moderado, superiores a 34 no limiar anaeróbio ventilatório, indicam baixa eficiência ventilatória, sugerindo um aumento da ventilação do espaço morto fisiológico. Entretanto, valores de VE/VCO_2 abaixo de 30 são considerados normais[23].

O equivalente ventilatório de O_2 pode ser utilizado como um indicador do grau de eficiência aeróbia durante o exercício físico[23]. Dessa forma, valores elevados de VE/VO_2 durante o exercício físico sugerem anormalidades no metabolismo oxidativo muscular e maior grau de acidose láctica[23].

Pulso de oxigênio (pulso de O_2) – o pulso de O_2 é uma medida indireta do transporte e da extração de oxigênio pelos tecidos periféricos[22,23]. Esta variável fornece indicação do grau de eficiência cardiovascular, sendo esta o produto do volume sistólico pela diferença arteriovenosa de oxigênio.

Durante o exercício físico, os ajustes cardiovasculares, como o aumento do volume sistólico e da diferença arteriovenosa de oxigênio, aumentam os valores de pulso de O_2. Entretanto, qualquer condição que afete negativamente a função sistólica (exemplo disfunção ventricular esquerda ou infarto) e reduza o conteúdo arterial de oxigênio (por exemplo hipoxemia ou anemia) diminuem os valores de pulso. Por outro lado, indivíduos bem condicionados aerobiamente alcançam valores de pulso de O_2 entre 25 e 30ml/batimentos no esforço máximo.

Limiar anaeróbio – um dos componentes diferenciais da ergoespirometria é a capacidade de discriminação dos diferentes momentos metabólicos que ocorrem durante o exercício físico incremental. O índice que resume a transição entre o metabolismo aeróbio e anaeróbio é denominado de limiar anaeróbio (LA). O LA é definido como o nível de VO_2 do exercício acima do qual a produção de energia aeróbia é suplementada pelos mecanismos anaeróbios e refletido por um aumento na relação lactato/piruvato no músculo e no sangue arterial[24].

Em suma, estas são os seguintes eventos bioquímicos e fisiológicos que caracterizam o LA[24]:

1. O lactato produzido nas fibras musculares ativas atinge a corrente sanguínea.
2. Ocorre o tamponamento dos íons hidrogênio pelo sistema bicarbonato.
3. Ocorre a formação de lactato de sódio e ácido carbônico, que se dissocia em CO_2 e água.

O início da acidose metabólica, paralelamente à queda do pH sanguíneo, seriam os principais estímulos sobre o centro respiratório, provocando, assim, aumento desproporcional do débito ventilatório.

Na prática, o LA é identificado pela ocorrência de[25]:

1. Perda da linearidade entre a taxa de produção de CO_2 e o consumo de O_2, com consequente aumento acentuado da razão da troca respiratória (VCO_2/VO_2).
2. Aumento progressivo do equivalente ventilatório de oxigênio (VE/VO_2).
3. Aumento progressivo da pressão de oxigênio ao final da expiração ($PETO_2$), sem elevação concomitante da pressão de dióxido de carbono ao final da expiração ($PETCO_2$).

Em indivíduos sedentários, o LA ocorre entre 45 e 65% do VO_2 máximo. Entretanto, em atletas, o LA é alcançado para até 80% a 90% da capacidade aeróbia máxima[23].

AVALIAÇÃO DA CAPACIDADE CARDIORRESPIRATÓRIA NA DOENÇA REUMÁTICA

No Laboratório de Avaliação e Condicionamento Físico em Reumatologia, da Disciplina de Reumatologia da Faculdade de Medicina da Universidade de São Paulo (FMUSP), a avaliação da capacidade cardiorrespiratória é realizada pela ergoespirometria, que tem grande importância na avaliação funcional, conforme descrito anteriormente.

Em nossa prática, o controle da intensidade do treinamento físico cardiorrespiratório para o paciente com doença reumática é realizado pelo monitoramento da frequência cardíaca correspondente ao limiar anaeróbio e ponto de compensação respiratória (fase em que a acidose metabólica é descompensada). Essas fases metabólicas são os limites inferior e superior do treinamento físico cardiorrespiratório, respectivamente (Fig. 7.1).

Nosso grupo demonstrou, por exemplo, que 12 semanas de treinamento físico concorrente (exercício físico aeróbio + treinamento de força) promoveu aumento da capacidade funcional, assim como da eficiência aeróbia em pacientes com esclerose sistêmica[5] (para detalhes, ver o capítulo 15, Exercício físico e esclerose sistêmica).

Além de auxiliar na prescrição do exercício físico aeróbio, a ergoespirometria pode ser aplicada para investigação de anormalidades no comportamento cardiorrespiratório durante o exercício físico. A figura 7.2 ilustra a análise do comportamento cardiorrespiratório de uma paciente com lúpus eritematoso sistêmico, comparando-a com uma paciente saudável.

A partir desses achados, observamos que a paciente lúpica apresenta baixa eficiência aeróbia, refletida por maior lactacidose durante o exame (painel A). Além disso, notamos baixa eficiência ventilatória, sugerindo menor ventilação alveolar e subsequente aumento da ventilação do espaço morto fisiológico (pai-

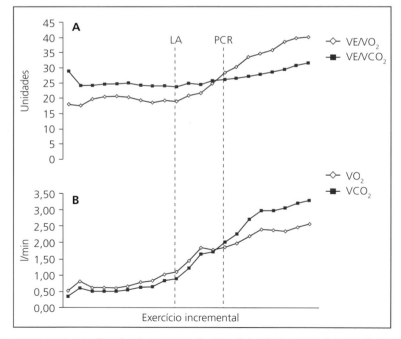

FIGURA 7.1 – Análise dos limiares ventilatórios (LA = limiar anaeróbio ventilatório; PCR = ponto de compensação respiratória) de uma mulher com lúpus eritematoso sistêmico.

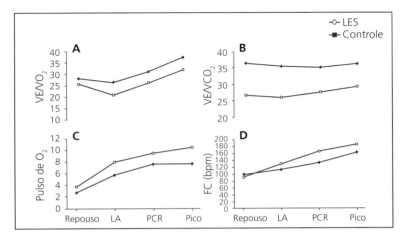

FIGURA 7.2 – Análise do comportamento cardiorrespiratório durante avaliação ergoespirométrica de um controle saudável e uma paciente com lúpus eritematoso sistêmico. **A**) VE/VO$_2$ = equivalente ventilatório de oxigênio. **B**) VE/VCO$_2$ = equivalente ventilatório de dióxido de carbono. **C**) Pulso de O$_2$ = pulso de oxigênio em mililitros por batimento. **D**) FC = frequência cardíaca em batimentos por minutos.

nel B). Com relação ao comportamento cardiovascular, a paciente lúpica demonstrou respostas inotrópica e cronotrópica atenuadas, quando comparada à paciente saudável (painéis C e D, respectivamente), sugerindo baixo débito cardíaco durante o exercício físico incremental.

Dados recentes do nosso grupo[26], obtidos a partir de ergoespirometria, também sugerem que mulheres com lúpus eritematoso sistêmico apresentam incompetência cronotrópica, caracterizada por incapacidade de aumento da frequência cardíaca durante o exercício físico incremental. Essas alterações observadas na resposta da frequência cardíaca em esforço possivelmente estão relacionadas à disfunção autonômica e/ou baixa aptidão cardiorrespiratória[26].

CONSIDERAÇÕES FINAIS

A avaliação pré-participação faz-se necessária para todos os pacientes reumatológicos antes do início em qualquer tipo de treinamento físico. A identificação de comorbidades metabólicas, cardiovasculares e pulmonares é imprescindível para o estabelecimento de programas de exercícios seguros e eficazes. Além disso, a avaliação cardiopulmonar em esforço não somente permite detectar riscos inerentes à prática de exercícios e intensidades ideais de treinamento, mas também avaliar as adaptações benéficas promovidas pela prática regular de atividade física.

REFERÊNCIAS BIBLIOGRÁFICAS

1. Pieretti J, Roman MJ, Devereux RB et al. Systemic lupus erythematosus predicts increased left ventricular mass. Circulation 2007;116:419-26.
2. Cervera R, Font J, Azqueta M et al. Cardiac disease in systemic lupus erythematosus: prospective study of 70 patients. Ann Rheum Dis 1992;51(2):156-9.
3. Sella EM, Sato EI, Barbieri A. Coronary artery angiography in systemic lupus erythematosus patients with abnormal myocardial perfusion scintigraphy. Arthritis Rheum 2003;48(11):3168-75.
4. Koniari I, Siminelakis SN, Baikoussis NG, Papadopoulos G, Goudevenos G, Apostolakis E. Antiphospholipid syndrome; its implication in cardiovascular diseases: a review. J Cardiothorac Surg 2010;3(5):101.
5. Pinto AL, Oliveira NC, Gualano B et al. Efficacy and safety of concurrent training in systemic sclerosis. J Strength Cond Res 2010 (in press).
6. Omori C, Prado DM, Gualano B, Christman RB, Brinelli VS, Artioli GG et al. Responsiveness to exercise training in juvenile dermatomyositis: a twin study. BMC Musculoskelet Disord 2010;11(1):270.
7. American College of Sports Medicine: ACSM`s Guidelines for exercise testing and prescription. 5th ed. Philadelphia, Baltimore: Williams & Wilkins; 1995.
8. Turesson C, Matteson EL. Cardiovascular risk factors, fitness and physical activity in rheumatic diseases. Curr Opin Rheumatol 2007;19:190-96.
9. Consenso Brasileiro de Doenças Reumáticas: Temas de reumatologia clínica. Vol 10, março de 2009.
10. Fuller R, Shinjo SK. Avaliação inicial de um paciente reumatológico. São Paulo: Atheneu; 2010. p. 5.
11. Nicolau JC, Polanczyk CA, Pinto JA, Bacellar MSC, Ribeiro DGL, Darwich RN et al. Diretrizes de interpretação de eletrocardiograma de repouso. Arq Bras Cardiol 2003; 80(3 Suppl 2):1-18.
12. Meneghelo RS, Araújo CGS, Stein R et al. III Diretrizes da Sociedade Brasileira de Cardiologia sobre Teste Ergométrico. Arq Bras Cardiol 2010;5(Suppl 1):1-26.
13. Vieira MLC, Assef JE, Campos Filho O. Ecocardiografia nas doenças não-coronárias. Rev Soc Cardiol S Paulo 2009; 19(3):312-23.
14. Teixeira ACS, Bonfá E, Herskowitz, Barbato AJG, Borba EF et al. Detecção precoce da disfunção diastólica global e regional do ventrículo esquerdo no lúpus eritematoso sistêmico: o papel da ecocardiografia. Rev Bras Reumatol 2010;50(1):16-30.
15. McArdle WD, Katch FI, Katch VL. Transferência de energia no corpo. In Fisiologia do exercício: energia, nutrição e desempenho humano. Rio de Janeiro: Guanabara Koogan; 2003. p. 133-41.
16. Maughan R, Gleeson M, Greenhaff PL. Respostas metabólicas ao exercício de alta intensidade. In Bioquimica do exercício e do treinamento. São Paulo: Manole; 2000. p. 140-59.
17. Carvalho CRP. Estrutura morfológica e funcional dos pulmões. In Fisiopatologia respiratória. São Paulo: Atheneu; 2005. p. 3-16.
18. Neder JA, Nery LE. Ajustes sistêmicos. In Fisiologia clínica do exercício: teoria e prática. São Paulo: Artes Médicas; 2003. p. 112-49.
19. Rowell LB. Human circulation. New York: Oxford University Press; 1986. p. 213-56.
20. Maciel BC. Autonomic nervous control of the heart rate during dynamic exercise in normal man. Clin Sci 1986;71:457-60.
21. Nottin S, Agnes V, Stecken F et al. Central and peripheral cardiovascular adaptations during maximal cycle exercise in boys and men. Med Sci Sports Exerc 2002; 33:456-63.
22. Palange P, Ward SA, Carlsen KH et al. Recommendations on the use of exercise testing in clinical practice. Eur Respir J 2007;29(1):185-209.

23. Balady GJ, Arena R, Sietsema K et al. Clinician´s guide to cardiopulmonary exercise testing in adults. Circulation 2010; 122:191-225.
24. Wasserman K, Hansen JE, Sue DY et al. Fisiologia do exercício. In Provas de esforço, princípios e interpretação. Rio de Janeiro: Revinter; 2005. p. 11-56.
25. Wasserman K. The anaerobic threshold measurement to evaluate exercise performance. Am Rev Respir Dis 1984;12: S35-S40.
26. Prado DM, Gualano B, Miossi R et al. Abnormal chronotropic reserve and heart rate recovery in patients with SLE: a case control study. Lupus 2011 (in press).

CAPÍTULO 8

Osteoporose

ROSA MARIA RODRIGUES PEREIRA
GUILHERME GIANNINI ARTIOLI

INTRODUÇÃO

A osteoporose é definida como uma doença sistêmica esquelética, caracterizada pelo comprometimento da resistência óssea, predispondo o indivíduo a fraturas[1]. A resistência óssea resulta da integração entre a densidade e a qualidade ósseas. A densidade óssea é expressa em gramas de mineral por área ou volume e determinada pelo pico de massa óssea e pela taxa de perda óssea. A qualidade óssea depende da arquitetura, remodelamento ósseo, acúmulo de lesão (microfraturas) e mineralização. Até o momento, não existe medida acurada da resistência óssea. A densidade mineral óssea é frequentemente utilizada como uma medida aproximada e contribui por aproximadamente 50 a 70% da resistência óssea.

A Organização Mundial da Saúde define osteoporose, do ponto de vista da densitometria, como densidade óssea abaixo de 2,5 desvios-padrão (SD) em relação à média para mulheres jovens brancas saudáveis (*T-score*) (Quadro 8.1)[1]. Ainda não está bem definido como aplicar este critério diagnóstico para homens e crianças, ou para diferentes grupos étnicos. A osteoporose pode, ainda, ser definida clinicamente pela ocorrência de fraturas. Indubitavelmente, é um grande problema de saúde pública.

DADOS EPIDEMIOLÓGICOS

A prevalência da osteoporose está aumentando em todos os países, em consequência do envelhecimento populacional. Sabe-se que uma em cada quatro mulheres, da raça branca, acima dos 50 anos de idade irá desenvolver osteoporose

QUADRO 8.1 – Categorias para o diagnóstico de osteoporose segundo a Organização Mundial da Saúde.

Categoria	Definição
Normal	Valor da densidade óssea maior que −1 desvio-padrão em relação à média dos valores para adultos jovens saudáveis (T-score)
Osteopenia	Valor da densidade óssea entre −1 e −2,5 desvios-padrão em relação à média dos valores para adultos jovens saudáveis
Osteoporose	Valor da densidade óssea menor que −2,5 desvios-padrão em relação à média dos valores para adultos jovens saudáveis
Osteoporose estabelecida	Valor da densidade óssea menor que −2,5 desvios-padrão em relação à média dos valores para adultos jovens saudáveis e pelo menos uma fratura por fragilidade óssea

no decorrer de sua vida. É estimado que cerca de 40% das mulheres brancas americanas e aproximadamente 13% dos homens brancos americanos com 50 anos de idade ou mais irão apresentar pelo menos uma fratura clínica por fragilidade. Se levarmos em conta outros locais de fratura além do quadril, coluna e antebraço distal, este risco pode atingir até 70% das mulheres[2,3].

Indivíduos com história de fraturas osteoporóticas apresentam maior risco de desenvolver novas fraturas. Assim, a presença de uma fratura vertebral por osteoporose aumenta em 7 a 10 vezes o risco de fratura vertebral subsequente[2]. A presença de uma fratura vertebral diagnosticada radiologicamente também aumenta o risco de fraturas em membros inferiores[2].

Dados de Rochester, Minnesota, sugerem um aumento no risco de fratura de quadril de 1,4 vez em mulheres e 2,7 vezes em homens após a ocorrência de fratura no antebraço distal[4]. As fraturas vertebrais aumentam significativamente em todas as idades após fratura de antebraço distal. Em mulheres, esse aumento é de 5,2 vezes, e em homens, de 10,5 vezes. Após fraturas de vértebras e de quadril, a taxa de sobrevida é de aproximadamente 80% do esperado para homens e mulheres da mesma idade sem fraturas[2,3].

EPIDEMIOLOGIA DA OSTEOPOROSE E FRATURAS NO BRASIL

Na América do Sul, Mautalen e Pumarino[4] estudaram a epidemiologia da osteoporose comparando os resultados de vários estudos latino-americanos. Na sua revisão, estes autores observaram que, nos trabalhos realizados em São Paulo e Bogotá, a densidade mineral óssea de mulheres nas diferentes faixas foi significativamente menor do que das mulheres brancas norte-americanas[4]. Acredita-se que na segunda década deste milênio o Brasil será o sexto contingente populacional de idosos do mundo, com aproximadamente 32 milhões de sexagenários e, segundo o Instituto Brasileiro de Geografia e Estatística (1999), 3,6 milhões de pessoas apresentarão osteoporose[5,6].

Em relação às fraturas, sabe-se que sua incidência no quadril está aumentando de 1% a 3% ao ano na maior parte do mundo[7]. Na América do Sul, a incidência de fraturas de quadril em mulheres e homens é provavelmente menor do que na Europa[4]. Ainda assim, em pesquisa realizada entre 1995 e 1997 (Ministério da Saúde, Brasil), as fraturas de fêmur foram responsáveis por 15% das internações hospitalares em indivíduos com 50 anos ou mais[8].

Sabe-se que as fraturas vertebrais são mais comuns que as de quadril. No Brasil, um trabalho epidemiológico realizado em nosso Serviço, avaliando idosos da comunidade maiores de 65 anos, identificou prevalência de fraturas vertebrais de 29,4% (27,5% em mulheres e 31,8% em homens), demonstrando que, nesta faixa etária, as fraturas vertebrais osteoporóticas em homens são tão frequentes quanto em mulheres[9]. Nessa mesma população, a prevalência de fraturas osteoporóticas não vertebrais foi de 13,1% e os principais sítios foram antebraço distal (6,0%), úmero (2,3%), fêmur (1,3%) e costelas (1,1%)[10].

FISIOPATOLOGIA

Para discutir a fisiopatologia da osteoporose, é necessário compreender o processo de remodelação óssea, que é baseado na ação conjugada de células ósseas de reabsorção (osteoclastos) e de formação (osteoblastos). A perda óssea ocorrida na osteoporose é resultante do desequilíbrio deste processo, com predomínio da reabsorção (aumento da ação dos osteoclastos) e prejuízo da formação (diminuição da ação dos osteoblastos).

Atualmente, está bem estabelecido que o sistema constituído pelo fator estimulador de colônias de macrófagos (M-CSF), pela osteoprotegerina (OPG), pelo receptor ativador do fator nuclear – Kappa B (RANK) – e seu ligante (RANKL) é o principal regulador da diferenciação dos osteoclastos[11-13]. O RANKL é uma proteína transmembrana produzida principalmente pelas células estromais da medula óssea e pelos osteoblastos, que se liga ao RANK, existente nos precursores dos osteoclastos, induzindo sua diferenciação e potencializando assim a reabsorção óssea. A osteoprotegerina (OPG), conhecida como proteína de proteção óssea, é secretada por células osteoblásticas. Ela age como um receptor competitivo, que ao se ligar ao RANKL impede a ligação deste ao RANK, inibindo a osteoclastogênese e favorecendo a formação óssea.

O sistema OPG/RANKL/RANK/M-CSF é regulado por vias de sinalização envolvendo hormônios, citocinas e complexos fatores locais, que podem atuar tanto como estimuladores ou como inibidores da reabsorção ou formação óssea. Reconhecidamente, o sistema imune, os estrógenos e o paratormônio (PTH) têm um papel fundamental na modulação deste sistema. Logo, o desequilíbrio destes mecanismos está intimamente associado à gênese da osteoporose primária.

Várias interleucinas e fatores de crescimento do sistema imune têm sido implicados na regulação dos osteoblastos e osteoclastos[11,12,14,15]. Neste sentido, as células T são as principais envolvidas na regulação do metabolismo ósseo, através da modulação direta ou indireta dos osteoclastos e do sistema OPG/RANKL/RANK/M-CSF[12].

A ativação sistêmica ou local de células T leva à perda óssea por ação direta, pelo aumento da expressão de RANK-L, e indireta, por produção de citocinas pró-inflamatórias que induzem a expressão de RANK-L, como as interleucinas-1 (IL-1), IL-6, IL-7, IL-11, fator de necrose tumoral α (TNF-α) e prostaglandina E_2 (PGE_2)[11,12,14,15].

As células T também são capazes de contrarregular sua ação na perda óssea produzindo múltiplas interleucinas, que, da mesma forma que a OPG, inibem a sinalização RANK e, portanto, a osteoclastogênese. A IL-12 isoladamente, ou em sinergia com a IL-18, inibe a formação dos osteoclastos *in vitro*[16].

Com o envelhecimento, acredita-se que as células T percam essa capacidade de contrarregular sua própria ação, com predomínio da função inflamatória e indutora da osteoclastogênese. Esta perda parece estar associada ao declínio dos estrógenos.

A deficiência do estrógeno resulta em aumento da produção de IL-7, levando à ativação de células T. Notavelmente, a fase pós-menopausa é acompanhada por um progressivo estado pró-inflamatório, o que é evidenciado pelo aumento sistêmico de IL-1, IL-6 e TNF-α[17,18]. Este estado pró-inflamatório também tem sido associado com o envelhecimento em geral, no qual a deficiência de estrógeno ainda está associada ao acúmulo de estresse oxidativo potencializando a ativação das células T[19].

A deficiência de estrógeno também exerce outras influências na perda óssea (Fig. 8.1). A influência direta é baseada na presença de receptores de estrógeno em osteoblastos e osteoclastos, promovendo a produção de OPG[20]. Parte da ação indireta baseia-se na presença de receptor de estrógenos em vários outros tipos celulares, incluindo células do sistema imune e células estromais. A ligação dos estrógenos a esses receptores promove aumento de OPG e diminuição na produção de RANKL. Logo, em meio à deficiência de estrógeno há aumento da ação do RANKL e consequente osteoclastogênese.

Embora o estrógeno pareça ter uma ação depressiva direta sobre a glândula paratireoide, a influência indireta da deficiência de estrógeno no tecido ósseo também é baseada no aumento da excreção de cálcio renal e na diminuição da absorção intestinal de cálcio, com redução do cálcio sérico[21,22]. Esta redução de cálcio sérico desencadeia um mecanismo compensatório, com aumento contínuo de PTH. Adicionalmente, a deficiência de estrógeno aumenta a sensibilidade do osso ao PTH[23].

A deficiência de estrógeno parece ser a principal causa de perda óssea na osteoporose primária, tanto em mulheres na pós-menopausa como em homens idosos[24]. Embora os homens idosos não tenham uma queda acentuada de hormônios sexuais, como ocorre inicialmente nas mulheres pós-menopausa, o envelhecimento masculino está associado a aumento do nível sérico da globulina ligadora de hormônios sexuais (SHBG), o que diminui a disponibilidade de testosterona e estrógenos livres e ativos (não ligados à SHBG)[25].

Além da deficiência de estrógeno, outro importante mecanismo potencializador da osteoporose é a deficiência de vitamina D[26]. Neste sentido, as alterações que acompanham o envelhecimento, como a diminuição da síntese cutânea de vitamina D_3 e a redução da metabolização da 25-hidroxivitamina D em 1,25-di-hidroxivitamina D (calcitriol), por diminuição da atividade da 1α-hidroxilase renal, resultam em baixos valores séricos de vitamina D. Esta deficiência de vitamina D no idoso leva à diminuição da absorção de cálcio intestinal, com redução do cálcio sérico e consequente hiperparatireoidismo secundário, o que acentua a perda óssea (Fig. 8.1).

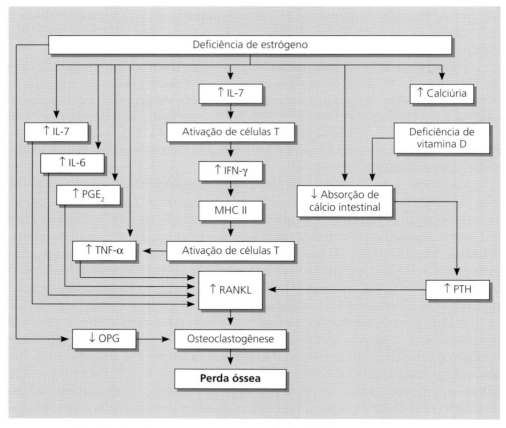

FIGURA 8.1 – Modelo de perda óssea na osteoporose: papel da deficiência de estrógeno e da vitamina D. INF-γ = interferon gama; PGE_2 = prostaglandina E_2; MHC II = complexo de histocompatibilidade principal; OPG = osteoprotegerina; TNF-α = fator de necrose tumoral alfa; RANKL = ligante receptor ativador do fator nuclear – Kappa B; PTH = paratormônio.

Ainda com relação aos mecanismos que causam osteoporose, vale ressaltar descobertas sobre a formação óssea reduzida, com perda de função dos osteoblastos, e o aumento dos adipócitos na medula óssea. Sabe-se que os adipócitos, da mesma forma que os osteoblastos, originam-se de células-tronco mesenquimais[27].

No indivíduo jovem e saudável, dentro da medula óssea, a diferenciação das células-tronco mesenquimais em adipócitos e osteoblastos é competitiva e equilibrada. Os mecanismos que promovem o destino de uma destas células suprimem aqueles que induzem a linhagem alternativa. Isso ocorre por meio da interação entre complexas vias de sinalização, incluindo aquelas derivadas das proteínas morfogenéticas ósseas (BMPs), proteínas dos sítios de integração *winglesstype* (Wnt), fatores de crescimento fibroblásticos (FGF), IGFs e reguladores de transcrição de adipócitos e diferenciação dos osteoblastos, incluindo o receptor proliferador do peroxissomo ativado gama 2 (PPAR 2) e o fator de transcrição tronco-relacionado (Runx2)[27]. Parece evidente que os efeitos negativos sobre a produção e a atividade dos osteoblastos no envelhecimento são decorrentes do desenvolvimento e produção das células adipogênicas.

É importante lembrar que a velocidade da perda óssea está relacionada a uma combinação desses mecanismos associados ao envelhecimento, como também com o pico de massa óssea atingido na infância e na adolescência, a diminuição da atividade física e o uso de medicações como os glicocorticoides.

QUADRO CLÍNICO

A diminuição da massa óssea é assintomática e a osteoporose é, portanto, uma doença de evolução silenciosa. Seu quadro clínico só se torna evidente por ocasião das fraturas, que ocorrem geralmente nas vértebras, terço distal do antebraço, úmero e fêmur.

Na história do paciente com osteoporose devem ser pesquisadas fraturas ósseas e avaliados fatores de risco e causas secundárias para perda óssea.

A fratura vertebral é a manifestação clínica mais comum da osteoporose. Essa fratura, em dois terços dos casos, é assintomática e geralmente diagnosticada em radiografia de tórax ou abdome realizada por outros motivos. Os pacientes podem permanecer assintomáticos até que tenham ocorrido várias fraturas e uma deformidade significativa tenha instalado-se. As fraturas vertebrais podem manifestar-se com dor aguda nas costas após movimento rápido de flexão, extensão ou mesmo após tossir ou espirrar. A maior parte das fraturas vertebrais ocorre na região torácica baixa ou lombar alta. A dor pode ser leve ou intensa, restrita ao sítio de fratura ou irradiada para a região anterior do abdome. Os episódios agudos de dor desaparecem após quatro a seis semanas, mas podem recorrer com o desenvolvimento de novas fraturas. Fraturas vertebrais por osteoporose raramente estão associadas a complicações como "dor referida de raiz nervosa"; quando isso ocorre, outras causas de fratura ou dor deverão ser investigadas, como doença metastática ou mieloma múltiplo ou mesmo uma simples hérnia de disco.

Nos casos em que a fratura vertebral é indolor, ela pode ser diagnosticada clinicamente por meio da perda da altura ou por aumento progressivo no grau de cifose dorsal. A perda progressiva da altura resulta no encurtamento progressivo da musculatura paravertebral e contração ativa dos músculos paravertebrais, resultando em dor e fadiga muscular. Em alguns pacientes, as costelas inferiores podem encostar-se na crista ilíaca, levando a dor contínua, desconforto e distensão abdominal pronunciada.

As alterações esqueléticas que acompanham a osteoporose podem reduzir a capacidade das cavidades torácica e abdominal, com consequente alteração das funções cardíaca, pulmonar, gástrica e vesical, dificultando a respiração e causando hérnia de hiato e incontinência urinária. Estas alterações vertebrais em alguns pacientes podem ocasionar uma limitação dos movimentos que causam impacto em sua vida diária como vestir, sair de casa e a distorção da consciência do corpo, levando a depressão, ansiedade e redução do bem-estar.

As fraturas de quadril são relativamente comuns na osteoporose, afetando 15% das mulheres e 5% de homens após os 80 anos de idade. As fraturas femorais são geralmente decorrentes de queda, podendo, no entanto, acontecer espontaneamente. Elas ocorrem no colo do fêmur ou são transtrocantéricas, estas últimas mais comuns em indivíduos mais idosos. Outro sítio comum de fratura em indivíduos com osteoporose é o terço distal do antebraço, sendo causada por queda sobre a mão e também conhecida como fratura de Colles.

FATORES DE RISCO PARA OSTEOPOROSE E FRATURAS

Na avaliação clínica de um paciente com suspeita de osteoporose devem ser considerados, inicialmente, os fatores de risco e afastadas as causas secundárias de osteoporose.

Os fatores de risco mais importantes (maiores) associados com o aumento de risco para fraturas osteoporóticas são: história pessoal de fratura na vida adulta, fratura por fragilidade em parente do primeiro grau, baixo peso (< 57kg) ou IMC ≤ 19, uso de glicocorticoide por via oral por mais que três meses, tabagismo atual e idade avançada. Outros fatores (menores) a serem considerados são: deficiência estrogênica em indivíduo com menos de 45 anos de idade, baixa ingestão de cálcio (durante a vida), baixa atividade física, ingestão de álcool maior que duas doses/dia, déficit visual, quedas recentes, demência, saúde comprometida (Quadro 8.2)[28,29]. A existência de vários fatores de risco no mesmo indivíduo multiplica a probabilidade de fratura osteoporótica.

As fraturas associadas à osteoporose são também conhecidas como fraturas por fragilidade, pois geralmente resultam de queda da própria altura ou por traumatismo mínimo que não causaria dano no osso de resistência normal. Portanto, no indivíduo com osteoporose, é importante a identificação dos fatores de risco para quedas. Entre eles os principais são: distúrbios na coordenação motora, alteração na marcha, diminuição da acuidade visual, uso de sedativos e outros fármacos.

QUADRO 8.2 – Fatores de risco para osteoporose e fraturas.

Maiores	Menores
História pessoal de fratura na vida adulta	Deficiência de estrógeno (menopausa < 45 anos)
História de fratura em parente de 1º grau	Baixa ingestão de cálcio durante a vida
História atual de tabagismo	Atividade física inadequada
Baixo peso (< 57kg)	Alcoolismo
Uso de glicocorticoide	Quedas recentes
Idade avançada	Demência
	Déficit de visão
	Saúde comprometida

Cabe aqui ressaltar que alguns aspectos nutricionais relacionados ao exercício físico e à prática de alguns esportes podem também ser fatores de risco para massa óssea diminuída. Diversos estudos apontam que a ingestão energética total pode ser mais impactante sobre o equilíbrio formação/reabsorção óssea do que o consumo de cálcio e vitamina D[30]. Por exemplo, após poucos dias de restrição energética, tanto atletas jovens do sexo masculino[31] quanto mulheres sedentárias apresentaram elevação significativa em marcadores plasmáticos que indicam aumento da reabsorção óssea. De modo similar, o estudo de Rector et al.[32] demonstrou que mulheres obesas submetidas a um programa de redução de peso apresentaram diminuição da densidade mineral óssea e aumento de marcadores plasmáticos de reabsorção óssea, embora a perda de peso tenha sido acompanhada por exercícios físicos com impacto (corrida). Adicionalmente, a redução da densidade mineral óssea e o aumento dos marcadores de reabsorção óssea persistiram por quase um ano após o período de redução de peso[33], demonstrando que mesmo durante a fase de manutenção de peso, quando a restrição da ingestão energética não é tão grande, a remodelação óssea fica desequilibrada. Tais achados sugerem que profissionais da saúde devem tomar todas as precauções possíveis quando estiverem tratando pessoas obesas, para evitar que o próprio tratamento seja um fator de risco para osteopenia/osteoporose.

Ainda assim, é importante salientar que é de fato possível promover perda de peso sem que haja concomitante redução de massa óssea, desde que haja consumo adequado de cálcio, vitamina D e a prática de atividades com sobrecarga mecânica e impacto sobre o aparelho locomotor[34,35].

RELAÇÃO ENTRE EXERCÍCIO FÍSICO E MASSA ÓSSEA

O exercício físico é uma das ferramentas mais eficazes na otimização do ganho de tecido mineral ósseo durante a puberdade e na atenuação de sua perda asso-

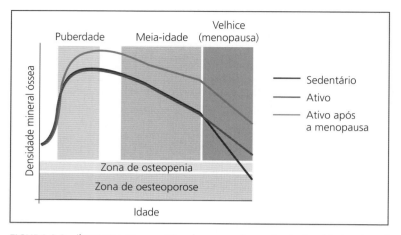

FIGURA 8.2 – Ilustração esquemática do comportamento da densidade mineral óssea ao longo da vida. É possível visualizar o dramático ganho de massa óssea durante a puberdade, quando se observa o pico de massa óssea. Observa-se também a queda na densidade óssea que ocorre junto com o envelhecimento, fenômeno acentuado pela queda nos hormônios sexuais, em especial na mulher após a menopausa. O indivíduo que pratica atividades osteogênicas durante a puberdade se beneficia do aumento no pico de massa óssea. Caso continue fisicamente ativo, ele se beneficiará também da redução na taxa de queda na densidade óssea, diminuindo seu risco de entrar em zona de osteopenia/osteoporose. O indivíduo que inicia um programa de atividades físicas durante a velhice pode não experimentar nenhum ganho significativo de massa óssea, mas será beneficiado pela menor taxa de decréscimo em comparação com aquele que se mantiver sedentário.

ciada ao envelhecimento, sendo, portanto, recomendado para prevenir o aparecimento da doença e para retardar sua progressão[36] (Fig. 8.2).

Diversos estudos transversais produziram evidências de que o exercício físico possui efeito osteogênico. Sabe-se, por exemplo, que atletas possuem maior densidade mineral óssea do que indivíduos não atletas[37]. O mesmo foi observado em atletas adultos aposentados, quando comparados com sujeitos controles sedentários de mesma idade, o que sugere que os efeitos osteogênicos do exercício físico praticado a longo prazo parecem permanecer mesmo após o fim do exercício físico[38]. Em adolescentes de ambos os sexos, a resposta ao exercício físico também é osteogênica, de tal forma que os fisicamente ativos têm massa óssea de 10 a 40% maior do que os sedentários[39]. A magnitude do ganho de massa óssea dependerá primariamente do tipo de atividade que o jovem pratica.

Deve-se, contudo, ter atenção ao fato de que nem todo tipo de exercício físico pode ter efeito positivo sobre a saúde do osso. É consenso na literatura que os exercícios mais efetivos para potencializar ganho de massa óssea são aqueles que envolvem sobrecarga mecânica[40]. Tal sobrecarga deve atingir o aparelho locomotor por meio da força de reação do solo, o que caracteriza a sobrecarga por impacto, e também por meio da sobrecarga exercida diretamente nos ossos pelos tendões[41]. Assim, os exercícios físicos com maiores potenciais osteogênicos são aqueles dinâmicos, de alta intensidade e curta duração, que envolvem sobrecargas e impacto sobre os ossos[39].

Corroborando essa ideia, alguns autores mostraram que adolescentes que praticam ginástica olímpica, modalidade cujos movimentos produzem forças de reação do solo da ordem de 10 a 20 vezes o peso corporal, têm maior densidade mineral óssea do que seus pares que praticam natação, corrida de *endurance* e caminhada[42]. Por outro lado, atletas de certas modalidades específicas podem estar em zona de risco para osteopenia/osteoporose.

Em específico, relatos na literatura apontam que jovens corredoras de longa distância apresentam densidade mineral óssea diminuída e remodelação óssea elevada, o que as deixa em alto risco para desenvolver osteopenia/osteoporose no futuro[43,44]. De acordo com os dados de Barrack et al.[44], corredoras de longa distância adolescentes apresentam atraso ou prejuízo na maturação óssea. Segundo esse estudo, cerca de 90% das atletas que apresentavam baixa densidade óssea no início da adolescência continuavam apresentando baixa densidade óssea ao final da adolescência, cerca de três anos mais tarde. Esses dados indicam que a probabilidade de ocorrer um *catch-up* na densidade óssea ao final da puberdade é bastante reduzida, e que essas atletas provavelmente terão risco futuro aumentado de fraturas, osteopenia e osteoporose, uma vez que exibiram baixo pico de densidade mineral óssea[44].

Acredita-se que a corrida de *endurance* tenha esse efeito prejudicial à saúde óssea em função das características da atividade, quais sejam: longa duração, movimentos repetitivos[43] e aos constantes períodos de restrição alimentar. Em garotas, esse esporte pode ser especialmente deletério à saúde óssea porque ele está intimamente relacionado com restrições da ingestão alimentar, baixo peso corporal e baixo percentual de gordura corporal[43,45]. Juntos, esses fatores, somados ao elevado volume de treinamento, podem levar a irregularidades menstruais, como oligorreia e amenorreia, que são umas das mais importantes causas de baixo pico de massa óssea em adolescentes do sexo feminino.

É importante enfatizar novamente que o pico de densidade óssea é a principal variável preditora de fraturas no futuro. Em outras palavras, quanto maior o pico de massa óssea atingido na infância/adolescência, menor a probabilidade de o indivíduo ter osteopenia, osteoporose ou sofrer fraturas por fragilidade óssea. Tal pico ocorre entre os estágios maturacionais dois e quatro de Tanner, ou seja, entre 11 e 15 anos idade na maioria dos casos[46]. Esse ganho de massa óssea está relacionado a um perfil hormonal ímpar, o qual só se observa durante esses estágios de maturação, indicando que a adolescência é a melhor oportunidade para ganhos significativos de massa óssea[47]. De fato, mais da metade do total de massa óssea de um indivíduo adulto é adquirida durante a puberdade[48]. Portanto, o envolvimento de adolescentes em esportes que comprometam o pico de massa óssea, como é o caso da corrida de *endurance*, pode ter um efeito negativo sobre a saúde óssea no futuro. De forma similar, estímulos osteogênicos durante esse período terão um grande efeito positivo sobre a saúde óssea futura.

O exemplo do que ocorre com corredoras de *endurance*, a prática de atividades com pouco efeito osteogênico combinada com ausência de prática de exercícios de maior impacto e sobrecarga, com restrição energética e com baixo peso corporal pode levar à diminuição da densidade mineral óssea. Alguns estudos mostram que ciclistas do sexo masculino também apresentam densidade óssea reduzida[49], e que a frequência de atletas com osteopenia/osteoporose é mais significativa em ciclistas, principalmente em ciclistas de mais idade (Fig. 8.3)[50].

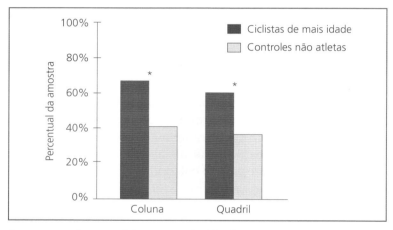

FIGURA 8-3 – Porcentual da amostra classificada como osteopênica/osteoporótica, de acordo com a medida de DXA no local especificado. * p < 0,05 (Adaptado de Nichols et al.[50]).

Segundo Woodward e Cunningham[51], os tipos de força que o ciclismo de longa duração impõe sobre o aparelho locomotor promovem efeito osteogênico muito discreto. Dados de Rector et al.[49] mostram que ciclistas têm menor densidade mineral óssea no corpo inteiro, coluna lombar, quadril e perna, quando comparados com corredores. Os ciclistas têm, ainda, sete vezes mais risco de ter osteopenia na coluna do que os corredores. Vale dizer que no estudo de Rector et al.[49] ambos os grupos de atletas foram pareados por idade, peso, composição corporal e total de atividade física praticada, além de nenhuma diferença no perfil hormonal ter sido encontrada, o que indica que as variáveis de confusão foram bem controladas e que as diferenças na densidade óssea só puderam ser explicadas pelas diferenças no tipo de atividade física.

Interessantemente, ciclistas com risco de osteoporose apresentaram mudanças positivas em seu comportamento, para praticar atividades com maior potencial osteogênico em complementação ao treino de ciclismo, após serem informados sobre os resultados de seus exames de DXA (absortometria radiológica de dupla energia) do risco que estavam correndo[36]. Isso mostra que aspectos educacionais e de informação podem ter um papel muito importante no controle e prevenção da osteoporose.

EXERCÍCIO FÍSICO NA PREVENÇÃO DA OSTEOPOROSE

Conforme já discutido, a adolescência é uma oportunidade única para a promoção de ganhos de massa óssea, em especial antes dos 16 anos de idade. Considerando o grande potencial osteogênico que o exercício pode ter, torna-se óbvio o enorme potencial desta ferramenta na maximização do pico de massa óssea e, em consequência, na construção de um osso mais resistente e menos susceptível à osteoporose e às fraturas no futuro.

Confirmando o que foi dito anteriormente, estudos mostram claramente que adolescentes são os indivíduos que melhor respondem ao treinamento físico que envolve sobrecarga, em termos de aumento de densidade óssea[51,52]. Assim, o papel mais importante do exercício no combate à osteoporose está no aspecto preventivo. Para tanto, é altamente recomendado que garotos e garotas entre 10 e 16 anos de idade sejam estimulados a praticar exercícios físicos de impacto, sobrecarga mecânica e de alta intensidade.

Fuchs et al.[42] demonstraram que exercícios simples podem ter um grande efeito sobre a densidade mineral óssea de garotos e garotas entre 6 e 10 anos de idade. Os autores adicionaram ao programa de educação física escolar (as aulas eram ministradas três vezes por semana) 100 pulos de uma escada a 61cm de altura do chão, o que foi estimado exercer força de reação do solo de cerca de oito vezes o peso corporal. Após apenas sete meses, o programa resultou em aumento significativo na densidade mineral óssea do quadril e coluna. Por fim, os autores recomendam que programas que envolvam exercícios com alto impacto, isto é, que promovam força de reação do solo superior a quatro vezes o peso corporal, devam ser aplicados a crianças antes dos 16 anos de idade, a fim de maximizar o pico de massa óssea.

Após o período da adolescência, o exercício físico também contribui para a prevenção da osteopenia/osteoporose, uma vez que ele previne ou atenua a redução de massa óssea, que é característica do envelhecimento. Em muitos casos, é possível até mesmo observar discreto aumento na densidade óssea de adulto[52-54]. Esse aumento nem sempre é observado nas investigações clínicas. Em geral, é necessário que as intervenções durem aproximadamente 11 meses ou mais e que disponham de um grande número de participantes, já que a variação da medida é relativamente alta quando comparada com a magnitude das mudanças provocadas pelo exercício físico[41]. Isso claramente dificulta estudos capazes de identificar os efeitos do exercício físico sobre a densidade mineral óssea após a adolescência.

Contudo, parece que jovens do sexo masculino respondem melhor ao exercício físico do que jovens do sexo feminino ou do que indivíduos de mais idade[52,54]. Ryan et al.[52], por exemplo, compararam a resposta da densidade óssea ao treinamento de força entre jovens (20 a 29 anos) e idosos (65 a 74 anos) de ambos os sexos. Todos os sujeitos realizaram três sessões de treino de força por semana durante seis meses. Analisados em conjunto, os sujeitos apresentaram aumento na densidade óssea em três sítios anatômicos diferentes, mas, individualmente, somente os sujeitos jovens do sexo masculino apresentaram melhora na densidade óssea[52]. Em concordância com tais resultados, Almstedt et al.[53] também verificaram que o grupo de jovens do sexo masculino respondiam com aumento de densidade mineral óssea ao treino de força, ao passo que o grupo de jovens do sexo feminino não apresentou nenhuma mudança significativa na massa óssea após 25 semanas de treinamento de força.

Ainda que a massa óssea não aumente após o treinamento físico em todos os indivíduos, é muito importante enfatizar que a atividade física é capaz de reduzir a perda óssea associada ao envelhecimento, independente da idade e do gênero[54].

EXERCÍCIO FÍSICO NO TRATAMENTO DA OSTEOPOROSE

O grupo mais susceptível à osteoporose é o de mulheres após a menopausa. Considerando que pacientes com osteoporose apresentam importante redução da massa óssea e, por consequência, aumento da fragilidade, alguns cuidados adicionais devem ser observados quando da prescrição de exercícios. Ainda que exercícios de alto impacto tenham efeitos benéficos sobre a estrutura óssea, não podemos negligenciar o risco de aplicação de cargas elevadas sobre um osso já fragilizado[55].

De forma geral, o exercício físico é recomendado como tratamento não farmacológico em pacientes osteoporóticos[56]. Embora o exercício físico nesta população tenha limitada capacidade de promover aumento na densidade mineral óssea[54], o seu principal efeito terapêutico é o de atenuar ou até mesmo interromper a perda do conteúdo mineral ósseo[57]. De acordo com o estudo de Engelke et al.[56], três anos de um programa de exercícios de força de alta intensidade e baixo volume combinados com exercícios aeróbios de impacto moderado são capazes de estabilizar o conteúdo mineral ósseo em mulheres na pós-menopausa. É importante destacar que o grupo controle não exercitado apresentou redução na densidade óssea[56].

A utilização de alguns exercícios de força sobre a plataforma vibratória parece também ser uma estratégia para maximizar os efeitos do treino sobre a densidade óssea e sobre fatores de risco para quedas e fraturas. Segundo dados de Verschueren et al.[58], em apenas seis meses o treino de força sobre plataforma vibratória resultou em aumento discreto (próximo de 1%) na densidade óssea do quadril em mulheres pós-menopausa, enquanto as mulheres que treinaram força ou que se mantiveram inativas não apresentaram alterações na densidade óssea. Os dados mostram ainda que o treino sobre a plataforma foi livre de intercorrências e que proporcionou ganhos de força e melhoras no controle postural comparáveis ao treino de força.

Em uma revisão sistemática sobre exercício físico em mulheres na pós-menopausa, Zehnacker e Bemis-Dougherty[41] concluíram que o exercício físico tende a manter a densidade óssea, ao passo que as pacientes que não se exercitam tendem a sofrer perda da massa óssea. O treino de força com melhores resultados são executados de 70 a 90% de 1RM, sendo executadas de 8 a 12 repetições de duas a três vezes por semana. A duração mínima para observar efeitos claros sobre a densidade óssea é de 11 meses, embora a diminuição no risco de queda seja observada em período mais curto de tempo. Tanto a aplicação de sobrecarga dos tendões sobre os ossos quanto a força de reação de solo são efetivas para manter ou aumentar discretamente a massa óssea. Entretanto, a combinação de ambos os tipos de sobrecarga é mais efetiva do que a utilização de apenas uma delas.

Além de fortalecer as estruturas ósseas mais fragilizadas pela osteoporose, um programa de treinamento físico para pessoas com essa condição deve também contemplar outros aspectos relacionados ao risco de queda, os quais também são reduzidos nesses pacientes. São eles: controle postural, mobilidade e flexibilidade. Nesse sentido, algumas evidências indicam que a ioga pode ser uma estratégia interessante, especialmente porque esse tipo de atividade pode ter boa aderência por parte dos pacientes[59].

Um estudo realizado em nosso Serviço demonstrou que um programa de exercícios específicos visando ao equilíbrio, além de melhorar o próprio equilíbrio, reduziu as quedas[60] e melhorou a qualidade de vida em mulheres idosas com osteoporose[61].

Exercícios em grupo também devem ser considerados, uma vez que esse tipo de atividade, além de promover melhoras clínicas em pacientes com massa óssea reduzida[60], parece ser bastante estimulante para esse grupo de pacientes.

Destacamos, ainda, que os efeitos positivos do treinamento de força em pacientes com osteopenia/osteoporose podem permanecer por até 12 meses após o término do treinamento. De acordo com Liu-Ambrose et al.[62], mesmo um ano após a interrupção do treinamento físico o risco de queda permanecia 40% menor em relação aos valores pré-treinamento.

Com base em evidências, recomendações gerais para atividade física devem ser feitas de acordo com a meta do programa de atividade física e o risco de fratura individual. Indivíduos assintomáticos com densidade mineral óssea normal e/ou osteopenia leve têm menor risco de fratura e podem ser orientados para um exercício mais intenso que ajudará a manter a massa óssea. Pacientes com osteoporose e/ou história de fratura atraumática apresentam maior risco de fratura. A prática de exercícios de impacto elevado não irá corrigir esta condição, mas, ao contrário, causará novas fraturas. Portanto, atividades com impacto leve ou moderado podem ser mais seguras e efetivas na manutenção da massa óssea. Assim, em indivíduos idosos com osteoporose o foco primário para a atividade física deverá ser ganho de equilíbrio, melhora postural e aumento de força muscular, além da redução ou interrupção da perda de massa óssea. O objetivo primário deste trabalho será o de reduzir a probabilidade de quedas e minimizar o progresso de fragilização óssea[63].

A inatividade física, instabilidade postural e fraqueza muscular são fatores que contribuem independentemente para o risco de fratura. Melhora da força muscular, equilíbrio, estabilidade, tempo de movimento e reação diminuem a predisposição a quedas. Programas de exercícios específicos têm um impacto maior que programas gerais para evitar quedas e eles podem melhorar significativamente a qualidade de vida e as funções do dia a dia. Exercícios posturais para aumentar a força extensora das costas e corrigir a postura anteriorizada da cabeça, manter ou melhorar a amplitude do ombro e a estabilidade do tronco devem ser considerados individualmente[63].

Pacientes com diagnóstico de osteoporose devem evitar exercícios abdominais dinâmicos, além de exercícios que requerem movimentos de torção ou realizados em alta velocidade. Assim, é sensato afirmar que atividades desportivas ou jogos competitivos não devem fazer parte de um programa de exercícios para esses pacientes[63].

Em pacientes com fraturas vertebrais torácicas, ocorre o aparecimento da hipercifose torácica, com diminuição da altura e dor na região da fratura. Esses pacientes devem ser orientados precocemente quanto à postura, para que se evite a piora da cifose. Exercícios de fortalecimento e alongamento da musculatura extensora da coluna e respiração profunda ajudam a prevenir ou a diminuir a curvatura. Exercícios aeróbios, como caminhar, pedalar bicicleta estacionária e subir escadas ajudam a manter a densidade mineral óssea na coluna e reduzir o risco de deformidade vertebral. A hidroterapia pode ser indicada em indivíduos com cifose intensa, com queixa dolorosa importante ou alteração do equilíbrio.

PERSPECTIVAS

A literatura sobre exercício físico, metabolismo ósseo, osteopenia e osteoporose é bastante vasta. O profissional interessado em trabalhar com pacientes com baixa densidade óssea pode encontrar muita informação para pautar seu trabalho. Ainda assim, a literatura parece carecer de grandes ensaios clínicos controlados sobre os efeitos de diferentes tipos de exercício sobre o ganho de massa óssea em diferentes idades e em ambos os gêneros, e que consigam avaliar o risco de desenvolvimento de osteopenia/osteoporose e de fraturas no futuro. Tal carência pode ser claramente evidenciada na revisão meta-analítica recentemente publicada por Nikander et al.[54] As dificuldades para conduzir estudos com essas características são enormes e justificam sua presente escassez.

REFERÊNCIAS BIBLIOGRÁFICAS

1. NIH Consensus Development Panel on Osteoporosis Prevention, Diagnosis, and Therapy. Osteoporosis prevention, diagnosis, and therapy. JAMA 2001;285(6):785-95.
2. Melton LJ, Cooper C. Magnitude and impact of osteoporosis fractures. In Marcus R, Feldman D, Kelsey J (eds). Osteoporosis. San Diego: Academic Press; 2001. p. 557-67.
3. Nevitt MC. Osteoporosis and fragility in the elderly. In Rosen CJ, Glowacki J, Bilezikian JP (eds). The aging skeleton. San Diego: Academic Press; 1999. p. 349-57.
4. Mautalen C, Pumarino H. Epidemiology of osteoporosis in South America. Osteoporos Int 1997;7(Suppl 3):S73-7.
5. IBGE. Pesquisa nacional de amostra de domicílio. extraído do site: http://wwwibgegovbr. 1999.
6. Matsudo SMM, Matsudo VKR. Osteoporose e atividade física. Rev Bras Ciência e Movimento 1991;5:33-60.
7. Cummings SR, Melton LJ. Epidemiology and outcomes of osteoporotic fractures. Lancet 2002;359(9319):1761-7.
8. Brasil – Ministério da Saúde. Relatório das internações do SUS 1995-1997. Departamento de Avaliação das Políticas de Saúde, Brasília; 1999.
9. Lopes JB, Danilevicius CF, Takayama L, Caparbo VF, Menezes PR, Scazufca M et al. Prevalence and risk factors of radiographic vertebral fracture in Brazilian community-dwelling elderly. Osteoporos Int 2011;22(2):711-9.
10. Lopes JB, Danilevicius CF, Caparbo VF, Takayama L, Pereira RM. Prevalence and risk factors of fragility fracture in brazilian community-dwelling elderly. J Bone Min Res 2010;17(Suppl).
11. Bezerra MC, Carvalho JF, Prokopowitsch AS, Pereira RM. RANK, RANKL and osteoprotegerin in arthritic bone loss. Braz J Med Biol Res 2005;38(2):161-70.
12. Siggelkow H, Eidner T, Lehmann G, Viereck V, Raddatz D, Munzel U et al. Cytokines, osteoprotegerin, and RANKL in vitro and histomorphometric indices of bone turnover in patients with different bone diseases. J Bone Miner Res 2003;18(3):529-38.
13. Yavropoulou MP, Yovos JG. Osteoclastogenesis-current knowledge and future perspectives. J Musculoskelet Neuronal Interact 2008;8(3):204-16.
14. Robbie-Ryan M, Pacifici R, Weitzmann MN. IL-7 drives T cell-mediated bone loss following ovariectomy. Ann N Y Acad Sci 2006;1068:348-51.
15. Theill LE, Boyle WJ, Penninger JM. RANK-L and RANK: T cells, bone loss, and mammalian evolution. Ann Rev Immunol 2002;20:795-823.
16. Horwood NJ, Elliott J, Martin TJ, Gillespie MT. IL-12 alone and in synergy with IL-18 inhibits osteoclast formation in vitro. J Immunol 2001;166(8):4915-21.
17. Franceschi C, Bonafe M, Valensin S, Olivieri F, De Luca M, Ottaviani E et al. Inflamm-aging. An evolutionary perspective on immunosenescence. Ann N Y Acad Sci 2000;908:244-54.
18. Zheng SX, Vrindts Y, Lopez M, De Groote D, Zangerle PF, Collette J et al. Increase in cytokine production (IL-1 beta, IL-6, TNF-alpha but not IFN-gamma, GM-CSF or LIF) by stimulated whole blood cells in postmenopausal osteoporosis. Maturitas 1997;26(1):63-71.
19. Grassi F, Tell G, Robbie-Ryan M, Gao Y, Terauchi M, Yang X et al. Oxidative stress causes bone loss in estrogen-deficient mice through enhanced bone marrow dendritic cell activation. Proc Natl Acad Sci USA 2007;104(38):15087-92.
20. Eghbali-Fatourechi G, Khosla S, Sanyal A, Boyle WJ, Lacey DL, Riggs BL. Role of RANK ligand in mediating increased bone resorption in early postmenopausal women. J Clin Invest 2003;111(8):1221-30.

21. Gennari C, Agnusdei D, Nardi P, Civitelli R. Estrogen preserves a normal intestinal responsiveness to 1,25-dihydroxyvitamin D3 in oophorectomized women. J Clin Endocrinol Metab 1990;71(5):1288-93.
22. McKane WR, Khosla S, Burritt MF, Kao PC, Wilson DM, Ory SJ et al. Mechanism of renal calcium conservation with estrogen replacement therapy in women in early postmenopause--a clinical research center study. J Clin Endocrinol Metab 1995;80(12):3458-64.
23. Cosman F, Shen V, Xie F, Seibel M, Ratcliffe A, Lindsay R. Estrogen protection against bone resorbing effects of parathyroid hormone infusion. Assessment by use of biochemical markers. Ann Intern Med 1993;118(5):337-43.
24. Riggs BL, Khosla S, Melton 3rd LJ. A unitary model for involutional osteoporosis: estrogen deficiency causes both type I and type II osteoporosis in postmenopausal women and contributes to bone loss in aging men. J Bone Miner Res 1998; 13(5):763-73.
25. Kaufman JM, Vermeulen A. The decline of androgen levels in elderly men and its clinical and therapeutic implications. Endocr Rev 2005;26(6):833-76.
26. Holick MF, Matsuoka LY, Wortsman J. Age, vitamin D, and solar ultraviolet. Lancet 1989;2(8671):1104-5.
27. Muruganandan S, Roman AA, Sinal CJ. Adipocyte differentiation of bone marrow-derived mesenchymal stem cells: cross talk with the osteoblastogenic program. Cell Mol Life Sci 2009;66(2):236-53.
28. National Osteoporosis Foundation. Physician's guide to prevention and treatment of osteoporosis. www.nof.org. 1999.
29. Brown JP, Josse RG. Clinical practice guidelines for the diagnosis and management of osteoporosis in Canada. CMAJ 2002;167(10 Suppl):S1-34.
30. Ihle R, Loucks AB. Dose-response relationships between energy availability and bone turnover in young exercising women. J Bone Miner Res 2004;19(8):1231-40.
31. Prouteau S, Pelle A, Collomp K, Benhamou L, Courteix D. Bone density in elite judoists and effects of weight cycling on bone metabolic balance. Med Sci Sports Exer 2006;38(4):694-700.
32. Rector RS, Loethen J, Ruebel M, Thomas TR, Hinton PS. Serum markers of bone turnover are increased by modest weight loss with or without weight-bearing exercise in overweight premenopausal women. Appl Physiol Nutr Metab 2009; 34(5):933-41.
33. Hinton PS, LeCheminant JD, Smith BK, Rector RS, Donnelly JE. Weight loss-induced alterations in serum markers of bone turnover persist during weight maintenance in obese men and women. J Am Coll Nutr 2009;28(5):565-73.
34. Redman LM, Rood J, Anton SD, Champagne C, Smith SR, Ravussin E. Calorie restriction and bone health in young, overweight individuals. Arch Intern Med 2008;168(17):1859-66.
35. Silverman NE, Nicklas BJ, Ryan AS. Addition of aerobic exercise to a weight loss program increases BMD, with an associated reduction in inflammation in overweight postmenopausal women. Calcif Tissue Int 2009;84(4):257-65.
36. FitzGerald L, Carpenter C. Bone mineral density results influencing health-related behaviors in male athletes at risk for osteoporosis. J Clin Densitom 2010;13(3): 256-62.
37. Rector RS, Rogers R, Ruebel M, Widzer MO, Hinton PS. Lean body mass and weight-bearing activity in the prediction of bone mineral density in physically active men. J Strength Cond Res 2009;23(2): 427-35.
38. Bass S, Pearce G, Bradney M, Hendrich E, Delmas PD, Harding A et al. Exercise before puberty may confer residual benefits in bone density in adulthood: studies in active prepubertal and retired female gymnasts. J Bone Miner Res 1998; 13(3):500-7.
39. Bailey DA, McKay HA, Mirwald RL,

Crocker PR, Faulkner RA. A six-year longitudinal study of the relationship of physical activity to bone mineral accrual in growing children: the university of Saskatchewan bone mineral accrual study. J Bone Miner Res 1999;14(10):1672-9.

40. Colletti LA, Edwards J, Gordon L, Shary J, Bell NH. The effects of muscle-building exercise on bone mineral density of the radius, spine, and hip in young men. Calcif Tissue Int 1989;45(1):12-4.

41. Zehnacker CH, Bemis-Dougherty A. Effect of weighted exercises on bone mineral density in post menopausal women. A systematic review. J Geriatr Phys Ther 2007;30(2):79-88.

42. Fuchs RK, Bauer JJ, Snow CM. Jumping improves hip and lumbar spine bone mass in prepubescent children: a randomized controlled trial. J Bone Miner Res 2001;16(1):148-56.

43. Barrack MT, Rauh MJ, Nichols JF. Cross-sectional evidence of suppressed bone mineral accrual among female adolescent runners. J Bone Miner Res 2010; 25(8):1850-7.

44. Barrack MT, Van Loan MD, Rauh MJ, Nichols JF. Body mass, training, menses, and bone in adolescent runners: a three-year follow-up. Med Sci Sports Exerc 2010 (in press).

45. Barrack MT, Van Loan MD, Rauh MJ, Nichols JF. Physiologic and behavioral indicators of energy deficiency in female adolescent runners with elevated bone turnover. Am J Clin Nutr 2010;92(3):652-9.

46. Davies JH, Evans BA, Gregory JW. Bone mass acquisition in healthy children. Arch Dis Child 2005;90(4):373-8.

47. Weaver CM. Adolescence: the period of dramatic bone growth. Endocrine 2002; 17(1):43-8.

48. Heaney RP, Abrams S, Dawson-Hughes B, Looker A, Marcus R, Matkovic V et al. Peak bone mass. Osteoporos Int 2000; 11(12):985-1009.

49. Rector RS, Rogers R, Ruebel M, Hinton PS. Participation in road cycling vs running is associated with lower bone mineral density in men. Metabolism 2008; 57(2):226-32.

50. Nichols JF, Palmer JE, Levy SS. Low bone mineral density in highly trained male master cyclists. Osteoporos Int 2003;14(8): 644-9.

51. Woodward MI, Cunningham JL. Skeletal accelerations measured during different exercises. Proc Inst Mech Eng [H] 1993; 207(2):79-85.

52. Ryan AS, Ivey FM, Hurlbut DE, Martel GF, Lemmer JT, Sorkin JD et al. Regional bone mineral density after resistive training in young and older men and women. Scand J Med Sci Sports 2004;14(1):16-23.

53. Almstedt HC, Canepa JA, Ramirez DA, Shoepe TC. Changes in bone mineral density in response to 24 weeks of resistance training in college-age men and women. J Strength Cond Res 2010 (in press).

54. Nikander R, Sievanen H, Heinonen A, Daly RM, Uusi-Rasi K, Kannus P. Targeted exercise against osteoporosis: a systematic review and meta-analysis for optimising bone strength throughout life. BMC Med 2010;8:47.

55. Lanyon LE. Using functional loading to influence bone mass and architecture: objectives, mechanisms, and relationship with estrogen of the mechanically adaptive process in bone. Bone 1996;18(1 Suppl):37S-43S.

56. Engelke K, Kemmler W, Lauber D, Beeskow C, Pintag R, Kalender WA. Exercise maintains bone density at spine and hip EFOPS: a 3-year longitudinal study in early postmenopausal women. Osteoporos Int 2006;17(1):133-42.

57. Shea B, Bonaiuti D, Iovine R, Negrini S, Robinson V, Kemper HC et al. Cochrane Review on exercise for preventing and treating osteoporosis in postmenopausal women. Eura Medicophys 2004;40(3):199-209.

58. Verschueren SM, Roelants M, Delecluse

C, Swinnen S, Vanderschueren D, Boonen S. Effect of 6-month whole body vibration training on hip density, muscle strength, and postural control in postmenopausal women: a randomized controlled pilot study. J Bone Miner Res 2004;19(3):352-9.
59. Tuzun S, Aktas I, Akarirmak U, Sipahi S, Tuzun F. Yoga might be an alternative training for the quality of life and balance in postmenopausal osteoporosis. Eur J Phys Rehabil Med 2010;46(1):69-72.
60. Madureira MM, Takayama L, Gallinaro AL, Caparbo VF, Costa RA, Pereira RM. Balance training program is highly effective in improving functional status and reducing the risk of falls in elderly women with osteoporosis: a randomized controlled trial. Osteoporos Int 2007;18:419-25.
61. Madureira MM, Bonfá E, Takayama L, Pereira RM. A 12-month randomized controlled trial of balance training in elderly women with osteoporosis: improvement of quality of life. Maturitas 2010; 66(2):206-11.
62. Liu-Ambrose TY, Khan KM, Eng JJ, Gillies GL, Lord SR, McKay HA. The beneficial effects of group-based exercises on fall risk profile and physical activity persist 1 year postintervention in older women with low bone mass: follow-up after withdrawal of exercise. J Am Geriatr Soc 2005;53(10):1767-73.
63. Forwood MR, Larsen JA. Exercise recommendations for osteoporosis. A position statement of the Australian and New Zealand Bone and Mineral Society. Aust Fam Physician 2000;29(8):761-4.

CAPÍTULO 9

Exercício Físico e Osteoartrite

HAMILTON ROSCHEL
MANOEL NEVES
RICARDO FULLER
FERNANDA RODRIGUES LIMA

INTRODUÇÃO

A osteoartrite (OA), também denominada osteoartrose ou simplesmente artrose, é uma doença degenerativa crônica caracterizada pela perda progressiva e irreversível da cartilagem articular. É a doença articular mais comum e a principal responsável pela incapacidade locomotora crônica nos idosos. No Brasil, acomete cerca de 16% das pessoas com mais de 55 anos de idade em diferentes graus de intensidade[1]. Com o crescente fenômeno mundial de envelhecimento da população, estima-se que o número de pacientes com disfunção por OA dobre em 2020[2]. Por isso, alguns autores referem-se à OA como uma "epidemia em ascensão", representando um grande problema de saúde pública[3].

A idade avançada constitui o principal fator de risco para o desenvolvimento dessa doença. No entanto, existem outros fatores como história familiar, sexo feminino, fatores hormonais (pós-menopausa), obesidade, fatores ocupacionais e traumatismo articular. Também já foi descrita uma associação entre lesão articular prévia por traumatismo ou alteração biomecânica e maior risco de OA.

CARACTERÍSTICAS CLÍNICAS

O principal sintoma da OA é a dor articular. No início, a dor é intermitente, ocorrendo preferencialmente no início da movimentação, o que caracteriza uma dor mecânica protocinética, ou seja, ao se iniciar o movimento, e a rigidez matinal é de curta duração, em geral até 15 minutos. Com o progredir da doença, a dor torna-se crônica e pode aparecer inclusive durante o repouso[4].

O joelho é uma das articulações mais afetadas, especialmente no compartimento medial, por suportar aproximadamente 85% da carga desta articulação. A OA de joelhos pode cursar com deformidade em varo ou valgo e impõe limitações importantes às atividades de vida diária e, consequentemente, à qualidade de vida.

Ao exame físico, é frequente encontrar dor à palpação, crepitação aos movimentos e alargamento ósseo na região da articulação, correspondente à formação de osteófitos. Em alguns pacientes podem ser encontrados sinais inflamatórios discretos, derrame articular e comprometimento musculotendíneo. Os casos de evolução mais grave apresentam limitação na amplitude de movimento, podendo chegar até à anquilose.

DIAGNÓSTICO

Habitualmente, suspeita-se de OA nos casos de dor articular insidiosa em indivíduos com mais de 50 anos de idade, mais frequentemente em joelhos, quadris, coluna e mãos[5]. Os achados radiográficos clássicos incluem redução do espaço articular, esclerose óssea subcondral e osteófitos (que indicam remodelação óssea). Nos casos mais graves, cistos e erosões podem ser detectados.

Entretanto, é frequente a existência de alterações radiográficas na ausência de sintomas[6], fenômeno esse denominado "dissociação clínico-radiológica". Portanto, utiliza-se na prática clínica o termo "OA radiográfica" para se referir aos casos em que há alterações radiológicas, porém os pacientes são assintomáticos, e "OA clínica", para aqueles pacientes sintomáticos.

Para padronizar as publicações científicas, o Colégio Americano de Reumatologia (*American College of Rheumatology* – ACR) propôs diferentes critérios classificatórios, a depender da articulação afetada. Para o diagnóstico clínico de OA de joelhos, é necessário ter dor articular e mais três dos seguintes achados: mais de 50 anos de idade, menos de 30min de rigidez matinal, crepitação, alargamento ósseo, sensibilidade à compressão óssea e/ou ausência de calor à palpação[7]. Para o diagnóstico de OA de quadris, além da dor articular deve-se ter pelo menos dois dos seguintes achados: velocidade de hemossedimentação menor que 20mm/h, osteófitos femorais ou acetabulares à radiografia e/ou redução do espaço articular à radiografia (superior, axial e/ou medial)[8].

Embora a ressonância magnética (RM) ainda seja pouco utilizada na prática clínica para o diagnóstico da OA, é um método extremamente promissor. Em comparação com a radiografia convencional, a RM apresenta a vantagem única de detalhar o acometimento da cartilagem, ligamentos, menisco, sinóvia e edema ósseo da articulação afetada. Com isso, a articulação é avaliada como um todo, e o diagnóstico pode ser feito de forma extremamente precoce[9].

TRATAMENTO

O objetivo do tratamento medicamentoso da OA é controlar a dor e restaurar o *status* funcional do paciente. Esse objetivo é atingido com o uso de analgésicos comuns e opiáceos. Quando a articulação se encontra em atividade inflamatória, é recomendável o uso, em curtos ciclos, de anti-inflamatórios não hormonais[10]. Em caso de contraturas musculares associadas, é indicada a combinação com os relaxantes musculares. Pode-se considerar ainda a infiltração intra-articular com corticosteroides ou ácido hialurônico. Infelizmente, diferente de outras doenças reumatológicas, ainda há controvérsia sobre o possível benefício do uso de drogas modificadoras da doença.

O uso de medidas não farmacológicas é, na realidade, a base do tratamento da OA. Estas medidas incluem a orientação ao paciente sobre a sua doença, o controle do peso corporal, as modalidades fisioterápicas analgésicas e o uso de órteses. A medida não farmacológica mais importante consiste na recuperação da função articular e, nesse sentido, o exercício tem sido uma importante ferramenta[10].

CAPACIDADE FÍSICA DO PACIENTE

Pacientes com OA encontram-se diante de um risco cardiovascular maior do que a população da mesma faixa etária[11]. Embora esses indivíduos apresentem em comum os mesmos fatores de risco como a obesidade, a hipertensão arterial sistêmica e o *diabetes mellitus* tipo 2, a limitação articular imposta pela doença com consequente inatividade física é um fator de risco adicional nessa equação. Além disso, o uso de drogas anti-inflamatórias, indicado nessa doença, pode apresentar efeito pró-trombótico e pró-hipertensivo, bem como impacto negativo na função renal, aumentando os fatores de risco cardiovasculares[11].

Sarcopenia é o nome dado para uma doença de etiologia complexa que acomete o idoso e se caracteriza por perda de massa e função muscular[12]. Embora de causa multifatorial, um importante fator que contribui para o desenvolvimento e a manutenção da sarcopenia é a perda da mobilidade provocada pela OA nas articulações de membros inferiores[13]. Uma vez instalada, a sarcopenia gera mais inatividade física que, por sua vez, pode contribuir com a piora da OA já instalada, estabelecendo, assim, um círculo vicioso. Além disso, os pacientes com sarcopenia tendem a apresentar maior incidência de quedas, a ser mais dependentes, mais institucionalizados e sofrer mais internações hospitalares que os idosos não sarcopênicos[12].

EFEITOS TERAPÊUTICOS DO EXERCÍCIO

Até o momento, não há tratamento curativo para a OA. Portanto, o foco terapêutico consiste em controlar os sintomas, manter a independência funcional, melhorar a qualidade de vida e diminuir a progressão dos danos estruturais, na tentativa de atrasar ou mesmo evitar a artroplastia total das articulações. Nessa perspectiva, uma revisão sistemática recente[10] apontou que 100% das recomendações terapêuticas baseadas em evidência e opiniões de especialistas apontam o exercício como tratamento de primeira linha para OA com grau máximo de evidência (Ia).

EXERCÍCIO COMO ADJUVANTE NA PREVENÇÃO PRIMÁRIA DE OA

O desenvolvimento e a progressão da OA são multifatoriais. Contudo, a fraqueza do quadríceps femoral tem sido apontada como um dos fatores principais na predisposição da OA de joelho[14]. De fato, a fraqueza muscular do quadríceps femoral foi recentemente associada com maior risco de diminuição do espaço intra-articular total e tibiofemoral em mulheres[15]. De maneira interessante, esse fator pode ser apontado como altamente modificável, por meio da prática de exercícios físicos, tanto em coortes de pacientes acometidos por OA como em sujeitos saudáveis.

Embora seja notória a eficácia do uso de exercícios físicos no tratamento da OA, um estudo recente aponta, com alto grau de evidência, a prática esportiva em nível competitivo como fator de risco predisponente à OA[16]. Essa afirmação, embora à primeira vista pareça contraditória, tem uma fundamentação interessante. Os autores afirmam que o risco de desenvolvimento de OA, a partir da prática esportiva, está ligado tanto à intensidade quanto ao tempo de exposição à prática. À luz dessas considerações, podemos discutir que a prática esportiva competitiva implica alta intensidade de exercício, uma vez que no esporte a busca pela vitória é o objetivo principal do atleta. Adicionalmente, praticantes de atividades esportivas em níveis elevados de desempenho (isto é, nível competitivo) estão normalmente engajados em programas de treinamento físico complementares, além de, eventualmente, submeterem suas articulações a posições biomecanicamente inadequadas durante a prática de suas modalidades, bem como a traumatismos por contato (contusões) ou indiretos (entorses). Associados, esses fatores aumentam a demanda e o desgaste das articulações, podendo elevar o risco de OA. Dessa forma, a interpretação correta da literatura revela que a prática esportiva em si não é desencadeadora de OA, porém a alta demanda imposta sobre os músculos e articulações, inerente à prática esportiva, constitui um fator de risco. Os mesmos autores[16] salientam ainda que traumatismos relacionados à prática esportiva são mais importantes no aumento da incidência de OA do que a prática esportiva em si. Infelizmente, a literatura carece de estudos destinados a investigar o papel de diferentes modalidades esportivas sobre a incidência e progressão de OA em diversas articulações.

Muito embora exista uma grande expectativa acerca dos possíveis efeitos benéficos da prática de exercícios sobre a incidência de OA, poucos estudos se debruçaram sobre o tema. De fato, Mikesky et al.[17] observaram que o treinamento de força aumentou a incidência de diminuição do espaço intra-articular em idosos saudáveis (observações radiográficas de redução do espaço intra-articular maiores que 0,50mm), contrariando as hipóteses mais otimistas. Embora os autores não apresentem uma boa argumentação para os achados, traumatismos ligados à prática de exercícios com sobrecarga de forma não supervisionada – já que nesse estudo parte do treinamento de força fora realizado sem supervisão profissional – podem, ainda que parcialmente, explicar os resultados. Claramente, o papel do exercício físico como prevenção primária de OA é um tópico que necessita ser mais bem explorado.

EXERCÍCIO COMO ADJUVANTE NAS PREVENÇÕES SECUNDÁRIAS E TERCIÁRIAS NA OA

A fraqueza muscular do quadríceps foi associada não somente com a predisposição[14], como também com a progressão de OA de joelho preexistente[18]. De fato, a diminuição da força do quadríceps femoral está ligada com o comprometimento funcional em pacientes com OA[19], enquanto o aumento da força muscular está relacionado com redução de dor, melhoras funcionais e deambulação[14], evidenciando o papel do exercício como adjuvante no tratamento da OA[20].

A literatura tem sido enfática em evidenciar que a base do tratamento não farmacológico de OA deve ser formada por exercícios físicos, perda de peso e educação do paciente. Estudos recentes demonstraram que os efeitos do treinamento físico podem ser comparáveis ao uso de anti-inflamatórios[21] e à infiltração intra-articular de hialuronato[22]. Levando-se em consideração os eventos adversos associados a essas medicações, os efeitos terapêuticos do exercício têm sido cada vez mais explorados nessa população, tanto na prevenção da progressão da doença quanto no tratamento da sintomatologia.

Um estudo bastante interessante avaliou o efeito do treinamento de força para membros inferiores na progressão da OA de joelhos em indivíduos idosos ao longo de 30 meses de seguimento[17]. Os pesquisadores dividiram 221 pacientes de ambos os sexos em dois grupos, a saber: 1. treinamento de força e 2. exercícios sem sobrecarga. Os pacientes também foram estratificados de acordo com a presença ou não de OA (determinada por exame radiológico) e de dor articular. Dentre os achados mais importantes, podemos destacar a redução de força muscular em ambos os grupos ao longo dos 30 meses de seguimento. Contudo, o grupo submetido ao treinamento de força teve menor taxa de declínio da capacidade de força muscular. Além disso, a taxa de diminuição do espaço intra-articular foi também menor (26%) no grupo que treinou com exercícios de força, ainda que tal diferença não tenha alcançado significância estatística. De maneira semelhante, a frequência de progressão da OA também foi significativamente menor com a prática do treinamento de força. Coletivamente, esses dados reforçam a importância do exercício físico, e em particular dos exercícios dirigidos para o aumento da força muscular, como prevenção secundária na OA.

O controle do peso corporal de pacientes com OA de joelho e quadril se faz também de suma importância na prevenção da progressão da doença, uma vez que o excesso de peso está ligado ao aumento da sobrecarga sobre a(s) articulação(ões) acometida(s) pela OA. Em um interessante estudo, Messier et al.[23] avaliaram a progressão da OA de joelho (determinada por avaliação radiográfica da diminuição do espaço intra-articular) em pacientes submetidos às seguintes intervenções: 1. estilo de vida saudável (grupo controle que recebia orientações sobre boas condutas no cuidado da doença); 2. dieta restritiva; 3. exercício físico; e 4. dieta restritiva mais exercício físico. Embora a redução de peso e as melhoras funcionais e de qualidade de vida tenham sido significativamente maiores para o grupo que associou a dieta aos exercícios físicos, a média de redução do espaço intra-articular foi similar entre os grupos. Uma das explicações para a falta de significância dos dados pode estar ligada ao curto tempo de acompanhamento do estudo. De qualquer maneira, os achados sobre a progressão da doença não invalidam a recomendação de exercício para redução do peso corporal em pacientes com OA, uma vez que esse fator é de grande relevância como prevenção terciária na doença.

Embora o exercício físico possa atuar de maneira efetiva como prevenção primária e secundária da doença, os resultados mais positivos decorrentes de programas de treinamento físico têm sido observados como prevenção terciária na doença.

O exercício físico comprovadamente melhora dor, função e qualidade de vida em pacientes com OA[23,24], mesmo naqueles muito idosos[25]. Pode corrigir disfunções decorrentes ou associadas à OA, como fraqueza muscular, baixas amplitude de movimento e déficits de propriocepção e equilíbrio, e descondicionamento cardiovascular. Somam-se a isso ganhos secundários como diminuição do risco de quedas, perda de peso corporal, correção de anormalidades metabólicas e melhoras cognitivas[26,27].

Os tipos de exercícios mais estudados e com os benefícios mais evidentes são o treinamento de força e o aeróbio na OA de joelhos[10,24,28,29,30-42], sendo ambos eficazes e considerados complementares[43]. Com relação aos exercícios aeróbios, tanto a caminhada[28,44,45] quanto o ciclismo estacionário em bicicleta ergométrica[46] mostraram-se capazes de reduzir a dor, porém a melhora funcional foi demonstrada apenas com a caminhada. No que tange ao treinamento de força, diversos estudos encontraram melhora da dor, na função e na qualidade de vida[29,30-42].

Um aspecto bastante importante na prescrição do treinamento de força refere-se à intensidade dos exercícios empregados. Sabe-se que a intensidade do exercício é a base para a prescrição de muitos programas de treinamento de força. O Colégio Americano de Medicina do Esporte (*American College of Sports Medicine* – ACSM)[47] recomenda que a sobrecarga mecânica imposta ao músculo para promover o aumento da força e a massa musculares deve situar-se entre 70 e 85% da força dinâmica máxima (1RM; para detalhes sobre o conceito de 1RM, ver Capítulo 6). Desta forma, o uso de intensidades elevadas de exercício em pacientes graves de OA pode ser limitado não somente pela dor[41,48], mas também pela própria fisiopatologia da doença. Sob essa perspectiva, Jan et al.[49] avaliaram o efeito de diferentes intensidades de treinamento de força (10 *versus* 60% de 1RM) sobre a dor e funcionalidade em pacientes com OA moderada de joelhos. Os autores observaram que os grupos submetidos ao treinamento de força, independente da intensidade, demonstraram melhoras significativamente maiores do que as do grupo controle (não exercitado). Entretanto, os autores destacam que, apesar da falta de diferenças significativas entre os grupos treinados, o treinamento de força em intensidade mais alta resultou em maior efeito do tamanho (ferramenta estatística para avaliar o efeito de um dado tratamento) do que o grupo de baixa intensidade. De qualquer maneira, a ausência de diferenças mais contundentes nas respostas obtidas entre as intensidades baixa e alta de treinamento de força deve ser observada com cautela. Em primeiro lugar, nem todos os pacientes do grupo alta intensidade concluíram o protocolo de treinamento, o que sugere a dificuldade de aderência a um protocolo de exercícios extenuantes, seja por falta de motivação, seja por limitação física. Em segundo, o tempo de intervenção foi demasiadamente curto (oito semanas). É possível especular que, a longo prazo, o estímulo de baixa intensidade torne-se insuficiente para continuar promovendo adaptações significativas. Por fim, é importante ressaltar que a amostra apresentava alta variabilidade para as variáveis mensuradas, o que, em muitos casos, limita a observância de diferenças entre os grupos.

Outro aspecto importante na determinação dos parâmetros relacionados ao treinamento de força para a OA refere-se ao tipo de contração muscular. Vignon et al.[16] afirmaram que os exercícios estáticos (sem movimento articular, com contrações isométricas) não são preferíveis aos dinâmicos (com movimento articular, contemplando contrações concêntricas e excêntricas). De fato, os exercícios dinâmicos apresentam maior "representatividade" fisiológica, já que mais se assemelham às tarefas de vida diária, enquanto os exercícios isométricos normalmente se refletem em benefícios restritos à angulação estática utilizada durante o treinamento[50].

A preocupação com o estresse patelofemoral imposto pelo treinamento de força também é de grande relevância na prescrição de exercícios. A sobrecarga excessiva sobre a cartilagem articular pode agravar o quadro da doença por aumentar a degeneração do tecido cartilaginoso. Exercícios de cadeia cinética aberta e fechada têm sido comumente aplicados no tratamento de pacientes com OA. O termo cadeia cinética fechada refere-se ao exercício caracterizado pela fixação do segmento distal do membro durante sua execução. Já o termo cadeia cinética aberta diz respeito ao exercício no qual o segmento distal permanece livre[51,52]. Exemplos comuns são o agachamento (cadeia cinética fechada) e a extensão de joelhos na cadeira extensora (cadeia cinética aberta), sendo ambos empregados no fortalecimento do quadríceps femoral. De maneira interessante, o estresse patelofemoral não apresenta comportamento similar entre os dois tipos de exercícios ao longo da amplitude de movimento. Escamilla et al.[53] demonstraram que, nos exercícios de cadeia cinética fechada, a compressão patelofemoral é maior em angulações aumentadas de flexão do joelho, enquanto nos de cadeia cinética aberta a compressão patelofemoral é maior do meio para o final (extensão total) da fase de extensão dos joelhos.

Há poucos estudos comparando diferentes modalidades de exercícios físicos. De modo geral, exercícios não aquáticos têm eficácia superior aos aquáticos (grau de evidência Ib)[54,55]. Apesar de a hidroterapia ser frequentemente prescrita para pacientes com OA, há menos pesquisas com essa modalidade e o benefício parece ser menor. Entretanto, esse tipo de exercício pode ser particularmente útil em pacientes obesos ou com doença muito grave, como forma de preparação para o treinamento não aquático[56]. Estudos com Tai Chi Chuan também têm demonstrado benefícios para a dor, a função, o equilíbrio, a flexibilidade e a capacidade aeróbia, porém, mais uma vez, há escassez de estudos com uma metodologia adequada[55].

Por fim, vale lembrar que a orientação sobre a doença e a importância do programa de exercícios para o paciente é fundamental, a fim de garantir aderência e eficácia ao tratamento[54]. Por exemplo, muitos pacientes evitam o exercício físico com receio de piorar a dor articular. Todavia, conforme já discutido, a literatura científica demonstra melhora da dor com o condicionamento físico desses pacientes[23]. Caso algum exercício em particular cause dor, este deve ser interrompido até a reavaliação da prescrição por um profissional capacitado. Uma vez que a imobilização tem efeito degenerativo sobre a articulação, com diminuição da espessura da cartilagem e da concentração de proteoglicanos[57], o repouso deve ser evitado mesmo naqueles pacientes com quadro grave e dor persistente, sendo admitido apenas nos casos de piora aguda dos sintomas e, ainda assim, em curto intervalo de tempo. Outra preocupação empírica refere-se ao receio de desenvolver OA ou piorar a doença através da prática de atividade física. Entretanto, enquanto atividades físicas não supervisionadas (como jardinagem e tarefas domésticas) em alta intensidade podem constituir um fator de risco para OA, o treinamento físico supervisionado é comprovadamente benéfico no tratamento dessa doença[16]. Outros fatores que podem influenciar a aderência ao treinamento são as dificuldades individuais, as crenças e as expectativas do paciente[58], na tentativa de diminuir essas interferências na aderência, e o programa ideal de treinamento deve ser individualizado[16,54]. Estratégias motivacionais também têm sido empregadas com sucesso, a saber: treinamento personalizado, monitoramento da aderência ao treinamento por meio de contato telefônico e automonitoramento por meio de planilhas de treino[24].

PERSPECTIVAS

O benefício do exercício físico tem sido comprovado em inúmeros estudos, com grau de evidência máximo, sendo esse o tratamento de primeira escolha para pacientes com OA. No entanto, ainda não está estabelecido com que frequência, duração e intensidade os exercícios devem ser aplicados, bem como que modalidades são as mais adequadas para cada articulação acometida (OA de quadril, OA de compartimento femorotibial de joelho, OA patelofemoral etc.).

A avaliação da progressão de perda articular é demorada e de alto custo e, por isso, muitos estudos focam apenas em aspectos clínicos. Além disso, os exames usados atualmente para avaliar as alterações estruturais são limitados, seja por baixa sensibilidade (radiografias simples), seja mesmo por custo (ressonância magnética). Ainda assim, esperamos novos estudos clínicos randomizados a fim de responder se o exercício físico é capaz de atuar de maneira satisfatória como prevenção primária e secundária de OA. Caso essa hipótese se confirme, todo o investimento nessa linha de pesquisa se justificaria, uma vez que o exercício é uma ferramenta barata, com pouquíssimos efeitos adversos e de fácil implementação epidemiológica.

Com base nas últimas evidências científicas, acredita-se que a OA não se trata de uma única doença, mas de um estágio final comum de insuficiência articular. Apesar de todo o progresso que vem sendo realizado na área, a patogênese permanece obscura em inúmeros pontos. O desvendamento desses mecanismos poderá levar a uma abordagem mais adequada do possível papel do exercício sobre essa doença[59].

APLICAÇÕES PRÁTICAS AO PRESCREVER EXERCÍCIO A PACIENTES COM OA

1. Exercícios para os principais grupos musculares dos membros inferiores, com especial enfoque para o quadríceps femoral, são de particular interesse ao paciente com OA de joelho; o uso do treinamento de força convencional tem sido consistentemente demonstrado como efetivo no tratamento da doença, ao aumentar a força muscular, a funcionalidade, diminuir a dor e melhorar a qualidade de vida dos pacientes.
2. Ao se utilizar o treinamento de força convencional, é adequado evitarmos amplitudes de movimento muito altas. Ao se utilizar exercícios de cadeia cinética fechada, deve-se limitar a amplitude de movimento na fase de flexão dos joelhos, evitando graus elevados de flexão. Ao se utilizar exercícios de cadeia cinética aberta, deve-se limitar a amplitude na fase de extensão dos joelhos, evitando a extensão total.
3. O uso do treinamento de força convencional pode apresentar uma barreira prática em pacientes mais graves, uma vez que a dor articular ocasionada pela doença pode limitar a capacidade de produção de força. Dessa forma, o uso de estratégias adicionais como oclusão vascular, plataformas vibratórias, hidroginástica e eletroestimulação, embora sem comprovação, podem constituir estratégias interessantes de intervenção.
4. O uso de exercícios aeróbios também se faz importante, uma vez que os pacientes com OA, comumente, apresentam excesso de peso ou obesidade, o que agrava o quadro clínico da doença. O treinamento aeróbio é efetivo no emagrecimento, constituindo uma estratégia auxiliar interes-

sante no tratamento da doença. Adicionalmente, o exercício com caminhada tem o objetivo de restabelecer a função e melhorar a capacidade de deambulação do paciente com OA. O volume de exercícios, contudo, deve ser controlado, a fim de se evitar sobrecarga por excesso de uso nas articulações acometidas.

5. Exercícios de flexibilidade parece ser uma intervenção com importante potencial terapêutico para estes pacientes, uma vez que existe associação entre a amplitude de movimento das articulações de joelho e a coxa (com especial ênfase para flexores de joelho e extensores de quadril) e OA nestas articulações.

REFERÊNCIAS BIBLIOGRÁFICAS

1. Senna ER, De Barros AL, Silva EO, Costa IF et al. Prevalence of rheumatic diseases in Brazil: a study using the COPCORD approach. J Rheumatol 2004;31(3):594-7.
2. Gupta S, Hawker GA, Laporte A, Croxford R, Coyte PC. The economic burden of disabling hip and knee osteoarthritis from the perspective of individuals living with this condition. Rheumatology 2005;44:1531-7.
3. Bitton R. The economic burden of osteoarthritis. Am J Manag Care 2009;15(8):S230-5.
4. Fuller R. Osteoartrite. In Lopes AC. Tratado de clínica médica. São Paulo: Roca 2006. p. 1721-29.
5. Moskowitz RW. The burden of osteoarthritis: clinical and quality-of-life issues. Am J Manag Care 2009;15(8S):S223-9.
6. Hannan MT, Felson DT, Pincus T. Analysis of the discordance between radiographic changes and knee pain in osteoarthritis of the knee. J Rheumatol 2000; 27(6):1513-7.
7. Altman RD, Bloch DA, Bole GG, Brandt KD et al. Development of clinical criteria for osteoarthritis. J Rheumatol 1987;14: 3-6.
8. Altman R, Alarcón G, Appelrouth D, Bloch D et al. The American College of Rheumatology criteria for the classification and reporting of osteoarthritis of the hip. Arthritis Rheum 1991;34(5):505-14.
9. Guermazi A, Eckstein F, Hellio LE, Graverand-Gastineau MP, Conaghan PG et al. Osteoarthritis: current role of imaging. Med Clin North Am 2009;93(1):101-26.
10. Zhang W, Nuki G, Moskowitz RW et al. OARSI recommendations for the management of hip and knee osteoarthritis: part III: changes in evidence following systematic cumulative update of research published through January 2009. Osteoarthr Cartil 2010;18(4):476-99.
11. Whelton A, Gibofsky A. Minimizing cardiovascular complications during the treatment of osteoarthritis. Am J Ther 2010 (in press).
12. Cruz-Jentoft AJ, Landi F, Topinková E, Michel JP. Understanding sarcopenia as a geriatric syndrome. Curr Opin Clin Nutr Metab Care 2010;13(1):1-7.
13. Berger MJ, Doherty TJ. Sarcopenia: prevalence, mechanisms, and functional consequences. Interdiscip Top Gerontol 2010; 37:94-114.
14. Lange AK, Vanwanseele B, Fiatarone Singh MA. Strength training for treatment of osteoarthritis of the knee: a systematic review. Arthritis Rheum 2008;59 (10):1488-94.
15. Segal N, Glass N, Torner J, Yang M et al. Quadriceps weakness predicts risk for knee joint space narrowing in women in the MOST cohort. Osteoarthr Cartil 2010; 18(6):769-75.

16. Vignon E, Valat J, Rossignol M, Avouac B et al. Osteoarthritis of the knee and hip and activity: a systematic international review and synthesis (OASIS). Joint Bone Spine 2006;73(4):442-55.
17. Mikesky AE, Mazzuca SA, Brandt KD, Perkins SM et al. Effects of strength training on the incidence and progression of knee osteoarthritis. Arthritis Rheum 2006; 55(5):690-9.
18. Slemenda C, Brandt KD, Heilman DK, Mazzuca S et al. Quadriceps weakness and osteoarthritis of the knee. Ann Intern Med 1997;127(2):97-104.
19. Altman RD, Hochberg MC, Moskowitz MD, Schnitzer TJ et al. Recommendations for the medical management of osteoarthritis of the hip and knee: 2000 update. American College of Rheumatology Subcommittee on Osteoarthritis Guidelines. Arthritis Rheum 2000;43(9): 1905-15.
20. Altman RD. Early management of osteoarthritis. Am J Manag Care 2010;16: S41-7.
21. Doi T, Akai M, Fujino K, Iwaya T et al. Effect of home exercise of quadriceps on knee osteoarthritis compared with nonsteroidal antiinflammatory drugs: a randomized controlled trial. Am J Phys Med Rehabil 2008;87(4):258-69.
22. Kawasaki T, Kurosawa H, Ikeda H, Takazawa Y et al. Therapeutic home exercise versus intraarticular hyaluronate injection for osteoarthritis of the knee: 6-month prospective randomized open-labeled trial. J Orthop Sci 2009;14(2):182-91.
23. Messier SP, Loeser RF, Miller GD, Morgan TM et al. Exercise and dietary weight loss in overweight and obese older adults with knee osteoarthritis: the arthritis, diet, and activity promotion trial. Arthritis Rheum 2004;50(5):1501.
24. Roddy E, Zhang W, Doherty M, Arden NK et al. Evidence-based recommendations for the role of exercise in the management of osteoarthritis of the hip or knee – the MOVE consensus. Rheumatology 2005;44(1):67-73.
25. Latham N, Liu C. Strength training in older adults: the benefits for osteoarthritis. Clin Geriatr Med 2010;26:445-59.
26. Fiatarone MA, Marks EC, Ryan ND, Meredith CN et al. High-intensity strength training in nonagenarians. Effects on skeletal muscle. JAMA 1990;263(22):3029-34.
27. Taaffe DR, Duret C, Wheeler S, Marcus R. Once-weekly resistance exercise improves muscle strength and neuromuscular performance in older adults. J Am Geriatr Soc 1999;47(10):1208-14.
28. Ettinger WH, Burns R, Messier SP, Applegate W et al. A randomized trial comparing aerobic exercise and resistance exercise with a health education program in older adults with knee osteoarthritis: the fitness arthritis and seniors trial. JAMA 1997;277:25-31.
29. Baker KR, Nelson ME, Felson DT, Layne JE et al. The efficacy of home based progressive strength training in older adults with knee osteoarthritis: a randomized controlled trial. J Rheumatol 2001;28(7): 1655-65.
30. Callaghan M, Oldham J. An evaluation of exercise regimes for patients with osteoarthritis of the knee: a single-blind randomized controlled trial. Clin Rehabil 1995;9(3):213-8.
31. Chamberlain MA, Care G, Harfield B. Physiotherapy in osteoarthrosis of the knees. A controlled trial of hospital versus home exercises. Int Rehabil Med 1982;4(2):101-6.
32. Fransen M, McConnell S. Exercise for osteoarthritis of the knee. Cochrane Database of Systematic Reviews. In: The Cochrane Library. 2010; issue 12. Art. No. CD004376. DOI: 10.1002/14651858. CD004376.pub3
33. Gür H, Cakin N, Akova B, Okay E, Küçükoglu S. Concentric versus combined concentric-eccentric isokinetic training: effects on functional capacity

and symptoms in patients with osteoarthrosis of the knee. Arch Phys Med Rehabil 2002;83(3):308-16.
34. Maurer BT, Stern AG, Kinossian B, Cook KD, Schumacher HR. Osteoarthritis of the knee: isokinetic quadriceps exercise versus an educational intervention. Arch Phys Med Rehabil 1999;80(10):1293-9.
35. O'Reilly S, Muir K, Doherty M. Effectiveness of home exercise on pain and disability from osteoarthritis of the knee: a randomised controlled trial. Ann Rheum Dis 1999;58(1):15-9.
36. Petrella RJ, Bartha C. Home based exercise therapy for older patients with knee osteoarthritis: a randomized clinical trial. J Rheumatol 2000;27(9):2215-21.
37. Quilty B, Tucker M, Campbell R, Dieppe P. Physiotherapy, including quadriceps exercises and patellar taping, for knee osteoarthritis with predominant patellofemoral joint involvement: randomized controlled trial. J Rheumatol 2003;30(6):1311-7.
38. Røgind H, Bibow-Nielsen B, Jensen B, Møller HC, Frimodt-Møller H, Bliddal H. The effects of a physical training program on patients with osteoarthritis of the knees. Arch Phys Med Rehabil 1998;79(11):1421-7.
39. Schilke JM, Johnson GO, Housh TJ, O'Dell JR. Effects of muscle-strength training on the functional status of patients with osteoarthritis of the knee joint. Nurs Res 1996;45(2):68-72.
40. Thomas KS, Muir K, Doherty M, Jones AC, O'Reilly S, Bassey EJ. Home based exercise programme for knee pain and knee osteoarthritis: randomised controlled trial. BMJ 2002;325(7367):752.
41. Topp R, Woolley S, Hornyak J, Khuder S, Kahaleh B. The effect of dynamic versus isometric resistance training on pain and functioning among adults with osteoarthritis of the knee. Arch Phys Med Rehabil 2002;83(9):1187-95.
42. Wyatt FB, Milam S, Manske RC, Deere R. The effects of aquatic and traditional exercise programs on persons with knee osteoarthritis. J Strength Cond Res 2001;15(3):337-40.
43. Péloquin L, Bravo G, Gauthier P, Lacombe G, Billiard JS et al. Effects of a cross-training exercise program in persons with osteoarthritis of the knee. A randomized controlled trial. J Clin Rheumatol 1999;5(3):126-36.
44. Bautch JC, Malone DG, Vailas AC. Effects of exercise on knee joints with osteoarthritis: a pilot study of biologic markers. Arthritis Care Res 1997;10(1):48-55.
45. Kovar PA, Allegrante JP, MacKenzie CR, Peterson MG et al. Supervised fitness walking in patients with osteoarthritis of the knee. A randomized controlled trial. Ann Intern Med 1992;116(7):529-34.
46. Mangione KK, McCully K, Gloviak A, Lefebvre I et al. The effects of high-intensity and low-intensity cycle ergometry in older adults with knee osteoarthritis. J Gerontol A Biol Sci Med Sci 1999;54(4):M184-90.
47. ACSM. American College of Sports Medicine position stand. Progression models in resistance training for healthy adults. Med Sci Sports Exerc 2009;41(3):687-708.
48. Sturnieks DL, Tiedemann A, Chapman K, Munro B, Murray SM, Lord SR. Physiological risk factors for falls in older people with lower limb arthritis. J Rheumatol 2004;31(11):2272-9.
49. Jan MH, Lin JJ, Liau JJ, Lin YF, Lin DH. Investigation of clinical effects of high- and low-resistance training for patients with knee osteoarthritis: a randomized controlled trial. Phys Ther 2008;88(4):427-36.
50. Weir JP, Housh TJ, Weir LL, Johnson GO. Effects of unilateral isometric strength training on joint angle specificity and cross-training. Eur J Appl Physiol Occup Physiol 1995;70(4):337-43.
51. Steindler A. Kinesiology of the human body under normal and pathological conditions. Springfield, IL: Charles C. Thomas; 1973.

52. Palmitier RA, An KN, Scott SG, Chao EY. Kinetic chain exercise in knee rehabilitation. Sports Med 1991;11(6):402-13.
53. Escamilla RF, Fleisig GS, Zheng N, Barrentine SW et al. Biomechanics of the knee during closed kinetic chain and open kinetic chain exercises. Med Sci Sports Exerc 1998;30(4):556-69.
54. Zhang W, Moskowitz RW, Nuki G, Abramson S et al. OARSI recommendations for the management of hip and knee osteoarthritis, part I: critical appraisal of existing treatment guidelines and systematic review of current research evidence. Osteoarthr Cartli 2007; 15(9):981-1000.
55. Bennell KL, Hinman RS. A review of the clinical evidence for exercise in osteoarthritis of the hip and knee. J Sci Med Sport 2011;14(1):4-9.
56. Block JA, Shakoor N. Lower limb osteoarthritis: biomechanical alterations and implications for therapy. Curr Opin Rheumatol 2010;22(5):544-50.
57. Palmoski M, Perricone E, Brandt KD. Development and reversal of a proteoglycan aggregation defect in normal canine knee cartilage after immobilization. Arthritis Rheum 1979;22(5):508-17.
58. Campbell R, Evans M, Tucker M, Quilty B, Dieppe P, Donovan JL et al. Why don't patients do their exercises? Understanding non-compliance with physiotherapy in patients with osteoarthritis of the knee. J Epidemiol Community Health 2001;55(2):132-8.
59. Martel-Pelletier J, Pelletier JP. Is osteoarthritis a disease involving only cartilage or other articular tissues? Eklem Hastalik Cerrahisi 2010;21(1):2-14.

CAPÍTULO 10

Artrite Reumatoide

FERNANDA RODRIGUES LIMA
KARINA BONFIGLIOLI

INTRODUÇÃO

A artrite reumatoide (AR) é uma doença autoimune inflamatória sistêmica e crônica caracterizada por dor e edema das articulações sinoviais. A persistência da atividade inflamatória acarreta erosões ósseas, destruição articular e incapacidade funcional. Outros órgãos e sistemas podem ser envolvidos, sobretudo naqueles pacientes com doença articular mais grave[1-3].

Na maioria dos casos, esse processo é gradual e insidioso. A perda de mobilidade articular ocasiona ainda hipotrofia e fragilidade dos tecidos e músculos adjacentes, contribuindo para a incapacidade física[1-3]. Nesse contexto, a reabilitação física constitui fator primordial para a manutenção da funcionalidade e qualidade de vida do paciente.

EPIDEMIOLOGIA

A AR apresenta uma prevalência de 0,5 a 1,0% da população mundial. Todas as faixas etárias podem ser acometidas, entretanto há maior prevalência entre a quarta e quinta décadas de vida, com evidente predomínio no sexo feminino (três a oito mulheres para um homem)[1,2].

Em relação ao impacto da doença na saúde pública, incluindo despesas médicas, perdas de dias de trabalho e aposentadorias, não há estimativas brasileiras recentes. Nos Estados Unidos, os custos médios relacionados à doença chegam a US$ 25.000 por paciente/ano[2].

FISIOPATOLOGIA

A AR é uma doença de fisiopatogênese complexa e multifatorial, com a participação de fatores ambientais, imunológicos, genéticos e hormonais.

Fatores genéticos – a associação entre AR e HLA DR4, bem como a sequência de aminoácidos das posições 70 a 74 do HLA DRB1 (epítopo compartilhado) já é bem estabelecida. Esse mecanismo atuaria no aumento da susceptibilidade genética para o desenvolvimento de AR[1-4].

Fatores ambientais e infecciosos – a teoria proposta é que a AR pode ser iniciada por um antígeno "artritogênico" de origem endógena, exógena ou uma combinação de ambas. As bactérias e os vírus têm sido implicados, como Epstein-Barr, parvovírus B19, HTLV-I, micoplasma e micobactérias, entre outros; o tabagismo também é considerado um fator de risco importante[1-4].

Fatores imunológicos – o MCH (do inglês *major histocompatibility complex*) de classe II promove a apresentação de peptídeos antigênicos para as células T CD4+, desencadeando uma resposta autoimune mediada por linfócitos T. Estes continuariam respondendo a autoantígenos próprios, perpetuando o processo inflamatório por meio da ativação de macrófagos, monócitos e fibroblastos, que, por sua vez, produzem citocinas como a interleucina-6 (IL-6), a interleucina-1 (IL-1) e o fator de necrose tumoral alfa (TNF-α). Cria-se então uma rede de citocinas pró-inflamatórias, que promove o estímulo de fibroblastos na sinóvia, a produção de colagenase, ativação do sistema RANK e de linfócitos B, culminando na formação do *pannus* sinovial, erosão óssea e, finalmente, destruição articular[1-4].

QUADRO CLÍNICO

A AR instala-se de maneira insidiosa e progressiva em 60 a 70% dos casos, estabelecendo-se completamente no período de semanas a meses. Os quadros agudos e subagudos ocorrem em 15 a 30% dos pacientes[1,2].

As manifestações podem ser articulares e extra-articulares. Sintomas gerais como febre, fadiga, astenia, mialgia e perda ponderal podem preceder as manifestações próprias da doença. O quadro articular típico consiste em poliartrite aditiva simétrica com rigidez articular e sinais flogísticos, predominantemente nas articulações interfalângicas proximais das mãos (IFP), metacarpofalângicas (MCF), punhos e metatarsofalângicas (MTF). Com a evolução da doença, todas as articulações diartrodiais podem ser acometidas, seguindo, em geral, um padrão somatório e simétrico[1-5].

Após o quadro inflamatório inicial (Fig. 10.1A), a evolução natural da doença leva a alterações articulares e periarticulares irreversíveis, de aspecto peculiar (Fig. 10.1B).

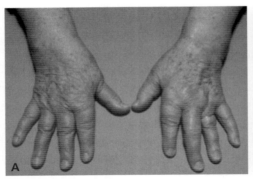 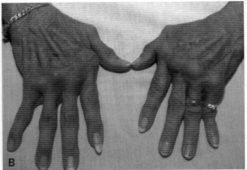

FIGURA 10.1 – A) Aspecto da mão reumatoide em fase inicial da doença. Observa-se flogismo periarticular e alargamento de punhos, sem alterações estruturais instaladas. **B)** Evolução da doença com alterações crônicas típicas: hipotrofia da musculatura interóssea, desvio ulnar das mãos, dedos em pescoço de cisne, proeminência das segundas e terceiras articulações metacarpofalângicas (mãos em "dorso de camelo").

DIAGNÓSTICO

Os critérios elaborados pelo *American College of Rheumatology* em 1987 são guias utilizados para o diagnóstico. Um paciente tem artrite reumatoide quando preenche ao menos quatro critérios dos sete enumerados a seguir

CRITÉRIOS DE CLASSIFICAÇÃO DA ARTRITE REUMATOIDE

1. **Rigidez matinal**: rigidez articular com duração mínima de 1h.
2. **Artrite de três ou mais regiões articulares**: três regiões típicas, simultaneamente (IFP, MCF, punhos, cotovelos, joelhos, tornozelos, MTF).
3. **Artrite das articulações das mãos**: pelo menos um articulação com edema nas regiões das mãos.
4. **Artrite simétrica**: artrite simultânea bilateral na mesma região.
5. **Nódulos reumatoides**: nódulos subcutâneos em proeminências ósseas, faces extensoras ou periarticulares, observados pelo médico.
6. **Fator reumatoide sérico**: títulos anormais de fator reumatoide.
7. **Alterações radiográficas**: erosões ou osteopenia periarticular.

Os critérios de 2 a 5 devem ser observados pelo médico e os de 2 a 4 devem estar presentes por pelo menos seis semanas.

A baixa sensibilidade desses critérios para o diagnóstico de doença precoce motivou a elaboração de novos mecanismos de avaliação e identificação de pacientes que apresentam maior risco para o desenvolvimento de artrite persistente e erosiva. Em 2010 uma iniciativa conjunta entre ACR e EULAR (*European*

League Against Rheumatism) elaborou uma nova abordagem para pacientes com quadro inicial (Tabela 10.1), visando ao diagnóstico e à intervenção precoces para prevenir os danos estruturais e, por conseguinte, funcionais[6-8].

TRATAMENTO

A tendência atual é a padronização do protocolo de tratamento medicamentoso e não medicamentoso para a AR[9-11]. O ideal é obter-se um controle da atividade da doença o mais precocemente possível, para promover uma prevenção de deformidades e, consequentemente, de incapacidade funcional.

Os medicamentos analgésicos, anti-inflamatórios não hormonais, glicocorticoides e drogas modificadoras do curso da doença (DMCD) estão indicados para a redução dos parâmetros clínicos, laboratoriais e radiográficos[12].

Entre as DMCD sintéticas, o metotrexato é o mais utilizado, podendo ser administrado de forma isolada ou em conjunto com outros agentes, devendo ser iniciado tão logo o diagnóstico de AR seja confirmado. Quando seu uso é contraindicado, podem ser administradas outras substâncias como a hidroxicloroquina, a leflunomida e/ou a sulfassalazina[9].

Recentemente os agentes biológicos assumiram um papel importante no combate da instalação e progressão da sinovite reumatoide, ao atuar, por exemplo, sobre as citocinas IL-1 e TNF-α. Segundo o *European League Against Rheumatism* (EULAR), esta terapia deve ser iniciada quando o objetivo inicial com DMCD sintéticas não foi satisfatório e, em conjunto, quando existirem fatores de mau prognóstico da doença[9].

A fisioterapia é classicamente prescrita tanto na forma precoce como nas fases avançadas da doença e tem como objetivo a redução e/ou controle dos sintomas inflamatórios, a prevenção de deformidades articulares, a manutenção ou ganho da amplitude de movimento e força muscular[10]. No entanto, uma nova abordagem não medicamentosa, adicional ao tratamento fisioterápico, vem ganhando corpo como uma ferramenta importante no combate dos sintomas e sequelas características da AR. Essa abordagem é a prescrição de exercícios físicos e será discutida com detalhes adiante.

EFEITOS TERAPÊUTICOS DO EXERCÍCIO

Pacientes com AR apresentam risco aumentado de morbidade e mortalidade cardiovasculares, principalmente em função de um processo acelerado de arteriosclerose[13,14]. Nesse processo, não apenas estão implicados os fatores de risco cardiovasculares tradicionais (sedentarismo, obesidade e corticoide), mas também os efeitos inflamatórios crônicos da própria AR[15] e, em alguns casos, o envolvimento pulmonar da doença[16].

TABELA 10.1 – Abordagem diagnóstica para pacientes com artrite reumatoide.

População-alvo (quem deve ser testado?)

Paciente com pelo menos uma articulação com sinovite clínica definida (edema)*.
Sinovite que não seja melhor explicada por outra doença.

*Os diagnósticos diferenciais são diferentes em pacientes com diferentes apresentações, mas podem incluir condições tais como lúpus eritematoso sistêmico, artrite psoriática e gota. Se houver dúvidas quanto aos diagnósticos diferenciais relevantes, o reumatologista deve ser consultado.

Critério de classificação para AR (algoritmo baseado em pontuação das categorias A-D). Pontuação maior ou igual a 6 é necessária para a classificação definitiva de um paciente como AR

Envolvimento articular[A]	
1 grande articulação[B]	0
2-10 grandes articulações	1
1-3 pequenas[C] articulações (com ou sem envolvimento de grandes articulações)	2
4-10 pequenas articulações (com ou sem envolvimento de grandes articulações)	3
> 10 articulações[D] (pelo menos uma pequena articulação)	5
Sorologia[E] (pelo menos o resultado de um teste é necessário para classificação)	
FR positivo **e** AAPC negativo	0
FR positivo em título baixo **ou** AAPC positivo em título baixo	2
FR positivo em título alto **ou** AAPC positivo em título alto	3
Provas de fase aguda[F] (pelo menos o resultado de um teste é necessário para classificação)	
PCR normal **e** VHS normal	
PCR anormal **ou** VHS anormal	
Duração dos sintomas[G]	
> 6 semanas	0
≤ 6 semanas	1

[A] O envolvimento articular refere-se a qualquer articulação edemaciada ou dolorosa ao exame físico e pode ser confirmado por evidências de sinovite detectada por um método de imagem. As articulações interfalângicas distais (IFDs), primeira carpometacárpica (CMTC) e primeira metatarsofalângica (MTF) são excluídas da avaliação. As diferentes categorias de acometimento articular são definidas de acordo com a localização e o número de articulações envolvidas (padrão ou distribuição do acometimento articular). A pontuação ou colocação na categoria mais alta possível é baseada no padrão de envolvimento articular.
[B] São consideradas grandes articulações: ombros, cotovelos, quadris, joelhos e tornozelos.
[C] São consideradas pequenas articulações: punhos, MTCF, IFP, interfalângica do primeiro quirodáctilo e articulações MTF.
[D] Nesta categoria, pelo menos uma das articulações envolvidas deve ser uma pequena articulação; as outras podem incluir qualquer combinação de grandes e pequenas articulações, bem como outras não especificadamente mencionadas em outros lugares (por exemplo, temporomandibular, acromioclavicular e esternoclavicular).
[E] Negativo refere-se a valores (Unidade Internacional – UI) menores ou iguais ao limite superior normal (LSN) para o método e laboratório. Título positivo baixo corresponde aos valores (UI) maiores que o LSN, mas menores ou iguais a três vezes o LSN para o método e laboratório. Título positivo alto: valores maiores que 3 vezes o LSN para o método e laboratório. Quando o FR só estiver disponível como positivo ou negativo, um resultado positivo deve ser marcado como "positivo ou título baixo".
[F] Normal/anormal é determinado por padrões laboratoriais locais (outras causas de elevação das provas de fase aguda devem ser excluídas).
[G] Duração dos sintomas refere-se ao relato do paciente quanto à duração dos sintomas ou sinais de sinovite (por exemplo, dor, inchaço) nas articulações que estão clinicamente envolvidas no momento da avaliação, independentemente do *status* do tratamento.

FR = fator reumatoide; AAPC = anticorpos antiproteína/peptídeo citrulinados; LSN = limite superior do normal; VHS = velocidade de hemossedimentação; PCR = proteína C-reativa.
(Adaptado de Fuller R. Critério de Classificação da Artrite Reumatoide ACR EULAR 2010. Rev Bras Reumatol 2010;50(5):481-86.)

Já foi demonstrado que pacientes com AR chegam a possuir apenas um terço da força muscular e apresentam a capacidade aeróbia reduzida em até 50%, quando comparados com uma população saudável[17]. O sedentarismo pode ser atribuído ao estado de fadiga clássico da doença, bem como à perda da capacidade funcional. Um estudo demonstrou que pacientes com artrite veem na dor a principal barreira limitadora de se iniciar exercícios físicos[18]. Adicionalmente, esses pacientes e seus médicos muitas vezes apresentam o conceito de que a prática de exercícios físicos pode aumentar a atividade da doença e piorar as deformidades.

Felizmente esta tendência está mudando. Já existe na literatura[19,20] considerável evidência mostrando os efeitos benéficos da prática regular de exercícios físicos em pacientes com AR classes funcionais I e II. Embora, tradicionalmente, a orientação para os pacientes com AR é a prática de exercícios isométricos, o que foi visto e é consenso nos estudos acima citados é que um programa de exercícios dinâmicos (exercícios de força e/ou aeróbios realizados de maneira dinâmica, ou seja, com movimento articular) efetivamente produz um aumento no condicionamento aeróbio e na força muscular desses pacientes com AR, sem comprometer sua segurança.

Um destes estudos merece ser comentado com detalhes em função da metodologia, tamanho da amostra e tempo de acompanhamento. Jong et al. publicaram, em 2003[21], um estudo randomizado e controlado com 309 pacientes com AR que foram submetidos a um protocolo de dois anos de exercício físico intenso e supervisionado comparado com um grupo que recebia uma orientação fisioterápica habitual. O treinamento de alta intensidade consistia de uma fase de resistência aeróbia na bicicleta, um componente de exercícios para fortalecimento muscular e a prática de uma modalidade esportiva (voleibol, basquetebol, futebol ou *badminton*). Os pacientes foram avaliados semestralmente. Os resultados mostraram, no final do estudo, que o treinamento intenso promoveu melhoria na capacidade funcional e no estado emocional dos pacientes. Não houve exacerbação da atividade da doença, nem progressão radiológica, exceto em um pequeno grupo de pacientes que já apresentava considerável alteração radiológica de base. Esse último achado é concordante com um estudo[22] que também demonstrou progressão da lesão radiológica em pacientes sob treinamento dinâmico, mas que já apresentavam lesões preexistentes antes do início do treinamento. Embora este estudo tenha sido retrospectivo, é importante, antes de iniciar um protocolo de exercícios físicos, levar em consideração o aspecto radiológico das articulações, para determinar o melhor tipo de treino para esses pacientes.

Uma revisão publicada[20], abrangendo os trabalhos da última década, concluiu que o protocolo de exercícios físicos aeróbios e/ou de fortalecimento muscular quando executados em regime de curto prazo (menor que três meses) promoviam ganhos imediatos no condicionamento aeróbio e na força muscular. Quando executados em regime de longo prazo (maior de três meses), obtinha-se melhoria adicional nas capacidades funcionais. Além disso, confirmou-se que, nos protocolos de longo prazo, o treino foi seguro e não promoveu piora das alterações radiológicas. O que ainda não ficou claro, segundo essa revisão, foi o quanto a manutenção do ganho de condicionamento persiste após a interrupção do protocolo de exercícios físicos supervisionados. Tendo em vista que o destreinamento – processo caracterizado pela perda de adaptações inerentes ao treinamento físico quando este é interrompido – tem sido amplamente documentado em diversas populações, pode-se especular que o treinamento físico deva ser empregado ininterruptamente para o paciente com AR, a fim de maximizar os benefícios desse tratamento.

A AR é uma doença inflamatória crônica caracterizada por níveis elevados de TNF[2]. O TNF produz caquexia, que por sua vez gera sarcopenia. Já foi demonstrado que o treinamento físico de alta intensidade promove, no tecido muscular envolvido, uma produção de citocinas denominadas "miocinas", que possuem efeitos anti-inflamatórios e, em especial, de inibição dos efeitos inflamatórios do TNF[23,24]. Portanto, é justo especular que um treinamento físico de alta intensidade possa promover um controle da atividade de doença na AR. No entanto, até o momento, não há estudos controlados e prospectivos que comprovem em humanos esse mesmo mecanismo de controle inflamatório na AR. O que se sabe até o momento é que o treinamento físico não piora e, segundo alguns estudos, até melhora os parâmetros de atividade de doença[14]. Vale ressaltar, por outro lado, que, em um estudo com modelo animal de AR, foi sugerido que o exercício físico pode promover um controle inflamatório da artrite desses animais[25].

A combinação do ambiente inflamatório da doença com o sedentarismo e o uso de determinados medicamentos, como os esteroides, induz o paciente com AR para uma evolução precoce para a osteoporose[17]. Em pacientes com osteoporose já foi demonstrado que o treinamento aeróbio com impacto pode promover um incremento de massa óssea, e o treino de força combinado com exercícios de equilíbrio reduzem a possibilidade de fratura. Em pacientes com AR, alguns poucos estudos avaliaram a massa óssea após o treinamento físico. O que se observou foi uma desaceleração da perda de massa óssea com o treino concorrente[26] e um modesto ganho de densidade mineral óssea, quando os pacientes treinados foram comparados com o grupo controle[27]. Aparentemente, o treinamento de força de forma isolada não contribui para a manutenção ou ganho da massa óssea[17].

PRESCRIÇÃO DE EXERCÍCIOS NA ARTRITE REUMATOIDE

O treinamento desses pacientes deve ser preferencialmente supervisionado e executado em casa sem orientação, conforme demonstrado previamente[28], e a prescrição deve ser individual, respeitando as limitações impostas pela doença. O treino deve ser concorrente, ou seja, composto por estímulos aeróbios e de força muscular. Sempre que possível, executar o treino aeróbio com impacto (caminhada, corrida ou dança) para promover um estímulo mecânico no esqueleto. Alguns pacientes com limitação articular em membros inferiores estarão aptos para executar o treino aeróbio somente na bicicleta ou na piscina.

Se o treino aeróbio for de natação, atentar para a questão do envolvimento da articulação atlas-áxis. Caso o paciente apresente artrite nessa articulação, modificar a atividade para hidroginástica, para não haver risco de luxação. É importante estabelecer a intensidade do treino tendo como base um teste ergométrico, que pode ser executado em esteira ou bicicleta. O ideal é tentar manter a frequência cardíaca (FC) de treino entre 70 e 80% da FC máxima obtida no teste de esforço. O treino de força muscular deve incluir inicialmente os grandes grupos musculares, com foco em músculos estabilizadores do *core*. Não há contraindicação para executar os exercícios de força em articulações com sinovite. O limite deve ser a percepção dolorosa do paciente. Especula-se que o exercício possa exercer uma espécie de sinovectomia mecânica nas articulações afetadas. Em pacientes com osteopenia ou osteoporose, não realizar exercícios de flexão de tronco, para evitar o risco de acunhamento vertebral. Sempre que possível, inserir também exercícios que promovam ganho de propriocepção.

O alongamento passivo e ativo deve ser executado para melhorar a amplitude das articulações e promover uma melhoria da postura.

O treinamento é contraindicado naqueles pacientes com envolvimento grave extra-articular como pericardite e pleurite.

PERSPECTIVAS

Os estudos que vêm sendo publicados nas duas últimas décadas derrubaram o conceito ultrapassado de se manter o paciente com AR em repouso permanente. Da mesma forma que hoje, a orientação é a de se buscar o diagnóstico e a terapêutica precoces para minimizar as sequelas articulares. A tendência também é de se prescrever, o quanto antes, um treinamento físico que permita a manutenção ou ganho de capacidade aeróbia e força muscular.

Com isso, os efeitos deletérios da doença e dos medicamentos podem ser minimizados ou até evitados.

Os estudos realizados até o momento, com raras exceções, contam com uma amostragem pequena e que não englobam doentes com classes funcionais mais afetadas. Ainda não se sabe, com certeza, o efeito do exercício físico em indivíduos com lesões radiológicas e deformidades mais graves. Portanto, é necessário ampliar ainda mais o conhecimento nessa área.

Além disso, embora os estudos tenham mostrado que o treinamento de alta intensidade não piora a atividade de doença, é de fundamental importância estudar o papel imunológico e terapêutico do exercício no mecanismo de ação da AR.

Por fim, o campo mais amplo a ser desvendado e talvez o mais importante para o dia a dia do reumatologista é o alto risco cardiovascular que esses pacientes apresentam. Ainda não há estudos que avaliem o efeito do treinamento físico sobre a doença coronariana, o acidente vascular cerebral, a hipertensão arterial, a dislipidemia, a obesidade e o *diabetes mellitus*. Uma vez que hoje a mortalidade nesses pacientes está relacionada principalmente à doença cardiovascular, é de fundamental importância pesquisas nessa área.

ORIENTAÇÕES PRÁTICAS AO TREINAR UM PACIENTE COM ARTRITE REUMATOIDE

- O treino deve ser individualizado e adaptado de maneira a se respeitar as limitações articulares do paciente.
- Para se obter uma melhoria efetiva no condicionamento físico, o ideal é prescrever a combinação de exercícios aeróbios e de força muscular. Exercícios aeróbios, três vezes por semana, de intensidade moderada (70 a 80% da frequência cardíaca máxima) e duração progressiva (25 a 40min por sessão) são seguros e eficazes.
- O treino pode ser executado no solo ou na piscina. Pacientes que serão submetidos ao treino de natação devem ser rastreados para envolvimento atlantoaxial.
- Evitar treino com muito impacto em pacientes com alterações radiológicas importantes em grandes articulações.
- Exercícios de força muscular devem focar os grandes grupos musculares, duas a três vezes por semana, com intensidade moderada. Para os pacientes que apresentam osteoporose concomitante, não executar exercícios físicos que imprimam força de flexão de tronco, para não correr o risco de acunhamento vertebral. Sempre que possível, acrescentar exercícios de propriocepção.
- Prescrever exercícios de flexibilidade estáticos para os principais grupamentos musculares, para promover alongamento muscular e ganho na amplitude articular.

REFERÊNCIAS BIBLIOGRÁFICAS

1. Shinjo SK, Reumatologia. 1. ed. Rio de Janeiro: Atheneu; 2010.
2. Hochberg MC, Silman AJ, Smolen JS, Weinblatt ME, Weisman MH. Rheumatology. 3rd ed. Edinburgh: Mosby; 2003.
3. Scott DL, Wolfe F, Huizinga TW. Rheumatoid arthritis. Lancet 2010;376(9746):1094-108.
4. McInnes IB, O'Dell JR. State-of-the-art: rheumatoid arthritis. Ann Rheum Dis 2010;69(11):1898-906.
5. Pincus T. Long-term outcomes in rheumatoid arthritis. Br J Rheumatol 1995;34(Suppl 2):59-73.
6. Fuller R. Critério de classificação da artrite reumatoide ACR EULAR 2010 Editorial. Rev Bras Reumatol 2010;50(5):481-86.
7. Aletaha D, Neogi T, Silman AJ, Funovits J, Felson DT, Bingham CO et al. The 2010 American College of Rheumatology/European League Against Rheumatism Classification Criteria for Rheumatoid Arthritis. Arthritis Rheum 2010;62(9):2569-81.
8. Grigor C, Capeli H, Stirling A, McMahon AD, Lock P, Vallance R et al. Effect of a treatment strategy of tight control for rheumatoid arthritis (the TICORA study): a single blind randomized controlled trial. Lancet 2004;364:263-9.
9. Smolen JS, Landewé R, Breedveld FC, Dougados M, Emery P, Gaujoux-Viala C et al. EULAR recommendations for the management of rheumatoid arthritis with synthetic and biological disease-modifying antirheumatic drugs. Ann Rheum Dis 2010;69(6):964-75.
10. Ottawa Panel Evidence-Based Clinical

Practice Guidelines for Electrotherapy and Thermotherapy Interventions in the Management of Rheumatoid Arthritis in Adults. Phys Ther 2004;84:1016-43.
11. Laurindo IMM, Pinheiro GRC, Ximenes AC, Bertolo MB, Xavier RM, Giorgi RDN et al. Consenso brasileiro para tratamento e diagnóstico da artrite reumatóide. Rev Bras Reumatol 2002;42:355-61.
12. American College of Rheumatology Subcommittee on Rheumatoid Arthritis Guidelines: Guidelines for the management of rheumatoid arthritis: 2002 Update. Arthritis Rheum 2002;46:328-34.
13. Turesson C, Matteson EL. Cardiovascular risk factors, fitness and physical activity in rheumatic diseases. Curr Opin Rheumatol 2007;19(2):190-6.
14. Cairns AP, McVeigh JG. A systematic review of the effects of dynamic exercise in rheumatoid arthritis. Rheumatol Int 2009;30(2):147-58.
15. Kaplan MJ. Cardiovascular complications of rheumatoid arthritis: assessment, prevention, and treatment. Rheumatic. Dis Clin North Am 2010;36(2):405-26.
16. Antin-Ozerkis D, Evans J, Rubinowitz A, Homer RJ, Matthay RA. Pulmonary manifestations of rheumatoid arthritis. Clin Chest Med 2010;31(3):451-78.
17. Pedersen BK, Saltin B. Evidence for prescribing exercise as therapy in chronic disease. Scand J Med Sci Sports 2006;16 (Suppl 1):3-63.
18. Der Ananian C, Wilcox S, Saunders R, Watkins K, Evans A. Factors that influence exercise among adults with arthritis in three activity levels. Prev Chronic Dis 2006;3(3):A81.
19. Ende CHM, Vliet Vlieland TPM, Munneke M, Hazes JMW. Dynamic exercise therapy for treating rheumatoid arthritis (review). Cochrane Database of Systematic Reviews 1998.
20. Hurkmans E, van der Giesen FJ, Vliet Vlieland TP, Schoones J, Van den Ende EC. Dynamic exercise programs (aerobic capacity and/or muscle strength training) in patients with rheumatoid arthritis. Cochrane database of systematic reviews (Online) 2009;(4):CD006853.
21. Jong Z, Munneke M, Zwinderman AH, Kroon HM, Jansen A, Ronday KH. Is a long-term high-intensity exercise program effective and safe in patients with rheumatoid arthritis? Results of a randomized controlled trial. Arthritis Rheum 2003;48:2415-24.
22. Munneke M, de Jong Z, Zwinderman AH, Ronday HK, van Schaardenburg D, Dijkmans BA. Effect of a high-intensity weight-bearing exercise program on radiologic damage progression of the large joints in subgroups of patients with rheumatoid arthritis. Arthritis Rheum 2005; 53(3):410-17.
23. Brandt C, Pedersen BK. The role of exercise-induced myokines in muscle homeostasis and the defense against chronic diseases. J Biomed Biotechnol 2010;2010: 520258 (in press).
24. Pedersen BK. Muscles and their myokines. J Experimental Biol 2011;214(2):337-46.
25. Navarro F, Bacurau AV, Almeida SS, Barros CC, Moraes MR, Pesquero JL et al. Exercise prevents the effects of experimental arthritis on the metabolism and function of immune cells. Cell Biochem Funct 2010;28(4):266-73.
26. de Jong Z, Munneke M, Lems WF, Zwinderman AH, Kroon HM, Pauwels EK et al. Slowing of bone loss in patients with rheumatoid arthritis by long-term high-intensity exercise: results of a randomized, controlled trial. Arthritis Rheum 2004;50(4):1066-76.
27. Westby MD, Wade JP, Rangno KK, Berkowitz J. A randomized controlled trial to evaluate the effectiveness of an exercise program in women with rheumatoid arthritis taking low dose prednisone. J Rheumatol 2000;27(7):1674-80.
28. Hsieh LF, Chen SC, Chuang CC, Chai HM, Chen WS, He YC. Supervised aerobic exercise is more effective than home aerobic exercise in female Chinese patients with rheumatoid arthritis. J Rehabil Med 2009;41(5):332-7.

CAPÍTULO 11
Fibromialgia

FERNANDA RODRIGUES LIMA
GUILHERME GIANNINI ARTIOLI

INTRODUÇÃO

A fibromialgia é uma síndrome crônica caracterizada por dor difusa pelo corpo em combinação com a palpação de pontos dolorosos em locais específicos, na ausência de outra doença orgânica que os justifique. Em geral é acompanhada por sintomas persistentes como fadiga, alteração no padrão de sono, discreto déficit cognitivo, rigidez articular e sintomas autonômicos[1].

Em função da sua complexidade clínica e fisiopatológica e da ausência de alterações objetivas ao exame físico e em testes laboratoriais, foi ignorada e desacreditada por muitas décadas no meio médico.

No entanto, isso vem mudando progressivamente graças a recentes pesquisas clínicas e experimentais em neurofisiologia, que demonstraram que a fibromialgia é uma síndrome de sensibilização central[2].

PREVALÊNCIA E FISIOPATOLOGIA

A fibromialgia afeta 2% da população acima dos 18 anos de idade[3]. Esta síndrome acomete seis vezes mais o sexo feminino e é considerada a principal causa de dor em aparelho locomotor na população feminina.

No Brasil, é descrita uma prevalência similar à encontrada em estudos internacionais[4].

O paciente com fibromialgia apresenta alteração no padrão de processamento da dor. De forma didática, as evidências mostram que o paciente com fibromialgia apresenta[5]:

- maior percepção da intensidade do estímulo doloroso, bem como da sua percepção espacial;
- deficiência da resposta analgésica endógena, provocada por incapacidade de inibir a percepção da exposição continuada ao estímulo principal e a estímulos sensoriais irrelevantes;
- alterações nos níveis de neurotransmissores relacionados à dor (por exemplo, substância P aumentada) e na modulação dos receptores opioides;
- alteração no padrão de resposta em áreas do cérebro ativadas mediante estímulo doloroso.

Os pacientes com fibromialgia apresentam alteração no padrão de sono. A polissonografia de pacientes com fibromialgia mostra um padrão alfa-delta com sono entrecortado e não reparador. Especula-se que essa alteração no ciclo de sono possa preceder o início da dor[5].

Estudos têm mostrado que na fibromialgia existe uma desregulação no eixo hipotálamo-hipófise-adrenal. Pacientes com fibromialgia apresentam inabilidade de suprimir o cortisol sérico[5].

Da mesma forma, já é sabido que essa síndrome está relacionada com uma disfunção do sistema nervoso autônomo. Pacientes com fibromialgia tendem a apresentar mais episódios de hipotensão postural e podem responder com piora da dor durante um *tilt test* prolongado[5]. Nesse sentido, o condicionamento aeróbio pode representar uma arma importante no combate dos sintomas dessa síndrome.

Aparentemente, o estresse psicológico e físico podem funcionar, em indivíduos predispostos geneticamente, como gatilhos no desenvolvimento das síndromes dolorosas crônicas, dentre elas a fibromialgia. Como exemplo, Buskila demonstrou que acidentes automobilísticos com traumatismo "em chicote" levou a uma porcentagem maior de aparecimento de fibromialgia[6].

Como em muitas outras doenças crônicas, tem sido estudado o papel de um agente infeccioso como fator precipitador ou agravante de doença. Um estudo com 2.596 pacientes com fibromialgia demonstrou que 26,7% associaram o início da doença a uma infecção aguda e 43% dos pacientes sentem que as infecções pioram os sintomas fibromiálgicos. Há dados que sugerem um aumento da prevalência de fibromialgia em pacientes com doença de Lyme, bem como infecções virais com HIV, HTLV-I, hepatites B e C[6].

Recentemente, a diminuição dos níveis de ferritina, zinco e magnésio estão sendo associadas à fisiopatologia da fibromialgia, embora ainda não esteja claro o mecanismo envolvido[6].

CLÍNICA

A dor é o sintoma cardinal na fibromialgia. Ela é difusa, de localização mal definida. Em geral os pacientes relatam sentir dor nos músculos e nas articulações, embora não exista achado de nenhum processo inflamatório nas regiões afetadas[7]. A dor pode vir acompanhada de fenômenos parestésicos também difusos (formigamento, dormência, queimação), muitas vezes sem que se obedeça nenhum padrão neurológico específico.

Os pacientes também podem cursar com outras síndromes dolorosas inespecíficas como dores abdominal e uretral, com sintomas associados que lembram a síndrome do cólon irritável, a cistite intersticial e a síndrome da dor pélvica. A cefaleia, seja de padrão enxaquecoso, seja tensional, acomete cerca de 50% dos pacientes[7].

Outro sintoma universal é a fadiga[7], a qual piora com o acúmulo de tarefas. Em geral ela acontece em dois picos: um matinal, ao acordar, e outro no meio da tarde. Pela manhã o paciente também relata sensação de rigidez articular.

Alterações cognitivas e do humor estão bem descritas em pacientes com fibromialgia. Os pacientes queixam-se de diminuição da memória, atenção e velocidade de pensamento. Estes sintomas tendem a piorar nas épocas de crise de dor e são conhecidos como *fibro fog*[7]. A depressão e a ansiedade acometem 30 a 50% dos pacientes na data do diagnóstico[6].

Outros sintomas incaracterísticos encontrados em pacientes com fibromialgia são secura ocular, palpitações, hipotensão postural, disfagia, dor vulvar, dismenorreia, disfunção sexual e sudorese noturna[7].

O exame físico não aponta sinais inflamatórios ou deformidades, comuns a outras doenças reumatológicas. A palpação unidigital usando a força equivalente a 4kg/cm² em nove pares previamente predeterminados[8] (Quadro 11.1) fortalece a hipótese diagnóstica.

QUADRO 11.1 – Critérios diagnósticos para a fibromialgia de 1990, segundo o Colégio Americano de Reumatologia.

1. Na inserção dos músculos suboccipitais
2. Na borda anterior dos espaços intertranversais das vértebras C5-C6
3. No corpo da borda superior do músculo trapézio
4. Na origem do músculo supraespinhal, acima da espinha da escápula
5. Na segunda costela, junto à articulação costocondral
6. Dois centímetros distais ao epicôndilo lateral
7. No quadrante superolateral da região glútea
8. Imediatamente posterior ao trocanter maior do fêmur
9. Na interlinha medial do joelho

Os exames complementares não são de muito auxílio no diagnóstico. Na verdade, eles devem ser solicitados para rastrear os diagnósticos diferenciais e estabelecer o estado geral do indivíduo, uma vez que será submetido ao uso de medicações com metabolização hepática.

Até 2010, a única ferramenta de sistematização para essa síndrome eram os chamados Critérios de Classificação da Fibromialgia do Colégio Americano de Reumatologia (ACR) de 1990[8]. Segundo esses critérios, é necessária a presença de dor difusa pelo corpo (acima e abaixo da cintura, do lado direito e esquerdo do corpo) por mais de três meses e a detecção de 11 pontos dolorosos à palpação (de um conjunto de 18 preestabelecidos), descritos no quadro 11.1. A sensibilidade e a especificidade desses critérios chegam a 85% para diferenciar pacientes com fibromialgia daqueles com outros diagnósticos de doenças reumatológicas.

No entanto, em 2010, o ACR propôs um conjunto de critérios para diagnosticar a fibromialgia, descritos em detalhe em artigo publicado por Wolfe et al.[9]. Embora ainda preliminares e com necessidade de validação para diferentes populações, esses critérios apresentaram boa correlação com os critérios classificatórios vigentes desde 1990 e são um facilitador para o médico com pouca familiaridade na palpação dos pontos dolorosos descritos nos critérios classificatórios, uma vez que não há necessidade da sua detecção.

TRATAMENTO

Dada a complexidade de manifestações clínicas e da fisiopatologia da fibromialgia, é claro que não há lugar para a monoterapia. Junto à abordagem farmacológica, faz-se necessário um conjunto de medidas não farmacológicas, chamado terapia multicomponente, para que haja um controle eficaz dos sintomas[10]. Do ponto de vista farmacológico, é reconhecido o papel da ciclobenzaprina, um relaxante muscular e um dos antidepressivos tricíclicos, estes últimos os primeiros fármacos utilizados no tratamento, com um importante efeito a curto prazo sobre a dor e alteração do sono[6,10]. Estudos também mostraram que a fluoxetina, um antidepressivo inibidor da recaptação de serotonina, também apresenta efeito similar ao do tricíclico e que a combinação dos dois fármacos produz um efeito melhor do que quando usados isoladamente, para o controle da dor[6].

Os antidepressivos inibidores da recaptação da serotonina e norepinefrina receberam a aprovação da *Federal Drug Administration* (FDA) americana para uso na fibromialgia. Os estudos com essa droga mostram melhoria nos parâmetros dor, depressão e função[6,10]. A gabapentina e a pregabalina, esta última também aprovada pelo FDA para fibromialgia, são drogas que atuam nos canais de cálcio impedindo a liberação de vários neurotransmissores, promovendo melhor controle da dor e qualidade de sono, com boa tolerabilidade[6].

Não há nenhuma evidência que justifique o uso de anti-inflamatórios não hormonais e esteroides na fibromialgia. O mesmo vale para os opioides. No entanto, é descrito o benefício do tramadol, um semiopioide em associação com o paracetamol no controle da dor do paciente com fibromialgia[10].

No que se refere ao tratamento não farmacológico, as evidências são controversas quanto aos efeitos da acupuntura, *tai-chi,* balnearioterapia e terapias manuais.

Por outro lado, revisões sistemáticas já demonstraram o benefício que a terapia cognitiva comportamental, a educação do paciente sobre a fibromialgia e o condicionamento físico promovem no controle dos sintomas dos pacientes com fibromialgia[10]. Este último tópico, foco principal deste livro, será tratado com mais detalhes adiante.

EXERCÍCIO FÍSICO NO TRATAMENTO DA FIBROMIALGIA

CAPACIDADES FÍSICAS E FUNCIONAIS EM PACIENTES COM FIBROMIALGIA

A fibromialgia atinge todos os aspectos da vida do paciente, incluindo trabalho, família e lazer. Pacientes com fibromialgia, em função da depressão, dor e fadiga exacerbadas, tendem a tolerar pouco atividades de vida diária e, em consequência, a ser menos fisicamente ativos. A inatividade física e o descondicionamento são causas comuns do agravamento da dor associada à fibromialgia[11]. Assim, fecha-se um círculo vicioso, no qual a doença leva ao sedentarismo, que, por sua vez, leva à inaptidão física, o que acentua alguns sintomas da doença, levando a um sedentarismo ainda mais pronunciado, e assim por diante. A acentuada inatividade física, combinada aos sintomas da fibromialgia, faz com que os pacientes exibam níveis de aptidão aeróbia bem abaixo da média[12], além de redução na força muscular. Relatos indicam que cerca de 60% dos pacientes com fibromialgia têm dificuldades em subir um lance de escadas, caminhar cerca de 800m e levantar cerca de 5kg[13]. As limitações nas atividades de vida diária causadas pela fibromialgia são tão grandes quanto as causadas pela artrite reumatoide. Trata-se, portanto, de uma condição clínica cujo impacto sobre o bem-estar geral e qualidade de vida é bastante expressivo, já que a aptidão física aeróbia, força, mobilidade e capacidades funcionais são diminuídas.

PAPEL DO EXERCÍCIO COMO TRATAMENTO NÃO FARMACOLÓGICO

A despeito de todas as limitações que a fibromialgia impõe aos pacientes, os profissionais da saúde devem ter em mente que todos os pacientes com FM que não tenham restrições causadas por outras doenças são capazes de tolerar o exercício físico em volume e intensidade capazes de promover melhoria em diversos aspectos da doença[14].

Apesar de ser uma doença complexa, ainda pouco compreendida, de caráter crônico e persistente, tanto os tratamentos farmacológicos como os não farmacológicos disponíveis têm apresentado diversos benefícios clínicos. O exercício físico tem sido reconhecido como um componente essencial do tratamento não farmacológico (para mais detalhes sobre outros tratamentos, consulte os itens anteriores deste capítulo) e, portanto, amplamente recomendado para pacientes com fibromialgia[11,14-16]. Recentemente, a EULAR (do inglês, *Eurpean League Against Rheumatism*) concluiu que programas de exercícios físicos individualizados são benéficos para pacientes com fibromialgia[17].

Os benefícios que se esperam do exercício físico não se resumem apenas à melhora das capacidades físicas afetadas pelo sedentarismo, como força, aptidão aeróbia e flexibilidade. O exercício pode, pelo menos em teoria, melhorar outros sintomas da fibromialgia, tais como: 1. redução da dor, seja pelo aumento do limiar de dor, seja pela diminuição no número de *tender points* ativos; 2. melhora da depressão; 3. diminuição da fadiga e aumento da disposição para atividades cotidianas; e 4. melhora na qualidade do sono. Juntas, essas melhoras podem aumentar o bem-estar geral, a capacidade de realizar atividades cotidianas e, por fim, a qualidade de vida[14].

As diversas modalidades de exercício têm efeitos diferentes, não apenas sobre as capacidades físicas, mas sobretudo sobre os sintomas da fibromialgia. A combinação de diferentes tipos de exercício pode ser, portanto, uma interessante alternativa para garantir benefícios sobre o maior número possível de sintomas da fibromialgia.

Dois pontos devem ser levados em conta ao se considerar um treinamento para um paciente com fibromialgia: 1. os pacientes, em geral, não toleram bem exercícios com intensidade e volume elevados, principalmente os exercícios excêntricos; e 2. existe elevada taxa de desistência[11,15], na grande maioria dos casos por agravamento da dor. Para tanto, os efeitos de cada tipo de exercício e as estratégias de aumento da aderência ao programa de exercícios físicos serão discutidos nos próximos tópicos.

EFEITOS DO EXERCÍCIO AERÓBIO EM PACIENTES COM FIBROMIALGIA

Um importante efeito do exercício aeróbio no tratamento da fibromialgia é o restabelecimento da capacidade aeróbia[18], a qual é sabidamente diminuída nesses pacientes. Essa melhoria na aptidão aeróbia pode proporcionar aumento da capacidade de realizar atividades de vida diária e da qualidade de vida[15]. Além disso, o exercício aeróbio também pode influenciar positivamente alguns dos sintomas da fibromialgia. Sabe-se que esse tipo de atividade é capaz de melhorar a depressão, a qualidade do sono e reduzir a fadiga[18], o que ilustra o grande potencial dessa intervenção nesses pacientes.

De fato, revisões sistemáticas têm indicado que o exercício aeróbio de intensidade moderada praticado por um mínimo de 12 semanas é capaz de melhorar, além da aptidão aeróbia e função física, outros sintomas da fibromialgia. Contudo, seu efeito sobre o limiar de dor ou sobre *tender points* ativos é apenas discreto, quando existente[14,16]. A figura 11.1 resume os efeitos do exercício aeróbio em pacientes com fibromialgia. Segundo Busch et al.[14], existe evidência de qualidade moderada indicando que o exercício aeróbio pode promover:

1. leve melhora no bem-estar geral (aproximadamente 7 pontos em escala que varia de 0 a 100);
2. aumento considerável da tolerância ao esforço submáximo;
3. aumento leve da tolerância à pressão em *tender points*;
4. redução da dor em aproximadamente um ponto, em escala que varia de 0 a 10;
5. melhora na depressão.

Com base nisso, é consenso que atividades aeróbias são benéficas de forma geral para pacientes com fibromialgia e que, portanto, devem fazer parte do tratamento não farmacológico.

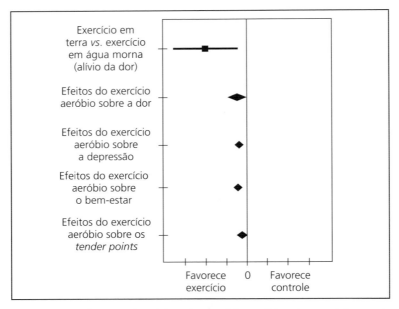

FIGURA 11.1 – Resumo dos efeitos do exercício aeróbio sobre os sintomas da fibromialgia (reconstruído a partir das meta-análises de Busch et al.[16] e Brosseau et al.[15]).

Algumas evidências indicam que atividades aeróbias praticadas em água morna promovem ganhos similares de aptidão aeróbia em relação às atividades feitas fora d'água, mas podem ter algum efeito adicional sobre a dor[15,16,18]. Portanto, a inclusão desse tipo de atividade deve ser sempre considerada quando da prescrição de exercícios para pacientes com fibromialgia.

EFEITOS DO EXERCÍCIO DE FORÇA EM PACIENTES COM FIBROMIALGIA

Considerando que a perda de força é uma característica comum em pacientes com fibromialgia, o treinamento de força tem relevante papel na recuperação desta capacidade física. A recuperação da força pode, sem dúvida, contribuir para facilitar as atividades de vida diária, melhorar o bem-estar geral e para a qualidade de vida.

Em relação aos efeitos sobre os sintomas da fibromialgia, o treinamento de força parece promover redução importante da dor (Fig. 11.2). Tal redução é de cerca de 50 pontos em uma escala que varia de 0 a 100 pontos. Ainda, o bem-estar geral pode melhorar cerca de 40 pontos em uma escala de 0 a 100 e diminuir, em média, dois *tender points* ativos[14]. Além desses efeitos, o treinamento de força promove benefícios também sobre o quadro de depressão[11]. Outro importante efeito já demonstrado do treinamento de força é o aumento do tônus vagal[19], o qual tem sido considerado uma das mais importantes alterações fisiológicas na fibromialgia.

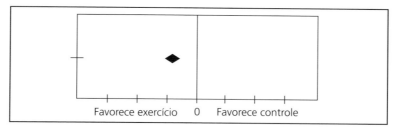

FIGURA 11.2 – Resultado de meta-análise avaliando os efeitos do treinamento de força apenas sobre a dor em pacientes com fibromialgia (redesenhado a partir de Busch et al.[16]).

Embora a quantidade de estudos sobre treino de força em pacientes com fibromialgia ainda seja reduzida, as evidências disponíveis indicam que o treinamento de força tem efeitos comparáveis aos do treino aeróbio sobre os sintomas da fibromialgia. Não existe, portanto, uma modalidade única de treino que seja mais indicada para esses pacientes. Ao contrário, a combinação de exercícios aeróbios, de força e flexibilidade provavelmente é a melhor opção de prescrição de exercícios para pacientes com fibromialgia.

EFEITOS ADVERSOS DO TREINAMENTO FÍSICO EM PACIENTES COM FIBROMIALGIA

A ocorrência de efeitos adversos do treinamento físico que inclui exercícios aeróbios, de força e flexibilidade parece ser baixa. Em uma meta-análise na qual 1.264 sujeitos foram avaliados, apenas quatro intercorrências decorrentes do exercício físico foram relatadas, sendo elas uma fratura por estresse no metatarso, um caso de isquialgia e dois casos de dor transitória no joelho[16].

Ainda não está bem estabelecido se o agravamento da dor associado à fibromialgia e se a piora aguda de alguns sintomas podem ser considerados efeitos adversos do exercício físico. De qualquer forma, os profissionais da saúde devem estar atentos a isso quando da aplicação de um programa de exercícios físicos. Embora a piora de sintomas não seja uma ocorrência frequente, diversos estudos relatam que o exercício aeróbio pode exacerbar sintomas da fibromialgia, afetando o desempenho e comprometendo a própria aderência ao programa de exercícios[20].

Em programas de treinamento físico envolvendo exercícios de força, um percentual muito pequeno dos pacientes pode apresentar aumento de dor. Por outro lado, alguns autores advogam que, após a fase inicial de adaptação ao exercício, a imensa maioria dos pacientes não relata aumento de dor induzida por exercício, mesmo quando são executados exercícios de força de alta intensidade[21].

Em contraste, intervenções que combinam exercícios aeróbios com exercícios resistidos relatam incidência elevada de dor muscular após o exercício, isto é, cerca de 50% dos pacientes, o que pode influenciar a aderência ao exercício[16].

A tolerância ao exercício físico é um aspecto fundamental para manter a aderência ao programa de treinamento, fato que ganha especial importância em pacientes com fibromialgia. Não existe uma estratégia bem definida sobre um programa de exercícios físicos que seja bem tolerado. É importante que o profissional tenha em mente que nenhum tipo de exercício é bem tolerado por 100% dos pacientes ou universalmente eficaz no tratamento dos sintomas da fibromialgia[11]. Sempre existe a possibilidade de que alguns pacientes podem não responder bem a certo tipo de exercício, independente de qual seja.

PRESCRIÇÃO DE EXERCÍCIOS PARA PACIENTES COM FIBROMIALGIA

Com base nas informações discutidas acima, depreende-se que a prescrição deve ser individualizada, levando-se em consideração o estado inicial de condicionamento do paciente, a intensidade da dor que vem experimentando e a resposta específica aos diferentes estímulos[18].

Para evitar que o programa de exercícios piore a dor e que o paciente, em consequência, desista do tratamento, os exercícios devem ser iniciados com baixo volume e intensidade; os incrementos de volume e carga devem ser efetuados de forma lenta e gradual. Quanto mais descondicionado e quanto maior a dor do paciente, menor o volume e carga iniciais e mais lenta deve ser a progressão. Caso os sintomas se intensifiquem, não se recomenda interromper o programa de exercícios, mas que a carga, o volume e os exercícios em si sejam adequados[18].

Também é importante que o reumatologista e o profissional de educação física tenham em mente que qualquer dor, mesmo que não esteja relacionada diretamente com a fibromialgia (exemplos: tendinopatia, bursite ou cefaleia), deve ser detectada e tratada precocemente. Isso evita o desencadeamento da hipersensibilidade álgica da doença e a interrupção do treinamento.

Para exercícios aeróbios, duas a três sessões por semana são suficientes para promover melhoras na aptidão física e sintomas da fibromialgia[18]. Como início, duas ou três séries de 3 a 5min são aceitáveis para um paciente descondicionado com dores. A progressão deverá objetivar sustentar exercício contínuo durante 20 a 30 minutos em intensidade correspondente a 60 a 70% da frequência cardíaca máxima[18]. Modalidades diferentes de exercício aeróbio podem ser alternadas, caso necessário ou desejado.

Um interessante estudo de Newcomb et al.[22] demonstrou que 20min de exercício aeróbio realizado em uma intensidade autosselecionada por pacientes com fibromialgia é mais tolerável do que quando realizado em uma intensidade prescrita pelo grupo de pesquisa. Isso sugere que, ao menos enquanto a tolerância ao exercício for baixa, utilizar intensidades autosselecionadas de exercício aeróbio pode ser uma forma de minimizar a dor e aumentar a adesão ao programa de exercícios.

O treinamento de força deve visar ao ganho de força e massa muscular e, portanto, a intensidade a ser trabalhada deve ser em torno de 8 a 12 repetições. O aumento da intensidade deve ser feito, entretanto, após adaptação adequada do paciente aos exercícios resistidos. A seleção dos exercícios e a quantidade de séries devem ser manipuladas de modo a minimizar possíveis agravamentos dos sintomas da fibromialgia ocasionados pelo exercício. Por exemplo, deve-se dar preferência aos exercícios realizados em posições confortáveis, como sentado e deitado[18]. O fortalecimento dos membros inferiores também deve ser priorizado, já que os grupos musculares dessa região costumam ser especialmente enfraquecidos na fibromialgia. Ainda, o fortalecimento dos músculos estabilizadores da postura (isto é, músculos do *core*) pode também ser benéfico ao permitir melhora na postura e, possivelmente, redução de dores relacionadas a problemas posturais[18].

Exercícios de flexibilidade também devem ser incorporados ao programa de treinamento para pacientes com fibromialgia. O principal objetivo deve ser o restabelecimento da mobilidade articular, já que a rigidez articular é um fator comum nesses pacientes. Existe uma quantidade muito limitada de informação na literatura a respeito de exercícios de flexibilidade para esses pacientes. Apesar de alguns benefícios já terem sido demonstrados, existem também relatos de dor causada por esse tipo de exercício[16]. Portanto, os profissionais também devem progredir lentamente com exercícios de flexibilidade. Modalidades de exercício físico alternativas e pouco praticadas no ocidente também podem ser bastante efetivas na melhora clínica da fibromialgia, como é o caso do *tai-chi*[23], e devem ser consideradas no momento da prescrição de exercícios.

De acordo com o OHSU *Fibromyalgia Treatment Team* (www.myalgia.com/exercise), um programa de exercícios capaz de melhorar os sintomas da fibromialgia com risco reduzido de agravamento da dor deve trabalhar primeiramente exercícios de relaxamento muscular. Em seguida, exercícios de flexibilidade são introduzidos na rotina de treinos. Conforme a prática de exercícios vai tornando-se um hábito para o paciente, exercícios de força passam a fazer parte do programa. Finalmente, são introduzidos os exercícios aeróbios.

PERSPECTIVAS

Não há dúvidas de que o exercício físico é parte fundamental do tratamento não farmacológico da fibromialgia, uma vez que recupera capacidades físicas que são pronunciadamente reduzidas, além de atenuar muitos dos sintomas da doença. Assim, a recomendação do exercício físico para pacientes com fibromialgia é unânime na literatura. Todavia, vários aspectos dessa temática ainda carecem de informações.

Primeiramente, os efeitos de cada modalidade de exercício sobre os sintomas da doença ainda são relativamente pouco conhecidos. Embora o treinamento aeróbio tenha sido mais estudado até o momento, são escassos os estudos que avaliem o treinamento de força e de flexibilidade sobre os sintomas da fibromialgia. A maioria dos estudos é, de forma geral, limitada, seja por um número amostral reduzido para estudos clínicos, seja pela baixa qualidade da abordagem experimental (desenho do estudo, métodos de avaliação dos sintomas, relato preciso do número de desistências etc.). Portanto, a literatura científica claramente necessita de mais ensaios clínicos com poder estatístico adequado para avaliar os efeitos isolados dos diferentes modos de treinamento.

O maior desafio, no entanto, é provavelmente encontrar uma solução para a elevada taxa de desistência após o início do programa de exercícios. Um caminho possível talvez consista em valorizar mais a preferência do paciente na escolha da intensidade do exercício ao se iniciar um treino. A outra possibilidade é dar ao treino um aspecto mais lúdico e propiciar maior sociabilização por parte dos pacientes. A boa notícia é que são muitos os pesquisadores envolvidos em estudar o papel do exercício na fibromialgia e, em breve, novas evidências surgirão.

REFERÊNCIAS BIBLIOGRÁFICAS

1. Mease P, Arnold LM, Bennett R, Boonen A, Buskila D, Carville S et al. Fibromyalgia syndrome. J Rheumatol 2007;34(6):1415-25.
2. Yunus MB. Fibromyalgia and overlapping disorders: the unifying concept of central sensitivity syndromes. Semin Arthritis Rheum 2007;36(6):339-56.
3. Wolfe F, Ross K, Anderson J, Russell IJ, Hebert L. The prevalence and characteristics of fibromyalgia in the general population. Arthritis Rheum 1995;38(1):19-28.
4. Senna ER, De Barros AL, Silva EO, Costa IF, Pereira LV, Ciconelli RM et al. Prevalence of rheumatic diseases in Brazil: a study using the COPCORD approach. J Rheumatol 2004;31(3):594-7.
5. Bradley LA. Pathophysiology of fibromyalgia. Am J Med 2009;122(12 Suppl):S22-30.
6. Solitar BM. Fibromyalgia: knowns, unknowns, and current treatment. Bull NYU Hosp Jt Dis 2010;68(3):157-61.
7. Bennett RM. Clinical manifestations and diagnosis of fibromyalgia. Rheum Dis Clin North Am 2009;35(2):215-32.
8. Wolfe F, Smythe HA, Yunus MB, Bennett RM, Bombardier C, Goldenberg DL et al. The American College of Rheumatology 1990 Criteria for the Classification of Fibromyalgia. Report of the Multicenter Criteria Committee. Arthritis Rheum 1990;33(2):160-72.
9. Wolfe F, Clauw DJ, Fitzcharles MA, Goldenberg DL, Katz RS, Mease P et al. The American College of Rheumatology preliminary diagnostic criteria for fibromyalgia and measurement of symptom severity. Arthritis Care Res (Hoboken) 2010;62(5):600-10.
10. Häuser W, Thieme K, Turk DC. Guidelines on the management of fibromyalgia syndrome – a systematic review. Eur J Pain 2010;14(1):5-10.
11. Brosseau L, Wells GA, Tugwell P, Egan M, Wilson KG, Dubouloz CJ et al. Ottawa panel evidence-based clinical practice guidelines for strengthening exercises in the management of fibromyalgia: part 2. Phys Ther 2008;88(7):873-86.
12. Bennett RM, Clark SR, Goldberg L, Nelson D, Bonafede RP, Porter J et al. Aerobic fitness in patients with fibrositis. A controlled study of respiratory gas exchange and 133xenon clearance from exercising muscle. Arthritis Rheum 1989;32(4):454-60.
13. Jones J, Rutledge DN, Jones KD, Matallana L, Rooks DS. Self-assessed physical function levels of women with fibromyalgia: a national survey. Womens Health Issues 2008;18(5):406-12.
14. Busch AJ, Thille P, Barber KA, Schachter CL, Bidonde J, Collacott BK. Best prac-

tice: E-Model--prescribing physical activity and exercise for individuals with fibromyalgia. Physiother Theory Pract 2008; 24(3):151-66.
15. Brosseau L, Wells GA, Tugwell P, Egan M, Wilson KG, Dubouloz CJ et al. Ottawa panel evidence-based clinical practice guidelines for aerobic fitness exercises in the management of fibromyalgia: part 1. Phys Ther 2008;88(7):857-71.
16. Busch AJ, Schachter CL, Overend TJ, Peloso PM, Barber KA. Exercise for fibromyalgia: a systematic review. J Rheumatol 2008;35(6):1130-44.
17. Carville SF, Arendt-Nielsen S, Bliddal H, Blotman F, Branco JC, Buskila D et al. EULAR evidence-based recommendations for the management of fibromyalgia syndrome. Ann Rheum Dis 2008; 67(4):536-41.
18. Thomas EN, Blotman F. Aerobic exercise in fibromyalgia: a practical review. Rheumatol Int 2010;30(9):1143-50.
19. Figueroa A, Kingsley JD, McMillan V, Panton LB. Resistance exercise training improves heart rate variability in women with fibromyalgia. Clin Physiol Funct Imaging 2008;28(1):49-54.
20. Van Santen M, Bolwijn P, Landewe R, Verstappen F, Bakker C, Hidding A et al. High or low intensity aerobic fitness training in fibromyalgia: does it matter? J Rheumatol 2002;29(3):582-7.
21. Hakkinen A, Hakkinen K, Hannonen P, Alen M. Strength training induced adaptations in neuromuscular function of premenopausal women with fibromyalgia: comparison with healthy women. Ann Rheum Dis 2001;60(1):21-6.
22. Newcomb LW, Koltyn KF, Morgan WP, Cook DB. The influence of preferred versus prescribed exercise on pain in fibromyalgia. Med Sci Sports Exerc 2010 (in press).
23. Wang C, Schmid CH, Rones R, Kalish R, Yinh J, Goldenberg DL et al. A randomized trial of tai chi for fibromyalgia. N Engl J Med 2010;363(8):743-54.

CAPÍTULO 12

Exercício Físico e Miopatias Inflamatórias Idiopáticas

MANOEL NEVES
SAMUEL KATSUYUKI SHINJO
HAMILTON ROSCHEL

INTRODUÇÃO

As miopatias inflamatórias idiopáticas (MII) constituem um grupo heterogêneo de doenças autoimunes crônicas do músculo esquelético cujo denominador comum é o sintoma de fraqueza muscular em membros decorrente da inflamação dos músculos estriados[1]. Dividem-se clinicamente em polimiosite (PM), dermatomiosite (DM), miosite por corpúsculo de inclusão (MCI), dermatomiosite juvenil, miosite associada à neoplasia e miosite associada à doença do colágeno. Trata-se de doenças raras, com prevalência estimada de 1:100.000 habitantes na população geral e incidência anual de dois a 10 casos por milhão de pessoas, acometendo principalmente mulheres (na proporção de 2:1) entre 45 e 55 anos de idade. A MCI é ainda mais rara e manifesta-se geralmente em homens após os 50 anos de idade.

A patogênese é distinta para cada uma dessas doenças. Na DM tem-se uma microangiopatia mediada pela imunidade humoral, enquanto na PM há um distúrbio mediado por células T no qual há agressão às fibras musculares. Conhece-se pouco sobre a MCI. Nesse caso, trata-se de uma miopatia esporádica adquirida na qual existe evidência histológica de inflamação e deve ser distinguida de várias outras miopatias por corpúsculo de inclusão nas quais não é observada inflamação[2].

A recuperação incompleta da função muscular em pacientes com MII após a intervenção farmacológica sugere que a incapacidade continua representando um desafio a essa população[3]. Nesse contexto, a prática de exercícios físicos pode repercutir em benefícios funcionais e, consequentemente, na melhora da qualidade de vida destes pacientes.

CARACTERÍSTICAS CLÍNICAS

A DM e a PM caracterizam-se pela presença de fraqueza muscular simétrica progressiva, afetando principalmente a região proximal dos membros (escapular e pélvica). Esses sintomas são usualmente referidos pelos pacientes como dificuldade para realizar atividades diárias (levantar-se de uma cadeira, pentear os cabelos etc.). Na DM há ainda envolvimento cutâneo, podendo-se observar os clássicos heliótropo (lesões hiperemiadas a violáceas na região peripalpebral) e sinal de Gottron (eritema edematoso, atrófico ou macular nas superfícies extensoras das articulações). Além disso, podem vir acompanhadas de mialgias, sintomas constitucionais, acometimentos cutâneo, articular, pulmonar, cardíaco ou do trato gastrointestinal[1]. Já na MCI, a fraqueza pode ser assimétrica e acometer tanto membros proximais quanto distais, evoluindo de forma insidiosa.

DIAGNÓSTICO

O diagnóstico classificatório da DM e da PM baseia-se nos critérios descritos por Bohan e Peter (1975)[4]:

1. lesões cutâneas típicas: heliótropo e/ou sinal de Gottron;
2. fraqueza muscular proximal dos membros;
3. elevação de enzimas musculares séricas (creatinoquinase [CK], aldolase, aspartato aminotransferase, alanina aminotransferase, desidrogenase láctica);
4. alterações eletromiográficas sugestivas de miopatia inflamatória (potenciais de unidade motora de curta duração, polifásicos ou com fibrilações espontâneas);
5. biópsia muscular com achados compatíveis com miopatia inflamatória (necrose, degeneração, regeneração e infiltrado inflamatório).

Para o diagnóstico definitivo de PM, é necessário preencher quatro itens (do item 2 ao 5). Para o diagnóstico de DM é obrigatória a presença do item 1 e pelo menos três dos itens restantes (do item 2 ao 5).

CAPACIDADE FÍSICA DO PACIENTE

Pacientes com MII apresentam fadiga, resistência muscular diminuída e inflamação muscular progressiva[5-10]. A capacidade aeróbia também pode encontrar-

-se reduzida, prejudicando ainda mais a qualidade de vida[11]. Há indícios de que pacientes com MCI também apresentem aumento de colesterol, estresse oxidativo e/ou proteínas relacionadas ao Alzheimer, fatores que em conjunto podem ter um papel significativo na perda de função muscular desses indivíduos[12]. Já foram observadas nas fibras musculares afetadas de pacientes com MII alterações de microcirculação, com substancial redução no número de capilares, o que pode, em última análise, resultar na diminuição na captação de oxigênio e, consequentemente, hipóxia muscular. Isso poderia explicar a fadiga, fraqueza e redução na resistência muscular, assim como a menor proporção de fibras do tipo I nessas populações (fibras "vermelhas ou oxidativas", altamente dependentes de oxigênio)[13]. Além disso, estudos relatam concentrações reduzidas de ATP e creatina fosfato (CP) nos músculos afetados de pacientes com PM e DM comparados a indivíduos saudáveis, o que pode indicar alguns distúrbios metabólicos, possivelmente associados à fraqueza muscular e à fadiga precoce[14,15], sobretudo diante de esforços físicos de alta intensidade, nos quais a contribuição bioenergética do sistema ATP-CP é imprescindível.

Cronicamente, o quadro de dor, fraqueza, fadiga e atrofia muscular nos pacientes com MII pode ser ainda mais agravado pelo fato de eles serem submetidos a altas doses de corticosteroides combinados com outros agentes imunossupressores (como, por exemplo, azatioprina e ciclosporina), especialmente em períodos de atividade da doença. Apesar do efeito inicialmente favorável desse tratamento, a maioria dos pacientes experimenta a longo prazo danos ósseos, musculares e metabólicos, entre outros[16]. Alternativamente, postula-se que a inatividade física seja um fator de grande importância para a redução na capacidade física nesses pacientes.

EFEITOS TERAPÊUTICOS DO EXERCÍCIO FÍSICO

Os pacientes com MII apresentam, portanto, um grande espectro de distúrbios funcionais, morfológicos, metabólicos e neuromusculares (Quadro 12.1). Paralelamente, há sólidas evidências científicas indicando que o treinamento físico, em sujeitos saudáveis ou não, é capaz de promover aumentos de força e massa muscular, melhoras no perfil lipídico, redução no processo de dano muscular (diminuição nas concentrações de CK e aldolase, por exemplo) e adaptações neurais positivas (para detalhes, ver excelente revisão de Pedersen e Saltin[17]), providenciando referencial teórico para o emprego dessa intervenção em pacientes com MII. Muitos estudos têm demonstrado a eficácia e a segurança do treinamento aeróbio e de força nessa população[18-20], mesmo em altas intensidades[21]. Sua aplicação resulta em melhora da força muscular, da capacidade aeróbia e do desempenho nas atividades diárias, convertendo-se em melhor qualidade de vida do paciente.

QUADRO 12.1 – Efeitos do exercício físico sobre parâmetros da capacidade física deteriorados pelas MII.

Efeitos deletérios das MII	Efeitos benéficos do exercício físico
Inflamação muscular progressiva	Diminuição da inflamação
Fadiga e dor muscular	Diminuição da fadiga e da dor
Fraqueza muscular	Atenuação da fraqueza muscular ou aumento da força muscular
Atrofia muscular	Atenuação da atrofia muscular ou hipertrofia muscular
Resistência muscular diminuída	Aumento da resistência muscular
Prejuízo na qualidade de vida	Melhora da qualidade de vida
Diminuição da densidade capilar no músculo	Capilarização das fibras musculares, em especial as do tipo I
Diminuição da concentração de ATP e CP nas fibras musculares afetadas	Aumento da concentração de ATP e CP no músculo

EFICÁCIA E SEGURANÇA DO EXERCÍCIO FÍSICO EM PACIENTES COM PM E DM

Até o início da década de 1990, os exercícios físicos eram desencorajados aos pacientes com MII devido ao receio de que pudessem agravar o processo inflamatório muscular. Os primeiros relatos da aplicação de um programa de exercícios em pacientes com PM e DM datam de 1993. Hicks et al.[22] demonstraram aumento do pico isométrico de força sem aumento significativo da CK após seis semanas de treino de força isométrico a 60% da contração voluntária máxima em um paciente com PM ativa estável. Paralelamente, Escalante et al.[23] mostraram aumento do pico de força isométrica e redução da perda de função muscular, também sem aumento significativo da CK, após um programa de reabilitação de duas semanas composto por exercícios de força (Quadro 12.2).

Em 1998, Wiesinger et al.[24] conduziram um estudo controlado utilizando 14 pacientes com MII crônica estável. Eles avaliaram os efeitos de um programa de exercícios físicos sobre atividade da doença, força muscular, função muscular (avaliada pelo FASQ, do inglês *Functional Assessment Screening Questionnaire*), potência aeróbia e dor (determinada pela escala visual analógica de dor, EVA). O programa de exercícios teve a duração de seis semanas e incluiu apenas exercícios aeróbios em cicloergômetro, de duas a três vezes por semana, 30min por sessão, com intensidade de 60% da frequência cardíaca máxima prevista para a idade. Alexanderson et al.[25] realizaram estudo semelhante, com exercícios para flexibilidade e força isométrica dos músculos dos ombros, quadríceps e quadril, alternando membros inferiores e superiores, cinco dias por semana ao longo de 12 semanas, com duração de 15min por sessão. Para aqueles com pouca perda de função muscular – medida nesse estudo pelo FI (do inglês *Functional Index in*

QUADRO 12.2 – Efeito de exercícios físicos em miopatias inflamatórias idiopáticas.

Autores	Doença (casos)	Seguimento/Treino	Resultados
Hicks et al.	PM crônica (1)	4 semanas, exercícios de força isométrica	↑ pico de força isométrica
Escalante et al.	DM / PM ativas (5)	2 semanas, resistido, baixa intensidade	↑ pico de força isométrica ~ função muscular
Spector et al.	MCI (5)	12 semanas, resistido progressivo	↑ pico de força isométrica
Wiesinger et al.	DM/PM crônicas (14)	6 semanas, aeróbio de intensidade baixa a moderada	↑ pico de força isométrica ↑ função muscular ↑ qualidade de vida ↓ dor e fraqueza ↑ $VO_{2máx}$
Wiesinger et al.	DM/PM crônicas (13)	6 meses, aeróbio de intensidade baixa a moderada	↑ pico de força isométrica ↑ função muscular ↑ qualidade de vida ↓ dor e fraqueza ↑ $VO_{2máx}$
Alexanderson et al.	DM/PM crônicas (10)	12 semanas, baixa intensidade (residencial)	↑ função muscular ↑ qualidade de vida ↓ dor e fraqueza ↑ $VO_{2máx}$
Alexanderson et al.	DM/PM ativas (11)	12 semanas, baixa intensidade (residencial)	~ força muscular
Varjú et al.	DM/PM ativas e crônicas (19)	3 semanas, resistido submáximo	↑ força muscular ↓ percepção da fadiga
Arnardottir et al.	MCI (7)	12 semanas, baixa intensidade (residencial)	~ força muscular
Harris-Love	DM/PM crônicas (1)	12 semanas, resistido submáximo excêntrico	↑ pico de força isométrica ↑ pico de força isocinética
Alexanderson et al.	DM/PM crônicas (9)	7 semanas, resistido intenso	↑ 10~15 repetições máximas ~ força muscular
Gualano et al.	MCI (1)	12 semanas, resistido de moderada intensidade e oclusão vascular	↑ mobilidade funcional ↑ força muscular ↑ qualidade de vida
Nader et al.	DM/PM (8)	7 semanas, resistido	↑ força muscular ↑ $VO_{2máx}$

↑ = aumento; ↓ = diminuição; ~ = igual; PM = polimiosite; DM = dermatomiosite; MCI = miosite por corpúsculo de inclusão.

Myositis), o qual mede o número de repetições executadas por 11 grupamentos musculares[26] – o programa também incluiu exercícios com pesos (0,25 a 2kg) e 15min de caminhada. Esses dois estudos verificaram aumento da função muscular, diminuição da dor e fraqueza muscular e melhora significativa da qualidade de vida. Em nenhum dos dois houve mudança significativa nos valores de CK e aldolase[24,25], tampouco aumento da inflamação muscular avaliada por meio de ressonância magnética e biópsia muscular[25]. Wiesinger et al. ainda verificaram aumento do volume máximo de oxigênio ($VO_{2máx}$). Esses dados indicam que o exercício físico controlado e acompanhado pode ser aplicado nesses pacientes sem aumento da atividade da doença. Além disso, ficou demonstrado que o treinamento físico pode proporcionar ganhos úteis como diminuição da perda de força, de função muscular, além de redução da dor e fadiga, parâmetros que sabidamente sofrem pioras em função do sedentarismo (ver Quadro 12.2).

Posteriormente, Wiesinger et al. prosseguiram o estudo inicial durante seis meses a fim de verificar os efeitos do treinamento físico a longo prazo[27]. Os autores observaram aumento significativo no tempo de tolerância ao esforço, $VO_{2máx}$, força muscular isocinética e nas atividades de vida diária, enquanto no grupo controle houve redução significativa nos mesmos parâmetros analisados. Além disso, o grupo controle apresentou aumento discreto, porém significativo, nos níveis de CK, enquanto no grupo treinado observou-se diminuição desse marcador (ver Quadro 12.2). Esses achados indicam que, de fato, a inatividade física é um fator agravante para a atividade da doença, ao passo que o treinamento físico exerce efeito protetor.

Tendo em vista que os estudos até então tinham sido realizados em pacientes com PM ou DM crônicas, Alexanderson et al.[28] testaram a segurança e a efetividade de um programa de exercícios resistidos domiciliares em pacientes com MII recentemente diagnosticadas. Dez dos 11 pacientes apresentavam sinais de inflamação muscular ativa. O programa consistia em 15min de exercícios de força seguidos por 15min de caminhada, cinco vezes por semana, durante 12 semanas. Os autores observaram diminuição de 12 a 16% na perda de função (avaliada pelo FI) e 25 a 45% de redução na restrição às atividades (determinada pelo questionário SF-36), em comparação ao início do estudo. Interessantemente, não houve aumento na inflamação muscular (ver Quadro 12.2). Esse estudo indica que não apenas na PM e DM crônica, mas também na doença aguda, a atividade física traz benefícios sem produzir aumento de inflamação ou agravamento da doença. Além disso, a inclusão precoce de um programa de exercícios físicos pode atenuar os efeitos deletérios combinados da doença, glicocorticoides e sedentarismo sobre a função muscular.

Outro interessante estudo[29] dividiu os pacientes em dois grupos: "estágio crônico" e "rápida recuperação". No grupo "rápida recuperação" estavam aqueles pacientes com fase aguda da doença duas a três semanas antes do estudo, tendo níveis de CK e dor muscular controlados por duas semanas antes do início do treinamento físico. As sessões consistiam primeiramente em exercícios de alongamento, seguidos por exercícios de força dinâmica (uma a duas séries) para músculos dorsais, abdominais, pescoço e membros superior e inferior. Os pacientes foram orientados a executar o maior número possível de repetições em cada exercício à intensidade de 65 a 70% de uma repetição máxima (1RM). Ambos os grupos não tiveram alteração significativa nos valores de CK e dor, porém apresentaram redução significativa na sensação de fadiga, avaliada pelo EVA. Enquanto o grupo "estágio crônico" obteve aumento significativo de força nos músculos proximais e distais, com uma média de 46%, o grupo "rápida recuperação" obteve aumento de força significante (em média 37%) somente nos músculos abdutores do ombro e nos flexores do punho (ver Quadro 12.2). Diante do exposto, pode-se afirmar que o exercício físico parece ser não somente uma poderosa e segura ferramenta terapêutica em pacientes com PM e DM crônicas ou em recente atividade da doença, mas também em ocasiões caracterizadas por crise ativa da doença, contribuindo sobremaneira para o aumento de força e resistência muscular, diminuição da fadiga e atenuação da perda de função muscular.

A despeito dos diversos estudos acerca dos efeitos da atividade física sobre PM e DM, até 2007 nenhum trabalho havia testado os efeitos do exercício de força intenso. Alexanderson et al.[21] demonstraram os benefícios de um programa de treino de força intenso de duração de sete semanas, três sessões por semana, em nove pacientes com PM e DM crônicas. Após o aquecimento, seguiam-se 45min de exercícios de força (com uma carga igual a 10RM) para os músculos deltoide, quadríceps, bíceps, grande dorsal, gastrocnêmio e abdominal, com três séries por exercício e 90s de descanso entre as séries. O programa de treinamento resultou em aumento significativo (em média, maior do que 40% em quase todos os pacientes) de força muscular em todos os grupos musculares, com exceção do bíceps e grande dorsal (ver Quadro 12.2). A atividade da doença foi avaliada por um conjunto de itens preconizados pelas diretrizes da IMACS (do inglês *International Myositis Assessment and Clinical Studies Group*)[30], que incluem o EVA, o MMT (do inglês *Manual Muscle Test*), para avaliar a força isométrica em oito grupos musculares[31], o HAQ, para avaliar a limitação funcional em atividades do cotidiano[32], e o índice MITAX (do inglês *Myositis Intention to Treat Activity Index*) para avaliar a atividade da doença em órgãos diversos[30]. Houve melhora significativa no índice MITAX em quase todos os pacientes, comparados ao início do estudo, e discreta alteração positiva no HAQ. Em contrapartida, não houve nenhuma alteração no MMT e EVA, tal qual no grau de inflamação muscular avaliado por meio de biópsia e ressonância magnética. Diante disso, conclui-se que o treinamento de força intenso pode ser uma estratégia efetiva em promover adaptações morfofuncionais em pacientes com MII, sem nenhuma evidência de risco à saúde. Faltam, entretanto, dados que confirmem a segurança dessa intervenção a longo prazo.

Em indivíduos saudáveis, o exercício exerce efeito benéfico sobre a inflamação sistêmica, com redução de marcadores como interleucina-6, proteína C-reativa e fator de necrose tumoral. Até recentemente, entretanto, esses achados não haviam sido explorados em pacientes com MII. Em 2010, Nader et al.[33] submeteram oito pacientes com doença crônica estável a um programa de treinamento resistido envolvendo cinco grupamentos musculares (deltoide, quadríceps, bíceps, gastrocnêmio e músculos do tronco) com intensidade de 10RM, três vezes por semana, durante sete semanas. Foram observados efeitos benéficos sobre a modulação da expressão de genes envolvidos com a inflamação (redução de PTGS1, aumento de FOXP3 e diminuição de SMAD7, sugerindo uma modulação da atividade de células T) e com a fibrose (diminuição dos níveis de colágeno tipo I). Adicionalmente, o exercício resultou em uma mudança no perfil metabólico em direção a um estado oxidativo. Tais achados estão em concordância com a melhora do desempenho muscular sem exacerbação nos pacientes com MII submetidos ao treinamento de força.

É importante ressaltar que, assim como acontece em outras doenças autoimunes sistêmicas e crônicas, os indivíduos com MII apresentam risco aumentado de comorbidades, incluindo as cardiovasculares. Soma-se a isso o sedentarismo decorrente do repouso no leito, além de diminuição da densidade de massa óssea, hipertensão arterial sistêmica, dislipidemia e *diabetes mellitus* como possíveis efeitos colaterais de doses elevadas de corticosteroide, contribuindo ainda mais para a morbidade. Dessa forma, o exercício físico deve ser visto não só como uma alternativa para neutralizar ou diminuir a ação deletéria da doença, mas também para promover a melhora de outros fatores relacionados com a qualidade de vida, como a composição corporal, pressão arterial, perfil lipídico e sensibilidade à insulina[34]. De fato, há sólida evidência científica que demonstra que o exercício físico é capaz de promover os seguintes efeitos em populações saudáveis e não saudáveis: 1. aumento da força muscular; 2. melhora do perfil lipídico e sensibilidade à insulina; 3. atenuação do dano muscular induzido pelo esforço; 4. redução nas concentrações de CK e aldolase; 5. adaptações neuromusculares positivas. Para uma revisão detalhada sobre os efeitos benéficos do exercício, ver Pedersen e Saltin[17] e Pereira e Lancha[35].

As recomendações aplicadas para indivíduos saudáveis (por exemplo, 30min de atividade física mais que três vezes por semana) poderiam ser empregadas também aos portadores de MII. Naturalmente, a intensidade do exercício deve ser adaptada para o grau da atividade da doença e o grau de comprometimento muscular ou da capacidade aeróbia.

EFICÁCIA E SEGURANÇA DO EXERCÍCIO FÍSICO EM PACIENTES COM MCI

Os dados sobre exercício físico na MCI são escassos, muito provavelmente devido à raridade da doença. De fato, existem apenas quatro estudos disponíveis na literatura sobre o tema. O primeiro, desenvolvido em 1997 por Spector et al.[18], testou a eficácia e segurança de exercícios resistidos em cinco pacientes com a doença. O treinamento consistiu em um programa de três séries de 10 a 20 repetições de extensão de joelho, flexão de joelho, flexão de cotovelo direito e flexão de punho direito, com 90 segundos de descanso entre as séries e 3min entre os exercícios, alternando-se os exercícios para membros superiores e inferiores, a fim de evitar fadiga, três vezes por semana em dias não consecutivos. Antes e após a intervenção, que teve duração de 12 semanas, foram realizados testes físicos (teste de 3RM para avaliar força dinâmica e dinamômetro isocinético para avaliar o piso isométrico), avaliações clínicas (incluindo questionários de qualidade de vida) e laboratoriais, biópsias musculares e ressonância magnética. Apesar de não terem sido observadas mudanças significativas na área de secção transversal do músculo, os autores verificaram incremento na força em cinco dos oito exercícios testados (*leg press*, extensão de joelho, flexão de joelho, flexão de cotovelo e flexão de punho). Interessantemente, os ganhos de força foram da ordem de 25 a 120%, sendo que os maiores benefícios foram verificados nos músculos menos afetados pela doença (ver Quadro 12.2). Os níveis de CK aumentaram no início do treinamento e, em seguida, estabilizaram-se. Além disso, não houve diferença significativa na quantidade de células do sistema imune (macrófagos, células T CD4+ e CD8+, células NK).

Em um segundo estudo, mostrou que um programa domiciliar de exercícios sobre a função muscular, histopatologia e reação inflamatória, foi ser seguro e eficaz em pacientes com PM e DM[18]. Esse estudo não encontrou mudanças significativas nos valores de FI ou nos valores do pico de torque isométrico. Entretanto, seis dos sete pacientes indicaram subjetivamente que o treinamento teve um impacto positivo na função muscular. Além disso, a média dos valores de CK não se alterou durante o treinamento e nenhum dos pacientes teve piora da função muscular (ver Quadro 12.2). Quanto às mudanças histopatológicas, dois pacientes tiveram aumento da inflamação muscular, enquanto outros três não sofreram nenhuma alteração. Por outro lado, um paciente apresentou melhora desse parâmetro, sugerindo que as mudanças observadas não foram induzidas pelo exercício. Não houve nenhuma mudança significativa na porcentagem de fibras tipos I, IIa ou IIx/d na área de secção transversal destas fibras e no diâmetro de capilares analisados pelas biópsias. Embora não tenha sido produzida nenhuma resposta hipertrófica ao treinamento, é possível especular que este tenha evitado o agravamento da atrofia muscular e da perda de função muscular, uma vez que o estudo não possuía grupo controle.

Recentemente, Johnson et al.[36] investigaram os efeitos de um programa combinado de exercícios funcionais e aeróbios sobre a capacidade aeróbia, força muscular e mobilidade funcional em sete pacientes com MCI. Foram realizados exercícios de força e em cicloergômetro três vezes por semana em dias alternados durante 12 semanas. Os autores encontraram melhora de 38% na capacidade aeróbia e aumento significativo de força em quatro dos grupamentos musculares testados, sem nenhuma mudança nos níveis de CK.

Por último, foi publicado recentemente pelo nosso laboratório um estudo de caso de um paciente com MCI submetido a 12 semanas de treinamento de força de baixa intensidade associado à técnica de oclusão vascular dos membros inferiores[37]. Foram observadas melhoras nos parâmetros de mobilidade funcional, força muscular e qualidade de vida. A adição da oclusão vascular ao treinamento de força de baixa intensidade (igual a 20 a 30% da força dinâmica voluntária máxima) é capaz de induzir ganhos similares de força e massa muscular quando comparados ao treinamento de força convencional (isto é, de mais alta intensidade, com 75 a 85% da força dinâmica voluntária máxima). Este modelo de treinamento faz-se particularmente interessante nos casos nos quais o indivíduo não consegue produzir altos graus de tensão muscular, ou quando há contraindicação do uso de sobrecargas maiores. Mais detalhes dessa técnica[38] podem ser acessados em http://www.jove.com/details.stp?id=1894.

Em conjunto, essas publicações sugerem que o treino de força em pacientes com MCI não apenas é eficaz, mas também seguro. Além disso, é uma das únicas formas de tratamento que geram algum efeito positivo sobre a MCI, especificamente para combater os efeitos atróficos da MCI.

PERSPECTIVAS

A escassez de estudos prospectivos a longo prazo, o baixo número de pacientes investigados, a ausência de dados acerca dos efeitos de modalidades distintas de treinamento físico (aeróbio *versus* força ou contínuo *versus* intermitente) e as diferenças nos desfechos primários utilizados para avaliar a efetividade do treinamento são apenas alguns dos fatores que impedem maiores conclusões sobre o tema. Apesar de as evidências apontarem para um caminho seguro a ser trilhado, os estudos com treinamento físico nas MII ainda são escassos. Ademais, ainda não há diretrizes definindo qual é a modalidade de treinamento mais eficaz para MII e muito menos qual a melhor prescrição para esses treinos.

Estudos adicionais deveriam ainda explorar outros possíveis benefícios (como, por exemplo, em âmbito fisiológico, psicológico e social), bem como os mecanismos desencadeadores das adaptações oriundas do treinamento físico na biomolécula. Embora incerto, é tentador especular que o exercício físico crônico seja capaz de modificar o curso natural das MII, retardando a progressão da doença ou prevenindo o surgimento de acometimentos mais graves. Estudos clínicos randomizados devem atentar para essa interessante hipótese.

APLICAÇÕES PRÁTICAS AO PRESCREVER EXERCÍCIO A PACIENTES COM MII

- Exercícios para os principais grupos musculares, que tenham como foco o restabelecimento da funcionalidade dos pacientes, são de particular interesse; o uso do treinamento de força convencional pode apresentar uma barreira prática, dado o comprometimento muscular observado nesses pacientes. Dessa forma, o uso de estratégias adicionais, como a oclusão vascular, o uso de plataformas vibratórias, a hidroginástica, a eletroestimulação, embora sem comprovação, pode, em teoria, constituir estratégias interessantes de intervenção.

- O uso de exercícios aeróbios é importante, uma vez que os pacientes com MII, em geral, apresentam diminuição da capacidade aeróbia devido à redução da força muscular, o que também compromete a qualidade de vida. Adicionalmente, o exercício com caminhada tem o objetivo de restabelecer a função e melhorar a capacidade de deambulação do paciente com MII.
- Exercícios de flexibilidade parecem ser uma intervenção com importante potencial terapêutico para esses pacientes, eis que a redução da capacidade de força induz a uma limitação da amplitude de movimentos na vida diária, comprometendo assim a flexibilidade. Dessa forma, é comum que pacientes com MII apresentem encurtamentos musculares importantes.

REFERÊNCIAS BIBLIOGRÁFICAS

1. Amato A, Barohn R. Evaluation and treatment of inflammatory myopathies. J Neurol Neurosurg Psychiatr 2009;80(10):1060-8.
2. Griggs R, Askanas V, DiMauro S, Engel A et al. Inclusion body myositis and myopathies. Ann Neurol 1995;38(5):705-13.
3. Harris-Love MO. Physical activity and disablement in the idiopathic inflammatory myopathies. Curr Opin Rheumatol 2003;15(6):679-90.
4. Bohan A, Peter JB. Polymyositis and dermatomyositis. N Engl J Med 1975;292(7):344-7.
5. Whitaker JN. Inflammatory myopathy: a review of etiologic and pathogenetic factors. Muscle Nerve 1982;5(8):573-92.
6. Mastaglia FL, Phillips BA. Idiopathic inflammatory myopathies: epidemiology, classification, and diagnostic criteria. Rheum Dis Clin North Am 2002;28(4):723-41.
7. Mantegazza R, Bernasconi P. Cellular aspects of myositis. Curr Opin Rheumatol 1994;6(6):568-74.
8. Needham M, Mastaglia FL. Sporadic inclusion body myositis: a continuing puzzle. Neuromuscul Disord 2008;18(1):6-16.
9. Mastaglia FL, Garlepp MJ, Phillips BA, Zilko PJ. Inflammatory myopathies: clinical, diagnostic and therapeutic aspects. Muscle Nerve 2003;27(4):407-25.
10. Needham M, Mastaglia F. Inclusion body myositis: current pathogenetic concepts and diagnostic and therapeutic approaches. Lancet Neurol 2007;6(7):620-31.
11. Wiesinger GF, Quittan M, Nuhr M, Volc-Platzer B et al. Aerobic capacity in adult dermatomyositis/polymyositis patients and healthy controls. Arch Phys Med Rehabil 2000;81(1):1-5.
12. Askanas V, Engel WK. Unfolding story of inclusion-body myositis and myopathies: role of misfolded proteins, amyloid-beta, cholesterol, and aging. J Child Neurol 2003;18(3):185-90.
13. Cea G, Bendahan D, Manners D, Hilton-Jones D et al. Reduced oxidative phosphorylation and proton efflux suggest reduced capillary blood supply in skeletal muscle of patients with dermatomyositis and polymyositis: a quantitative 31P-magnetic resonance spectroscopy and MRI study. Brain 2002;125(7):1635-45.
14. Park JH, Olsen NJ. Utility of magnetic resonance imaging in the evaluation of patients with inflammatory myopathies. Curr Rheumatol Rep 2001;3(4):334-45.
15. Park JH, Olsen NJ, King L, Vital T et al. Use of magnetic resonance imaging and P-31 magnetic resonance spectroscopy to detect and quantify muscle dysfunction

in the amyopathic and myopathic variants of dermatomyositis. Arthritis Rheum 1995;38(1):68-77.
16. Marie I, Hachulla E, Hatron PY, Hellot MF et al. Polymyositis and dermatomyositis: short term and longterm outcome, and predictive factors of prognosis. J Rheumatol 2001;28(10):2230-7.
17. Pedersen BK, Saltin B. Evidence for prescribing exercise as therapy in chronic disease. Scand J Med Sci Sports 2006; 16(S1):3-63.
18. Spector SA, Lemmer JT, Koffman BM, Fleisher TA et al. Safety and efficacy of strength training in patients with sporadic inclusion body myositis. Muscle Nerve 1997;20(10):1242-8.
19. Arnardottir S, Alexanderson H, Lundberg I, Borg K. Sporadic inclusion body myositis: pilot study on the effects of a home exercise program on muscle function, histopathology and inflammatory reaction. J Rehabil Med 2003;35(1): 31-5.
20. Heikkillä S, Viitanen JV, Kautiainen H, Rajamäki T et al. Rehabilitation in myositis: preliminary study. Physiotherapy 2001; 87(6):301-9.
21. Alexanderson H, Dastmalchi M, Esbjörnsson-Liljedahl M, Opava C, Lundberg I. Benefits of intensive resistance training in patients with chronic polymyositis or dermatomyositis. Arthritis Rheum 2007;57(5):768-77.
22. Hicks JE, Miller F, Plotz P, Chen TH, Gerber L. Isometric exercise increases strength and does not produce sustained creatinine phosphokinase increases in a patient with polymyositis. J Rheumatol 1993;20(8):1399-401.
23. Escalante A, Miller L, Beardmore TD. Resistive exercise in the rehabilitation of polymyositis/dermatomyositis. J Rheumatol 1993;20(8):1340-4.
24. Wiesinger GF, Quittan M, Aringer M, Seeber A et al. Improvement of physical fitness and muscle strength in polymyositis/dermatomyositis patients by a training programme. Br J Rheumatol 1998;37(2):196-200.
25. Alexanderson H, Stenström C, Lundberg I. Safety of a home exercise programme in patients with polymyositis and dermatomyositis: a pilot study. Rheumatology 1999;38(7):608-11.
26. Josefson A, Romanus E, Carlsson J. A functional index in myositis. J Rheumatol 1996;23(8):1380-4.
27. Wiesinger GF, Quittan M, Graninger M, Seeber A et al. Benefit of 6 months longterm physical training in polymyositis/dermatomyositis patients. Br J Rheumatol 1998;37(12):1338-42.
28. Alexanderson H, Stenström C, Jenner G, Lundberg I. The safety of a resistive home exercise program in patients with recent onset active polymyositis or dermatomyositis. Scand J Rheumatol 2000; 29(5):295-301.
29. Varjú C, Pethö E, Kutas R, Czirják L. The effect of physical exercise following acute disease exacerbation in patients with dermato/polymyositis. Clin Rehabil 2003; 17(1):83-7.
30. Miller FW, Rider LG, Chung YL, Cooper R et al. Proposed preliminary core set measures for disease outcome assessment in adult and juvenile idiopathic inflammatory myopathies. Rheumatology 2001;40(11):1262-73.
31. Frese E, Brown M, Norton BJ. Clinical reliability of manual muscle testing. Middle trapezius and gluteus medius muscles. Phys Ther 1987;67(7):1072-6.
32. Ekdahl C, Eberhardt K, Andersson SI, Svensson B. Assessing disability in patients with rheumatoid arthritis. Use of a Swedish version of the Stanford Health Assessment Questionnaire. Scand J Rheumatol 1988;17(4):263-71.
33. Nader GA, Dastmalchi M, Alexanderson H, Grundtman C et al. A longitudinal, integrated, clinical, histological and mRNA profiling study of resistance exercise in myositis. Mol Med 2010;16(11-12):455-64.

34. de Salles Painelli V, Gualano B, Artioli G, de Sá Pinto A et al. The possible role of physical exercise on the treatment of idiopathic inflammatory myopathies. Autoimmun Rev 2009;8(5):355-359.
35. Pereira LO, Lancha AH. Effect of insulin and contraction up on glucose transport in skeletal muscle. Prog Biophys Mol Biol 2004;84(1):1-27.
36. Johnson LG, Collier KE, Edwards DJ, Philippe DL et al. Improvement in aerobic capacity after an exercise program in sporadic inclusion body myositis. J Clin Neuromuscul Dis 2009;10(4):178-84.
37. Gualano B, Neves Jr M, Lima F, Pinto A et al. Resistance training with vascular occlusion in inclusion body myositis: a case study. Med Sci Sports Exerc 2010;42(2):250-4.
38. Gualano B, Ugrinowitsch C, Neves M, Lima FR et al. Vascular occlusion training for inclusion body myositis: a novel therapeutic approach. J Vis Exp 2010;5(40):pii: 1894.

CAPÍTULO 13
Exercício Físico e Lúpus

BRUNO GUALANO
CLOVIS ARTUR ALMEIDA DA SILVA
ELOISA BONFÁ

INTRODUÇÃO

Ao longo das últimas décadas, o interesse nos efeitos terapêuticos do treinamento físico tem crescido vertiginosamente, sobretudo em doenças de etiologia cardiovascular, tais como hipertensão arterial, *diabetes mellitus* tipo 2 e cardiopatias. Em menor escala, evidências também apontam para os benefícios da prática de atividade física em doenças reumatológicas, dentre as quais se destacam osteoporose, osteoartrite e artrite reumatoide, cujos tratamentos de primeira escolha já incluem treinamento físico regular. Entretanto, raras são as investigações envolvendo o potencial papel terapêutico do exercício em lúpus eritematoso sistêmico (LES). Tal fato pode ser visto com grande surpresa, uma vez que o paciente lúpico apresenta um vasto espectro de comorbidades classicamente prevenidas/atenuadas pelo exercício. Neste capítulo, apresentaremos importantes características do LES, com ênfase nas manifestações clínicas mais comuns, bem como nos efeitos deletérios impostos pela doença *per se* ou seu tratamento medicamentoso sobre a capacidade física. Além disso, analisaremos as evidências científicas para a prescrição de exercícios em pacientes lúpicos.

PREVALÊNCIA, FISIOPATOLOGIA E TERAPIA MEDICAMENTOSA

O LES é o protótipo de doença autoimune sistêmica de herança poligênica caracterizada por perda da tolerância imunológica a vários autoantígenos e formação de autoanticorpos e complexos imunes que se depositam nos tecidos com consequente inflamação em diferentes órgãos e sistemas[1]. A disfunção imune do LES envolve apoptose dos linfócitos B e linfócitos T do sistema imune adaptativo[2], elementos do sistema imune inato como células dendríticas, deficiências de proteínas do sistema complemento e ainda polimorfismos das interleucinas, dos receptores Fc das imunoglobulinas e alterações no processo de apoptose celular[1,2]. Umas das características desta doença é a formação de múltiplos autoanticorpos gerais e específicos, alguns destes com papel patogênico na nefrite (como anticorpos antinucleossomo e anti-C1q) e nas tromboses (como anticorpos antifosfolípides)[3].

Estima-se que a prevalência de LES seja de um a cinco pacientes para cada 10.000 habitantes. A doença acomete mais frequentemente mulheres do que homens (9:1), especialmente entre as idades de 15 e 45 anos. No entanto, nenhuma faixa etária está isenta do acometimento dessa doença, que pode incidir tanto na infância quanto em idade mais avançada[4]. Apesar da melhora de sobrevida observada nos últimos dez anos (maior que 80%), o LES continua uma doença incurável com potencial de morbidade e mortalidade decorrente da própria doença ou de complicações terapêuticas. O tratamento conservador inclui antimaláricos, corticosteroides e imunossupressores, tais como azatioprina, ciclosporina, micofenolato mofetil e pulsoterapia com ciclofosfamida[4]. Pacientes em atividade da doença são convencionalmente orientados a reduzir a prática de atividade física.

MANIFESTAÇÕES CLÍNICAS POTENCIALMENTE TRATADAS PELO EXERCÍCIO

DISFUNÇÕES CARDIOVASCULARES

Diversas disfunções cardiovasculares têm sido descritas em pacientes com LES, entre as quais se destacam disfunção autonômica, dislipidemia, doença cardíaca coronariana e doença cardíaca isquêmica, sendo a última a maior causa de mortalidade nessa população[5]. Teoricamente, o exercício físico poderia reduzir o risco cardiovascular no LES por meio de melhoras no perfil lipídico, na pressão arterial e sensibilidade à insulina, tal qual o faz em populações saudáveis ou em outras doenças crônicas.

OBESIDADE

A obesidade é uma séria manifestação clínica apresentada por pacientes com LES. Acredita-se que o acúmulo excessivo de gordura corporal esteja fortemente relacionado ao quadro inflamatório sistêmico apresentado por essa população. Corroborando tal possibilidade, achados têm indicado que a perda de peso está associada à melhora de marcadores inflamatórios em obesos[6]. De fato, o papel do treinamento físico sobre a redução da adiposidade corporal é bem descrito. É intuitivo especular que esse papel também poderia ser observado em pacientes com LES, embora evidências em prol dessa tese sejam até então inexistentes.

REDUÇÃO DE MASSA ÓSSEA

A perda de massa óssea é bastante prevalente em pacientes com LES, predispondo-os a riscos elevados de fratura[7]. A etiologia da reduzida massa óssea nessa população está relacionada à doença *per se*, que leva a um "desbalanço" nas citocinas inflamatórias, sobretudo interleucina-6, a qual está envolvida na patogênese do remodelamento ósseo exacerbado. Além disso, fatores como o sedentarismo e o uso crônico de glicocorticoides também aceleram sobremaneira a perda de massa óssea em LES[7]. Diante das inúmeras evidências destacando o papel essencial do exercício físico sobre o aumento da massa óssea em populações pediátricas e em idosos, torna-se imperativo investigar os possíveis benefícios do treinamento sobre esse parâmetro em pacientes lúpicos.

DISTÚRBIOS DO SONO

Pacientes com LES frequentemente relatam distúrbios do sono. Anormalidades respiratórias, dor e fatiga são fatores citados como possíveis causas desse quadro[8]. A exemplo do que ocorre em populações saudáveis, a inatividade física é significativamente associada à qualidade do sono em pacientes lúpicos[9]. É possível, portanto, que o treinamento físico atenue os distúrbios do sono em LES, tal qual o faz em outras doenças que cursam com o mesmo sintoma, como fibromialgia, por exemplo.

BAIXA QUALIDADE DE VIDA

A qualidade de vida relacionada à saúde é baixa em LES. Geralmente, tais pacientes apresentam elevados níveis de ansiedade, provavelmente em função do imprevisível curso dessa doença, do elevado risco de desenvolvimento de diversas comorbidades e da menor expectativa de vida[10]. A doença *per se* e seu tratamento medicamentoso podem resultar em alterações no rosto e aumentos na adiposidade, ocasionando baixa autoestima, frustração e depressão. Os distúrbios osteomioarticulares experimentados pelos pacientes lúpicos podem impedir um adequado convívio social, agravando ainda mais os distúrbios de qualidade de vida supracitados[10]. Com base na literatura, é provável que o exercício físico promova importantes benefícios sobre a qualidade de vida em pacientes com LES, atenuando sintomas físicos e motores, melhorando a autoestima, promovendo socialização e reduzindo níveis de ansiedade e depressão.

FADIGA

A fadiga é um dos sintomas mais comumente reportados por pacientes lúpicos. Embora sua causa não seja totalmente compreendida, distúrbios do sono, depressão, baixa capacidade física e sedentarismos são considerados os principais fatores associados a esse sintoma[11]. Especula-se que a fadiga física seja mais importante do que a mental para o paciente com LES[11]. Nesse contexto, torna-se intuitivo o emprego do exercício na tentativa de atenuar essa manifestação clínica.

CAPACIDADE FÍSICA EM PACIENTES COM LES

Pacientes com LES apresentam baixa capacidade física quando comparados a seus pares saudáveis[12]. Estudos têm observado reduzidos valores de consumo máximo de oxigênio ($VO_{2máx}$), função pulmonar e limiares ventilatórios em pacientes lúpicos[12,13]. Além disso, nosso grupo recentemente observou incompetência cronotrópica durante o exercício e lenta recuperação da frequência cardíaca pós-esforço físico nessa população (dados não publicados). Interessantemente, ambos as variáveis têm sido consideradas forte preditoras de mortalidade por doenças cardiovasculares e por todas as causas em coortes de indivíduos saudáveis e em outras doenças. Dados preliminares obtidos em nosso laboratório também sugerem que pacientes com LES apresentam valores mais baixos de força máxima e função muscular quando comparados a sujeitos saudáveis pareados por gênero, idade e índice de massa corporal.

Diversos fatores atuam em conjunto e de maneira cíclica sobre a perda da capacidade física e a gravidade das comorbidades em pacientes com LES[14] (Fig. 13.1). Algumas manifestações da doença – como artralgia e mialgia – impõem ao paciente um estilo de vida mais sedentário, o qual é incentivado por uma conduta inadequada de "superproteção" adotada pelos pais e médicos, que temem que o exercício possa, de alguma forma, prejudicar o quadro clínico do paciente. A inatividade física, por sua vez, é capaz de agravar os sintomas inerentes à doença, como obesidade, depressão, baixa autoestima, redução de capacidade física e fadiga. Coletivamente, esses sintomas tendem a reduzir ainda mais a participação do paciente em atividades físicas, completando, assim, o círculo vicioso. Nesse contexto, especula-se que a adição de exercício físico na vida do paciente com LES seria de fundamental importância em interromper esse círculo, atenuando os sintomas da doença[14].

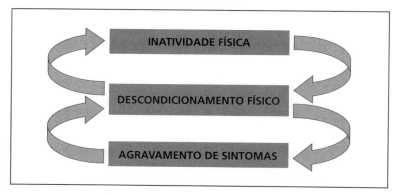

FIGURA 13.1 – Papel da inatividade física no círculo vicioso envolvendo perda de capacidade física e agravamento de sintomas em pacientes com LES. Para detalhes, ver o subtópico "Capacidade física em pacientes com LES" (adaptado de Gualano et al., 2010[14]).

EFEITOS DO EXERCÍCIO FÍSICO EM PACIENTES COM LES

A despeito do enorme referencial teórico para o emprego terapêutico do exercício físico em pacientes com LES, surpreendentemente raros ensaios clínicos têm sido conduzidos.

Três estudos-pilotos reportaram melhoras nos níveis de fadiga e bem-estar em pacientes com LES[15-17]. Infelizmente, sérias limitações metodológicas – como pequena amostra e ausência de grupo controle – não permitem que mais conclusões sejam traçadas. Ao nosso conhecimento, apenas dois estudos clínicos controlados foram publicados sobre o tema. Tench et al.[13] investigaram os efeitos de três meses de treinamento físico não supervisionado sobre a fadiga em 93 pacientes com LES (16 a 55 anos), divididos aleatoriamente em três grupos: 1. exercícios aeróbios (três a cinco vezes por semana a 60% do $VO_{2máx}$); 2. exercícios de relaxamento mental; 3. não exercitado (controle). Os autores demonstraram que os pacientes engajados no primeiro grupo apresentaram maior redução na fadiga quando comparado aos demais. Esses achados sugerem que a prática regular de atividade física, ainda que não supervisionada, deve ser considerada no tratamento do paciente com LES. No único trabalho publicado com treinamento físico supervisionado, De Carvalho et al.[18] submeteram 41 pacientes lúpicos (18 a 55 anos) a um programa de exercício aeróbio durante três meses. As sessões de treino ocorreram três vezes por semana e tiveram duração de 60min cada. Um grupo de pacientes (n = 19) não treinados serviu de controle. Foram avaliados qualidade de vida, depressão, dor, fadiga e condicionamento aeróbio. Os autores observaram que o treinamento físico promoveu melhoras na tolerância ao esforço, capacidade aeróbia, qualidade de vida e nos sintomas de depressão. A limitação do estudo refere-se à ausência de um grupo controle randomizado.

Esses achados corroboram o potencial terapêutico do exercício físico em pacientes com LES. Contudo, a literatura carece de estudos randomizados e controlados a longo prazo para que o treinamento físico se estabeleça como tratamento nessa doença.

PRESCRIÇÃO DE EXERCÍCIOS EM PACIENTES COM LES

Com base nos estudos acima descritos, portanto, o treinamento aeróbio deve ser empregado no tratamento do paciente com LES, para melhorar não somente o baixo condicionamento aeróbio e a fadiga, mas possivelmente também a pressão arterial, a sensibilidade à insulina, o perfil lipídico e a composição corporal. Os achados têm indicado que exercícios aeróbios, como caminhada ou natação, três vezes por semana, de intensidade moderada (70 a 80% da frequência cardíaca máxima) e duração progressiva (25 a 40min por sessão), são seguros e eficazes em reduzir fadiga e melhorar a capacidade física.

Embora não haja estudos envolvendo treinamento de força, acredita-se que esse tipo de treino também possa ser fundamental ao paciente com LES, tendo em vista que ele pode apresentar redução de força[13] e atrofia acentuada de fibras do tipo II[19]. Programas envolvendo exercícios de força para os grandes grupos musculares, duas a três vezes por semana, com intensidades moderadas (oito a 15 repetições máximas [RM]), incremento gradual de carga e volume (uma a três séries por exercício) e intervalos de recuperação de 90 a 120s por série, podem ser efetivos em melhorar a composição corporal e força com segurança. Sempre que possível, o treinamento de força deve preceder o aeróbio, já que sabidamente o desempenho de força pode ser negativamente afetado quando o exercício aeróbio o antecede.

Exercícios de flexibilidade estáticos são empiricamente recomendados para os principais grupamentos musculares (uma a três séries, 15 a 20s por exercício), já que encurtamentos musculares são comuns em pacientes sedentários, sofrendo de artralgia e mialgia.

Vale salientar que os programas devem respeitar a individualidade de cada paciente. Especial atenção deve ser dada às comorbidades, como hipertensão, osteoporose e artralgia. Um exame clínico minucioso pré-participação é altamente recomendado (para exemplo de exame, ver Capítulo 14 – Exercício físico em doenças reumatológicas pediátricas). A progressão gradual de intensidade e volume deve ser considerada. O exercício deve ser realizado sob orientação profissional, ainda que não seja supervisionado a cada sessão.

PERSPECTIVAS E CONSIDERAÇÕES FINAIS

Ao contrário do que ocorre em doenças de etiologia cardiovascular, o estudo do exercício físico como agente terapêutico em doenças autoimunes caminha a passos lentos. Não por falta de um bom referencial teórico; de fato, há inúmeras manifestações clínicas da doença que poderiam ser teoricamente tratadas pelo exercício, tais como obesidade, dislipidemia, fadiga e baixa qualidade de vida. O exercício físico, no entanto, é uma ferramenta terapêutica de baixo custo, não patenteável e geralmente eficaz em reduzir comorbidades. A viabilização de grandes estudos clínicos randomizados em LES exigem claramente esforços adicionais, com maior estímulo de agências públicas de fomento à ciência.

Seria interessante investigar se o treinamento físico poderia atuar não apenas na prevenção terciária (tratamento de sintomas), mas também na prevenção secundária (alteração do curso natural da doença) no LES. De fato, há um crescente corpo de conhecimento demonstrando que a prática regular de atividade física reduz sobremaneira a inflamação sistêmica em condições como diabetes tipo 2 e obesidade. Estudos futuros devem avaliar essa possibilidade em pacientes lúpicos, empregando-se desfechos primários mais significativos, como morbimortalidade.

Por fim, é possível que as respostas ao treinamento físico dependam da atividade da doença. Novas investigações devem analisar a eficácia e segurança de um programa de exercícios em pacientes com exacerbação da doença, para os quais se preconiza convencionalmente o repouso.

Em conclusão, pode-se afirmar que o exercício físico é uma terapia de grande eficácia na melhora da capacidade física do pacientes com LES. Potencialmente, é possível especular que o exercício regular possa atenuar diversas manifestações clínicas da doença. Com base nos achados obtidos em pacientes lúpicos submetidos a programas de treinamento físico e, principalmente, nos benefícios bem consolidados da prática regular de atividade física em outras doenças que cursam com sintomas semelhantes aos observados em LES, é possível planejar um programa de treinamento seguro e eficaz para essa doença.

REFERÊNCIAS BIBLIOGRÁFICAS

1. Liphaus BL, Goldstein-Schainberg C. Lúpus eritematoso sistêmico juvenil e lúpus neonatal. In Silva CA. Doenças reumáticas na criança e no adolescente. 1ª ed. São Paulo: Manole; 2008. p. 126-43.
2. Liphaus BL, Kiss MH, Carrasco S, Goldenstein-Schainberg C. Increased Fas and Bcl-2 expression on peripheral mononuclear cells from patients with active juvenile-onset systemic lupus erythematosus. J Rheumatol 2007;34:1580-4.
3. Avcin T, Cimaz R, Silverman ED, Cervera R, Gattorno M, Garay S et al. Pediatric antiphospholipid syndrome: clinical and immunologic features of 121 patients in an international registry. Pediatrics 2008;122:e1100-7.
4. Tsokos GC. Overview of cellular immune function in systemic lupus erythematosus. In Lahita RG. Systemic lupus erythematosus. 4th ed. California: Elsevier; 2004. p. 29-92.
5. Borba E, Bonfa E. Dyslipoproteinemias in systemic lupus erythematosus: influence of disease activity and anticardiolipin antibodies. Lupus 1997;6:533-9.
6. Esposito K, Pointillo A, di Palo C, Giugliano G, Masella M, Marfella R, Giugliano D. Effect of weight loss and lifestyle changes on vascular inflammatory markers in obese women: a randomized controlled trial. JAMA 2003;289:1799-804.
7. Bultink I, Lems W, Kostense P, Dijkmans B, Voskuyl E. Prevalence of and risk factors for low bone mineral density and vertebral fractures in patients with systemic lupus erythematosus. Arthritis Rheum 2005;54:2044-50.
8. Gudbjornsson R, Helta J. Sleep disturbances in patients with systemic lupus erythematosus: a questionnaire based study. Clin Exp Rheumatol 2001;19:509-14.
9. Da Costa D, Bernatsky S, Dritsa M, Pineau C, Ménard HA, Dasgupta K et al. Determinants of sleep quality in women with systemic lupus erythematosus. Arthritis Rheum 2005;53:272-6.
10. Jolly M. How does quality of life of patients with systemic lupus erythematosus compare with that of other common chronic illnesses? J Rheumatol 2005;32:1076-8.
11. Krupp L, La Rocca N, Muir J, Steinberg A. A study of fatigue in systemic lupus erythematosus. J Rheumatol 1990;17:1450-2.
12. Ayán C, Martín V. Systemic lupus erythematosus and exercise. Lupus 2007;16:5-9.

13. Tench CM, McCarthy J, McCurdie I, White PD, D'Cruz DP. Fatigue in systemic lupus erythematosus: a randomized controlled trial of exercise. Rheumatology (Oxford) 2003;42:1050-4.
14. Gualano B, Sá Pinto AL, Perondi B, Leite Prado DM, Omori C, Almeida RT et al. Evidence for prescribing exercise as treatment in pediatric rheumatic diseases. Autoimmun Rev 2010;9:569-73.
15. Robb-Nicholson L, Daltroy L, Eaton H, Gall V, Wright E, Hartley LH, Schur PH, Liang MH. Effects of aerobic conditioning in lupus fatigue: a pilot study. Br J Rheumatol 1989;28:500-5.
16. Ramsey R, Schilling E, Dunlop D, Langman C, Greenland P, Thomas RJ, Chang RW. A pilot study on the effects of exercise in patients with systemic lupus erythematosus. Arthritis Care Res 2000;13: 262-9.
17. Clarke-Jenssen AC, Fredriksen PM, Lilleby V, Mengshoel AM. Effects of supervised aerobic exercise in patients with systemic lupus erythematosus: a pilot study. Arthritis Rheum 2005;53:308-12.
18. De Carvalho M, Sato E, Tebexreni A, Heidecher RT, Schenkman S, Neto TL. Effects of supervised cardiovascular training programme on exercise tolerance, aerobic capacity and quality of life in patients with systemic lupus erythematosus. Arthritis Rheum 2005;53:838-44.
19. Lim K, Abdul-Wahab R, Lowe J, Powell R. Muscle biopsy abnormalities in systemic lupus erythematosus: correlation with clinical and laboratory parameters: Ann Rheum Dis 1994;53:178-82.

CAPÍTULO 14

Exercício Físico em Doenças Reumatológicas Pediátricas

MARIA BEATRIZ MOLITERNO PERONDI
CLOVIS ARTUR ALMEIDA DA SILVA
ANA LUCIA DE SÁ PINTO
BRUNO GUALANO

INTRODUÇÃO

Os efeitos terapêuticos do treinamento físico em doenças reumatológicas pediátricas têm sido alvos recentes de investigação. Em conjunto, os trabalhos têm revelado um grande potencial terapêutico do exercício para pacientes com lúpus eritematoso sistêmico juvenil (LESJ), dermatomiosite juvenil (DMJ), fibromialgia juvenil (FMJ) e artrite idiopática juvenil (AIJ)[1,2]. Contudo, o número de estudos controlados e com grandes amostras ainda é limitado. Além disso, questões como "qual o melhor tipo de treinamento?" ou "o exercício físico afeta o curso natural da doença?" ainda precisam ser apropriadamente respondidas.

Embora exista um vasto corpo de conhecimento indicando que o exercício físico é capaz de prevenir e tratar a grande maioria das doenças crônicas, é relativamente comum observar a recomendação de "repouso" a pacientes com doenças reumatológicas como forma de evitar a atividade da doença ou o desgaste articular[3]. No entanto, a eficácia de tal medida tem sido questionada[1].

Nas últimas décadas, crianças e adolescentes têm-se tornado cada vez mais sedentários. Concomitantemente, tem-se observado um aumento substancial na incidência de doenças crônicas pediátricas, tais como obesidade juvenil, hipertensão arterial, *diabetes mellitus* tipo 2 e asma[4]. De fato, especula-se que a inatividade física esteja relacionada a dislipidemia, resistência à insulina, baixa massa óssea, fraqueza e atrofia musculares, ganho de adiposidade, aumento de pressão arterial, baixa qualidade de vida e autoestima reduzida[4].

Os pacientes reumatológicos pediátricos apresentam diversas manifestações clínicas, tais como fadiga, dor crônica, rigidez, sinovite e deformidades articulares, que predispõem ao estilo de vida sedentário. Dessa forma, configura-se um perigoso círculo vicioso, no qual os sintomas apresentados pelos pacientes levam à inatividade física que, por sua vez, agrava seu quadro clínico. Nesse contexto, o exercício físico torna-se a única estratégia capaz de romper tal círculo (para detalhes, ver Gualano et al.[1]). Por isso, médicos, enfermeiros e profissionais de educação física são fortemente encorajados a recomendar atividade física ao paciente reumatológico pediátrico.

O mesmo papel cabe aos pais, que tendem a superprotegerem seus filhos quando acometidos por doenças crônicas, isolando-os do convívio social e, dessa forma, predispondo-os a um estilo de vida sedentário. Mesmo diante de uma doença ativa, estudos em adultos têm indicado que o exercício físico – devidamente adaptado ao paciente – pode ser seguro e eficaz[5]. Em crianças, não há razão para acreditar que a resposta seja diferente. Indubitavelmente, os benefícios da atividade física compensam sobremaneira os efeitos deletérios da inatividade física e, salvo algumas condições sumarizadas no quadro 14.1, o paciente reumatológico pediátrico deve realizar exercícios físicos.

QUADRO 14.1 – Contraindicações à prática de exercícios físicos para o paciente reumatológico pediátrico.

1. Arritmias e hipertensão arterial não controladas
2. Cardite, serosites e resposta isquêmica ao teste ergométrico*
3. Febre maior que 38°C
4. Hemoglobina menor que 8g/dL
5. Insuficiência renal aguda
6. Perda do peso corporal maior que 35%

* Exercício cuja intensidade seja 10% abaixo do limiar de isquemia é permitido.

EVIDÊNCIAS PARA PRESCRIÇÃO DE EXERCÍCIOS EM DOENÇAS REUMATOLÓGICAS PEDIÁTRICAS

A seguir, descrevemos as manifestações clínicas e os déficits de capacidade física apresentados por pacientes com AIJ, DMJ, LESJ e FMJ e outras causas de dor musculoesquelética idiopática crônica, que constituem o referencial teórico para o emprego do exercício físico como agente terapêutico em doenças reumatológicas pediátricas. Os resultados de estudos clínicos envolvendo exercício físico nas doenças supracitadas também serão analisados.

ARTRITE IDIOPÁTICA JUVENIL

A AIJ é caracterizada por artrite crônica em uma ou mais articulações, com início antes dos 16 anos de idade, e é a principal causa de poliartrite crônica na faixa etária pediátrica e a segunda doença mais comum nos ambulatórios de reumatologia pediátrica. Trata-se de uma doença sem cura, com curso imprevisível (períodos de atividade e remissão da doença, principalmente as formas de início poliarticular e sistêmica), podendo acometer qualquer articulação[6].

A AIJ é uma doença rara e sua etiologia ainda permanece desconhecida. Nos países desenvolvidos, a incidência varia de dois a 20 casos por 100 mil e a prevalência está entre 16 e 150 mil.

Uma nova classificação foi proposta para a AIJ, dividida em sete categorias: a forma sistêmica, a poliartrite com fator reumatoide positivo, a poliartrite com fator reumatoide negativo, a oligoartrite (tem duas divisões de acordo com a evolução do comprometimento articular após seis meses de doença: persistente ou estendida), a artrite psoriásica, a artrite associada à entesite e a forma indiferenciada[7].

O tratamento da AIJ inclui medicamentos, fisioterapia articular e terapia ocupacional. Os principais medicamentos utilizados para o controle das artrites agudas e crônicas são: os analgésicos, os anti-inflamatórios não hormonais (AINH) e os corticosteroides. Essas drogas devem ser indicadas apenas com os diagnósticos estabelecidos, monitorando seus efeitos colaterais e evitando a associação de dois ou mais AINH. Outras drogas importantes são: as drogas modificadoras do curso da doença ou de ação lenta ou de segunda linha (metotrexato, difosfato de cloroquina, sulfato de hidroxicloroquina, sulfassalazina, D-penicilamina etc.), os imunossupressores ou citotóxicos (azatioprina, ciclosporina, ciclofosfamida, leflunomida etc.), os agentes biológicos (gamaglobulina endovenosa, etanercepte, infliximabe, adalimumabe, rituximabe, tocilizumabe etc.) e os moduladores de coestimulação de linfócitos T (CTLA-4)[6].

EXERCÍCIO E AIJ

Há evidências de que pacientes com AIJ poliarticular – mas não oligoarticular – possuem redução nas capacidades aeróbia e anaeróbia[8]. Além disso, tem-se demonstrado que crianças com AIJ apresentam baixa força isométrica em relação a seus pares saudáveis[9]. Acredita-se que a redução na força frequentemente observada em AIJ seja relacionada ao quadro de atrofia muscular que, por sua vez, está associado à artrite localizada, ao uso crônico de glicocorticoides e ao desuso. Takken et al.[10] também observaram associação positiva entre a capacidade anaeróbia e a função muscular em pacientes com AIJ, sugerindo que o descondicionamento físico afeta as atividades de vida diária nessa doença.

Estudos envolvendo programas de exercício físico têm produzido resultados bem satisfatórios em pacientes com AIJ. Em recente revisão, Klepper[2] demonstrou que os benefícios mais importantes relatados foram aumentos de força e flexibilidade e melhoras em dor, rigidez articular e qualidade de vida. Os protocolos de treinamento físico variaram em intensidade (60-70% da frequência cardíaca máxima), duração (30 a 60min), frequência (uma a três sessões por semana) e composição (treinamento de força, aeróbio, flexibilidade, modalidades esportivas ou a combinação dos anteriores) e seguimento (seis a 20 semanas). Interessantemente, exercícios físicos em meio aquático promovem benefícios semelhantes aos realizados em meio terrestre[11]. Da mesma forma, programas de alta e baixa intensidades parecem ser igualmente efetivos e seguros[12]. De fato, não há relatos de eventos adversos decorrentes do treinamento físico em pacientes com AIJ e estes devem ser estimulados.

DERMATOMIOSITE DE INÍCIO JUVENIL

A DMJ é uma doença do tecido conjuntivo, de etiologia desconhecida, caracterizada por uma vasculite que compromete vários órgãos e sistemas, em especial a pele e os músculos[13]. A incidência de DMJ isolada ou associada à polimiosite juvenil (PMJ) é de 3,2 casos/milhão de crianças e adolescentes. Existe um predomínio do sexo feminino na proporção de 2:1.

Na maioria das vezes, o início da DMJ é insidioso. Sintomas como febre, astenia, perda de peso, sonolência, anorexia, náuseas e vômitos podem estar presentes[14]. Entretanto, em um terço dos casos, a doença pode ter início agudo com fraqueza muscular intensa, quadro cutâneo característico e sintomas constitucionais importantes. O comprometimento cutâneo da DMJ é bastante polimorfo, e as lesões cutâneas mais características são heliotropo e pápulas de Gottron. Edema localizado de face ou membros, anasarca e úlceras cutâneas também podem estar presentes[13,14].

A fraqueza muscular proximal simétrica é referida em mais de 90% dos casos. O comprometimento dos músculos respiratórios, como os intercostais e diafragmático, contribui para a morbidade pulmonar, podendo determinar insuficiência respiratória. Envolvimentos dos músculos faríngeos, laríngeos e linguais levam à disfonia e à disfagia[13].

Com relação aos exames complementares, o fator reumatoide é habitualmente negativo e os anticorpos antinucleares ou FAN podem ser positivos em 10 a 85% dos casos. As enzimas musculares são liberadas pelo dano muscular e estão elevadas em 87 a 100% dos casos. As mais utilizadas são a creatinoquinase (CPK), a desidrogenase láctica (DHL), a aldolase, a aspartato aminotransferase (TGO) e a aspartato-alanina transferase (TGP)[13].

No tratamento da DMJ, fisioterapia e terapia ocupacional devem ser indicadas precocemente para preservar a função e a força muscular e, consequentemente, prevenir complicações como contraturas e atrofia muscular. A corticoterapia é a primeira opção terapêutica na forma oral ou endovenosa. As drogas de segunda linha mais utilizadas são: metotrexato, ciclosporina, azatioprina, gamaglobulina e pulsoterapia com ciclofosfamida endovenosa[13].

EXERCÍCIO E DMJ

Pacientes com DMJ frequentemente apresentam grande intolerância ao esforço físico[15,16]. Há diversos fatores que podem explicar esse achado, dentre os quais se destacam: aumento das concentrações musculares de citocinas inflamatórias, inflamação sistêmica e dos capilares que irrigam o músculo esquelético, hipoatividade e uso crônico de glicocorticoides, que sabidamente comprometem a síntese proteica e aumentam o acúmulo de gordura corporal[16]. Além disso, estudos com espectroscopia por ressonância magnética têm indicado anormalidades bioenergéticas (por exemplo, redução de 35 a 40% nas concentrações intramusculares de fosforilcreatina) em crianças com DMJ[17].

Em adultos com dermatomiosite, o treinamento aeróbio e de força são capazes de aumentar a força e a função muscular, o condicionamento aeróbio e a massa magra tanto em pacientes com a doença controlada como naqueles em atividade (para revisão, ver Painelli et al.[3]). A despeito do potencial terapêutico do exercício em DMJ, não há estudos controlados.

Recentemente, nosso grupo demonstrou que uma criança com DMJ crônica responde a um programa supervisionado de treinamento de força combinado ao aeróbio de maneira similar a sua irmã gêmea homozigótica saudável[18]. Nesse estudo, a paciente apresentou melhoras clinicamente significativas nas forças dinâmica e isométrica, além de aumento no condicionamento aeróbio. Embora o treinamento físico tenha sido incapaz de reverter por completo os déficits de capacidade física, essa foi a primeira evidência, ao nosso conhecimento, de que o exercício regular pode ser efetivo e bem tolerado por uma criança com DMJ. Certamente, trata-se de uma intervenção promissora que carece de investigações adicionais.

LÚPUS ERITEMATOSO SISTÊMICO DE INÍCIO JUVENIL

O LESJ é a terceira doença mais frequente em ambulatórios de reumatologia pediátrica[19]. O diagnóstico do LESJ baseia-se nos critérios de classificação estabelecidos pelo ACR (*American College of Rheumatology*), sendo necessária a presença de quatro ou mais dos 11 critérios preestabelecidos, simultaneamente ou não, durante quaisquer intervalos de tempo[20].

A característica principal do LESJ é o acometimento de múltiplos órgãos e sistemas, com várias formas de apresentação. O início dos sintomas pode ser insidioso ou apresentar, já nas primeiras semanas da doença, manifestações clínicas súbitas e graves, com qualquer órgão acometido. É uma doença de evolução imprevisível, possui caráter crônico com períodos de remissão e exacerbação das manifestações clínicas[21]. As principais manifestações clínicas iniciais do LESJ compreendem febre prolongada, anorexia, perda de peso e comprometimentos articular, cutâneo e renal[21].

Nenhum exame laboratorial é patognomônico de LESJ, sendo o diagnóstico sugerido em pacientes que apresentem hipergamaglobulinemia, anemia, leucopenia (leucócitos abaixo de 4.000/mm^3), linfopenia (linfócitos inferiores a 1.500/

mm³) e/ou plaquetopenia (plaquetas abaixo de 100.000/mm³), positividade do fator antinúcleo (FAN), ou anticorpos antinucleares, e hipocomplementemia. No LESJ, o FAN é considerado de extremo valor para o diagnóstico, com taxas de positividade que variam de 90 a 100%[19-21].

Os AINH são usados no controle de artrites e outras manifestações musculoesqueléticas, particularmente o naproxeno e o ibuprofeno, os quais causam uma reação de hipersensibilidade e meningite asséptica e são contraindicados em pacientes com LESJ. A corticoterapia oral é a de escolha em todos os pacientes com LESJ, e a pulsoterapia é utilizada em situações de gravidade, como a nefrite, o envolvimento neuropsiquiátrico, a trombocitopenia, a anemia hemolítica e a hemorragia pulmonar[19].

Outros medicamentos podem ser utilizados no controle dos pacientes com LESJ, como os antimaláricos, os imunossupressores (como ciclofosfamida, metotrexato, ciclosporina, azatioprina e micofenolato mofetil), os agentes biológicos (como o rituximabe), a gamaglobulina endovenosa e a plasmaférese[19].

EXERCÍCIO E LESJ

Pacientes com LESJ comumente apresentam intolerância ao esforço, fraqueza muscular e fadiga exacerbada quando comparados a seus pares saudáveis[1,22]. Além disso, obesidade, dislipidemia, resistência à insulina e baixa massa óssea são características prevalentes nessa doença[1,23]. Tendo em vista o amplo espectro de ação do exercício físico, torna-se plausível especular que essa estratégia possa melhorar força, tolerância ao esforço, condicionamento aeróbio, composição corporal e qualidade de vida em pacientes com LESJ. Surpreendentemente, entretanto, não há trabalhos controlados confirmando essa possibilidade.

Nosso grupo tem investigado os efeitos do treinamento aeróbio em crianças e adolescentes com LESJ. Um dos pacientes mereceu destaque, pois também fora diagnosticado com síndrome antifosfolípide (SAF) (com trombose venosa profunda de membro inferior e de veia cava), secundária ao LESJ e em uso de anticoagulação com warfarina. O paciente em questão foi submetido a treinamento aeróbio, intensamente supervisionado, ao longo de três meses. Um aspecto relevante observado evolutivamente foi um benefício substancial no condicionamento aeróbio, com aumento no consumo máximo de oxigênio, maior tolerância ao esforço e melhor economia de corrida. Além disso, este também beneficiou a qualidade de vida, funcionalidade e autoestima do paciente. Embora a possibilidade de sangramento fosse uma preocupação constante ao longo do treinamento, é importante salientar que nenhum efeito adverso foi documentado (manuscrito em redação).

FIBROMIALGIA JUVENIL E OUTRAS CAUSAS DE DOR MUSCULOESQUELÉTICA IDIOPÁTICA CRÔNICA

Pacientes com FMJ podem apresentar dor crônica difusa, distúrbios do sono, ansiedade crônica, tensão, cefaleia, fadiga e baixa qualidade de vida[24,25]. Novamente, é possível especular que um programa regular de treinamento físico possa melhorar a função muscular, dor, qualidade do sono e a qualidade de vida nessa doença.

Ao nosso conhecimento, apenas um estudo foi conduzido com essa população. Stephens et al.[26] investigaram a eficácia e a exequibilidade de um programa de treinamento físico em crianças e adolescentes com FMJ ao longo de 12 semanas. Os pacientes foram aleatoriamente alocados a um programa de treinamento aeróbio de alta ou baixa intensidade. Ambos os grupos apresentaram melhoras na função muscular, sintomas inerentes à doença, qualidade de vida e dor, embora os pacientes submetidos ao treinamento mais intenso tenham experimentado ganhos em um número maior de parâmetros clínicos. Esses achados confirmam os benefícios esperados do treinamento físico em FMJ e reforça a necessidade de novos estudos nessa área.

Hipoteticamente, o treinamento físico também poderia ser terapêutico em outras causas de dor musculoesquelética idiopática, não inflamatória e crônica. Um exemplo é a dor relacionada ao uso prolongado de computadores e *videogames*, conhecida nos adultos como lesões de esforços repetitivos (LER) ou distúrbio osteomuscular relacionado ao trabalho (DORT). Com o advento da informatização, crianças e adolescentes têm cada vez mais gastado horas diante de aparelhos tecnológicos; como consequência, tornam-se indivíduos fisicamente inativos mais propensos a dor crônica, tendinites e síndrome miofascial[24]. A prática regular de atividade física, o fortalecimento muscular e a flexibilidade articular poderiam ao menos atenuar esses sintomas.

Outra possível causa de dor musculoesquelética é a hipermobilidade articular (HA). A associação da HA com dor e/ou lesões do sistema musculoesquelético constitui a síndrome de hipermobilidade articular benigna (SHAB), não relacionada às entidades congênitas, tais como síndromes de Marfan e de Ehlers-Danlos. Um estudo realizado pelo nosso grupo em uma escola da cidade de São Paulo (São Paulo, Brasil) encontrou prevalência de SHAB de 10% em adolescentes[24]. Interessantemente, diversos estudos[27,28] – embora não todos[29] – sugerem que pacientes com SHAB podem apresentar menores níveis de atividade física, intolerância ao esforço, fraqueza muscular, distúrbios neuromusculares e atraso no desenvolvimento motor, quando comparados a seus pares saudáveis. Nesse contexto, evidências recentes[30,31] têm indicado que a combinação de exercícios de força dinâmicos e isométricos promovem ganhos de propriocepção, força, equilíbrio, função muscular, redução de dor e melhora na qualidade de vida em pacientes com SHAB. Esses dados sugerem que a prática de atividade física pode ser de grande valia para esses pacientes, porém novos estudos controlados com populações maiores são necessários para confirmar esses achados iniciais.

PERSPECTIVAS E CONSIDERAÇÕES FINAIS

Ao longo das últimas décadas, a taxa de sobrevivência e o prognóstico de pacientes com doenças reumatológicas pediátricas têm melhorado sobremaneira.

Todavia, tem crescido a preocupação com os eventos adversos a curto, médio e longo prazo – decorrentes do tratamento farmacológico ou da doença *per se* – que afetam negativamente a capacidade física e a qualidade de vida dos pacientes[23,32,33]. Diante do imenso potencial terapêutico do exercício físico no tratamento dessas doenças, chega a surpreender o limitado número de estudos existentes. Dessa forma, há inúmeras hipóteses que precisam ser mais bem investigadas. Em primeiro lugar, há uma clara necessidade de realização de ensaios clínicos aleatorizados destinados a investigar os efeitos terapêuticos do exercício em todas as doenças reumatológicas pediátricas, incluindo desfechos significativos, como qualidade de vida e seguimentos longos (mais de um ano). Além disso, cabe destacar que a presença de um grupo controle é de suma importância. O curso natural instável de muitas doenças reumatológicas pediátricas, aliado às alterações de composição corporal e capacidade física peculiares ao processo de maturação sexual na puberdade, pode levar a uma equivocada interpretação de dados.

É muito improvável que um único tipo de exercício físico promova os maiores benefícios para todos os tipos de doenças reumatológicas pediátricas. Tomando-se como exemplo a literatura reumatológica adulta, sabe-se que o treinamento de força de alta intensidade resulta em maiores ganhos de força e massa magra em pacientes com miopatias idiopáticas inflamatórias[3], ao passo que o treinamento aeróbio de baixa intensidade produz os melhores resultados clínicos em pacientes com fibromialgia[34]. Empiricamente, tem-se recomendado o treinamento isométrico em detrimento do dinâmico para evitar dano articular. Contudo, tal recomendação não encontra embasamento científico; de fato, o segundo tipo de treinamento poderia ser até mesmo superior ao primeiro no que tange ao desempenho funcional nas atividades de vida diária. Portanto, devem-se explorar os tipos ideais de treinamento para as doenças reumatológicas pediátricas, tendo em mente a fisiopatologia, as manifestações clínicas e as limitações funcionais inerentes a cada uma delas. Para personalizar a prescrição de exercícios de acordo com as características individuais do paciente, recomendamos um minucioso exame de pré-participação, que se trata de uma consulta médica incluindo extensa anamnese clínica e exame físico detalhado, cujo objetivo é detectar qualquer alteração física que possa contraindicar ou limitar a prática de exercício físico. O quadro 14.2 apresenta um exemplo de anamnese que pode ser empregada pelo reumatologista pediátrico.

Por fim, diversos estudos têm sugerido que o treinamento físico regular é capaz de atenuar a inflamação sistêmica em doenças crônicas[35]. Os possíveis efeitos anti-inflamatórios do exercício poderiam ser de grande valia em doenças reumatológicas pediátricas, possivelmente reduzindo o número e/ou as doses de drogas imunossupressoras.

A despeito das limitações encontradas na literatura, já existem estudos suficientes para considerar o exercício físico o agente terapêutico em doenças crônicas reumatológicas. Clinicamente, a compreensão da ciência do exercício torna-

QUADRO 14.2 – Exame de pré-participação.

Anamnese	É importante perguntar
Sintomas atuais	Dor articular, lombalgia, fadiga, alteração do sono
Doenças atuais	Asma, baixa massa óssea, diabetes, dislipidemia e hipertensão arterial
Medicamentos em uso	Anti-inflamatórios não hormonais, corticoterapia, imunossupressores e imunobiológicos
Antecedentes pessoais	Lesões osteomioarticulares, fraturas ósseas, doenças e cirurgias prévias
Antecedentes familiares	Doença cardiovascular, morte súbita e osteoporose
Exame físico	**É importante avaliar**
Geral	Peso, estatura, índice de massa corporal (IMC) e composição corporal
Cardiopulmonar	Sopros cardíacos, arritmias e hipertensão arterial e broncoespasmo
Musculoesquelético	Escoliose, hiperlordoses lombar e cervical, diferença de comprimento de membros inferiores, joelhos (valgo, varo e *recurvatum*), pés (normais, cavos ou planos), encurtamentos e hipotrofias musculares, mobilidade articular (hiper ou hipomobilidade), alterações na marcha (hiperpronação ou supinação)
	Presença de deformidade articular, artrite ou miosite*

* Em caso de deformidades articulares, artrite ou miosite aguda, os exercícios devem ser adaptados de modo a proteger a articulação e o grupamento muscular afetados. Adaptado de Rice[36] e Garrick[37].

-se tarefa fundamental para o reumatologista pediátrico, o qual passa a ter em mãos uma valiosa ferramenta terapêutica. No que tange à pesquisa científica, abre-se um novo e promissor campo de investigação a ser explorado.

REFERÊNCIAS BIBLIOGRÁFICAS

1. Gualano B, Sa-Pinto AL, Perondi B, Leite Prado DM, Omori C, Almeida RT et al. Evidence for prescribing exercise as treatment in pediatric rheumatic diseases. Autoimmun Rev 2010;9:569-73.
2. Klepper SE. Exercise in pediatric rheumatic diseases. Curr Opin Rheumatol 2008;20:619-24.
3. Painelli VS, Gualano B, Artioli GG, de Sa Pinto AL, Bonfa E, Lancha Junior AH et al. The possible role of physical exercise on the treatment of idiopathic inflammatory myopathies. Autoimmun Rev 2009;8:355-9.
4. Hardy LL, Dobbins TA, Denney-Wilson EA, Okely AD, Booth ML. Sedentariness, small-screen recreation, and fitness in youth. Am J Prev Med 2009;36:120-5.
5. Alexanderson H, Stenstrom CH, Jenner G, Lundberg I. The safety of a resistive home exercise program in patients with recent onset active polymyositis or dermatomyositis. Scand J Rheumatol 2000;29: 295-301.
6. Silva CA, Len CA, Terreri MT, Lotito AP, Hilário MO. Artrite no paciente pediátrico. Recomendações – Atualização de Condutas em Pediatria. Departamentos Científicos da SPSP. Gestão 2001-2003. 2003;11:2-8.
7. Petty RE, Southwood TR, Manners P, Baum J, Glass DN, Goldenberg J et al. International League of Associations for Rheumatology classification of juvenile idiopathic arthritis: second revision, Edmonton, 2001. J Rheumatol 2004;31:390-2.

8. Van Brussel M, Lelieveld OT, van der Net J, Engelbert RH, Helders PJ Takken T. Aerobic and anaerobic exercise capacity in children with juvenile idiopathic arthritis. Arthritis Rheum 2007;57:891-7.
9. Giannini MJ, Protas EJ. Comparison of peak isometric knee extensor torque in children with and without juvenile rheumatoid arthritis. Arthritis Care Res 1993; 6:82-8.
10. Takken T, van der Net J, Helders PJ. Relationship between functional ability and physical fitness in juvenile idiopathic arthritis patients. Scand J Rheumatol 2003; 32(3):174-8.
11. Epps H, Ginnelly L, Utley M, Southwood T, Gallivan S, Sculpher M et al. Is hydrotherapy cost-effective? A randomised controlled trial of combined hydrotherapy programmes compared with physiotherapy land techniques in children with juvenile idiopathic arthritis. Health Technol Assess 2005;9:iii-iv,ix-x,1-59.
12. Singh-Grewal D, Schneiderman-Walker J, Wright V, Bar-Or O, Beyene J, Selvadurai H et al. The effects of vigorous exercise training on physical function in children with arthritis: a randomized, controlled, single-blinded trial. Arthritis Rheum 2007; 57:1202-10.
13. Sogabe T, Silva CA, Kiss MH. Clinical and laboratory characteristics of 50 children with dermato/polymyositis. Rev Bras Reumatol 1996;36:351-8.
14. Sato JO, Sallum AM, Ferriani VP, Marini R, Sacchetti SB et al. Rheumatology Committee of the São Paulo Paediatrics Society. A Brazilian registry of juvenile dermatomyositis: onset features and classification of 189 cases. Clin Exp Rheumatol 2009;27:1031-8.
15. Takken T, Elst E, Spermon N, Helders PJ, Prakken AB, van der Net J. The physiological and physical determinants of functional ability measures in children with juvenile dermatomyositis. Rheumatology (Oxford) 2003;42:591-5.
16. Takken T, van der Net J, Helders PJ. Anaerobic exercise capacity in patients with juvenile-onset idiopathic inflammatory myopathies. Arthritis Rheum 2005; 53:173-7.
17. Park JH, Niermann KJ, Ryder NM, Nelson AE, Das A, Lawton AR et al. Muscle abnormalities in juvenile dermatomyositis patients: P-31 magnetic resonance spectroscopy studies. Arthritis Rheum 2000;43:2359-67.
18. Omori C, Prado DML, Gualano B, Sallum AE, Pinto ALS, Roschel H et al. Responsiveness to exercise training in juvenile dermatomyositis: a twin study. BMC Musculoskelet Disord 2010;11(1):270.
19. Silva CA. Lúpus eritematoso sistêmico juvenil. Rev Brasil Reumatol 2006;46:26-7.
20. Hochberg MC. Updating the American College of Rheumatology revised criteria for the classification of systemic lupus erythematosus. Arthritis Rheum 1997;29: 2635-42.
21. Faco MM, Leone C, Campos LM, Febrônio MV, Marques HH, Silva CA. Factors associated to death in patients hospitalized with juvenile systemic lupus erythematosus. Braz J Med Biol Res 2007;40: 993-1002.
22. Houghton KM, Tucker LB, Potts JE, McKenzie DC. Fitness, fatigue, disease activity, and quality of life in pediatric lupus. Arthritis Rheum 2008;59:537-45.
23. Avcin T, Cimaz R, Silverman ED, Cervera R, Gattorno M, Garay S et al. Pediatric antiphospholipid syndrome: clinical and immunologic features of 121 patients in an international registry. Pediatrics 2008; 122:e1100-7.
24. Zapata AL, Moraes AJ, Leone C, Doria-Filho U, Silva CA. Pain and musculoskeletal pain syndromes in adolescents. J Adolesc Health 2006;38:769-71.
25. Zapata AL, Moraes AJ, Leone C, Doria-Filho U, Silva CA. Pain and musculoskeletal pain syndromes related to computer and video game use in adolescents. Eur J Pediatr 2006;165:408-14.

26. Stephens S, Feldman BM, Bradley N, Schneiderman J, Wright V, Singh-Grewal D et al. Feasibility and effectiveness of an aerobic exercise program in children with fibromyalgia: results of a randomized controlled pilot trial. Arthritis Rheum 2008;59:1399-406.
27. Kirby A, Davies R. Developmental coordination disorder and joint hypermobility syndrome-overlapping disorders? Implications for research and clinical practice. Child Care Health Dev 2007;33:513-9.
28. Sahin N, Baskent A, Ugurlu H, Berker E. Isokinetic evaluation of knee extensor/flexor muscle strength in patients with hypermobility syndrome. Rheumatol Int 2008;28:643-8.
29. Juul-Kristensen B, Kristensen JH, Frausing B, Jensen DV, Rogind H, Remvig L. Motor competence and physical activity in 8-year-old school children with generalized joint hypermobility. Pediatrics 2009;124:1380-7.
30. Ferrell WR, Tennant N, Sturrock RD, Ashton L, Creed G, Brydson G et al. Amelioration of symptoms by enhancement of proprioception in patients with joint hypermobility syndrome. Arthritis Rheum 2004;50:3323-8.
31. Sahin N, Baskent A, Cakmak A, Salli A, Ugurlu H, Berker E. Evaluation of knee proprioception and effects of proprioception exercise in patients with benign joint hypermobility syndrome. Rheumatol Int 2008;28:995-1000.
32. Kuczynski E, Silva CA, Cristofani LM, Kiss MH, Odone Filho V, Assumpcao FB, Jr. [Quality of life evaluation in children and adolescents with chronic and/or incapacitating diseases: a Brazilian study]. An Pediatr (Barc) 2003;58:550-5.
33. Ruperto N, Lovell DJ, Quartier P, Paz E, Rubio-Perez N, Silva CA et al. Abatacept in children with juvenile idiopathic arthritis: a randomised, double-blind, placebo-controlled withdrawal trial. Lancet 2008;372:383-91.
34. Hauser W, Klose P, Langhorst J, Moradi B, Steinbach M, Schiltenwolf M et al. Efficacy of different types of aerobic exercise in fibromyalgia syndrome: a systematic review and meta-analysis of randomised controlled trials. Arthritis Res Ther 2010;12:R79.
35. Mathur N, Pedersen BK. Exercise as a mean to control low-grade systemic inflammation. Mediators Inflamm 2008; 2008:109502.
36. Rice SG. Medical conditions affecting sports participation. Pediatrics 2008;121: 841-8.
37. Garrick JG. Preparticipation orthopedic screening evaluation. Clin J Sport Med 2004;14:123-6.

CAPÍTULO 15
Exercício Físico e Esclerose Sistêmica

NATÁLIA C. OLIVEIRA
ANA LUCIA DE SÁ PINTO

A esclerose sistêmica (ES) é uma doença autoimune do tecido conjuntivo, rara e de etiologia desconhecida que apresenta ocorrências esporádicas no mundo todo. É mais prevalente em mulheres que em homens, e a literatura reporta uma variação de 3:1 a 8:1. Alguns estudos mostraram que a incidência dessa doença está em torno de 19 casos por um milhão por ano, e sua prevalência entre 19 e 75 casos por ano por 100 mil habitantes[1]. Atualmente, cerca de 49.000 cidadãos norte-americanos têm diagnóstico desta doença[2].

O aparecimento da ES é mais comum na quinta e sexta décadas de vida, sendo muito raro nas duas primeiras décadas. Ela é considerada uma doença crônica, caracterizada por lesões endoteliais, alterações vasculares, autoimunidade e depósito de colágeno, levando à fibrose da pele e de outros órgãos como o pulmão, o coração, o trato gastrointestinal e o rim[3].

CARACTERÍSTICAS CLÍNICAS

Os casos podem ser classificados em dois subgrupos principais: a ES limitada, que apresenta evolução lenta, em que a fibrose da pele é restrita às mãos e aos dedos, parte distal dos membros inferiores e face; e a ES difusa, que apresenta evolução mais rápida, em que o acometimento da pele abrange uma área mais extensa, da porção distal à proximal dos membros, face, tórax e abdome.

As principais manifestações clínicas da ES são o espessamento da pele, o fenômeno de Raynaud, manifestações musculoesqueléticas inespecíficas, como artralgias e mialgias, e o envolvimento visceral, principalmente do trato gastrointestinal, do coração, dos pulmões e do fígado. A fraqueza muscular nesses pacientes pode ocorrer tanto em decorrência das contraturas como das atrofias musculares. É descrita uma miopatia com elevação discreta das enzimas musculares decorrente da fibrose que se estende para as fibras musculares[4,5].

O fenômeno de Raynaud, uma anormalidade vasoespástica que atinge as extremidades dos membros superiores e inferiores, pode surgir vários anos antes do início da fibrose. Nos casos mais graves, esta condição pode levar à necrose das falanges distais. Esse fenômeno é caracterizado pela mudança de cor dos dedos desencadeada pelo frio ou estresse, e ocorre em três fases: primeiro uma palidez intensa, seguida por cianose e posterior hiperemia.

Os órgãos envolvidos na ES apresentam lesão endotelial, lesões microvasculares e espessamento da parede vascular. A doença vascular está associada com a alteração da função vascular, aumento de vasoespasmo e redução da capacidade vasodilatadora. As citocinas, os fatores vasculares e os fatores de crescimento possivelmente estão relacionados à fibrose tecidual presente na ES[6].

O envolvimento visceral é bastante importante e pode levar às doenças renal, cardíaca e pulmonar, piorando o prognóstico da doença. Complicações cardíacas na ES incluem arritmias, insuficiência cardíaca e morte súbita. A atividade fibroblástica aumentada e ao depósito de colágeno com desenvolvimento de fibrose miocárdica – que afeta ambos os ventrículos – são possíveis mecanismos etiológicos[7].

A doença pulmonar moderada a grave pode ocorrer em até 40% dos pacientes, e a redução da capacidade vital forçada representa um importante fator de piora do prognóstico. Além do acometimento pulmonar, outros fatores que influenciam negativamente no curso da doença incluem o envolvimento difuso da pele, sexo masculino e raça negra[8-10].

Desde a melhora do prognóstico das crises renais pelo uso dos inibidores da enzima conversora da angiotensina, a hipertensão arterial pulmonar emergiu como uma das principais causas de morte em ES. Esta condição clínica pode acometer de 8 a 12% dos pacientes com ES[11].

Os pacientes com ES podem apresentar baixa massa óssea que pode evoluir para a osteoporose[12]. Possivelmente, a perda da massa óssea decorre da presença de citocinas inflamatórias características da doença, que desempenham um papel importante na reabsorção óssea[13].

Por apresentarem um aumento significativo do risco de desenvolver doenças cardiovascular, renal, hepática e neuropsiquiátrica, e por serem também mais suscetíveis a apresentar doença inflamatória intestinal e esclerose múltipla[14], a expectativa de vida dos pacientes com ES é significativamente menor quando comparados com pessoas saudáveis[10].

No tratamento da ES, a fisioterapia e a terapia ocupacional devem ser indicadas precocemente para preservar a função e a força muscular e, consequentemente, prevenir complicações como contraturas e atrofia muscular. Os anti-

-inflamatórios não hormonais, a corticoterapia, a D-penicilamina, a colchicina e os imunossupressores são os medicamentos mais utilizados no tratamento desta doença. Outros tipos de medicamento são usados especificamente para o tratamento da hipertensão pulmonar, das manifestações renais, cardíacas e do trato gastrointestinal.

CAPACIDADE FÍSICA

Especula-se que o sedentarismo e algumas drogas utilizadas no tratamento de doenças reumatológicas possam ter efeitos negativos sobre o sistema cardiovascular dos pacientes, aumentando o risco de doenças cardiovasculares[15], além de outros efeitos colaterais, como o enfraquecimento muscular, que pode levar à piora da condição física[16].

Apesar dos recentes avanços no tratamento médico da ES, ela ainda se caracteriza como uma doença na qual a capacidade física e a qualidade de vida geral apresentam um contínuo decréscimo, particularmente por conta do envolvimento articular, pulmonar e da pele[17].

Estudos que avaliaram a capacidade aeróbia dos pacientes com ES verificaram que estes indivíduos apresentam capacidade aeróbia reduzida em relação aos controles saudáveis[18-21]. Um estudo com pacientes brasileiros[22] sem comprometimento pulmonar também mostrou os mesmos resultados.

Existem vários trabalhos na literatura demonstrando a diminuição da capacidade aeróbia e da força muscular em outras doenças reumatológicas, tais como a artrite reumatoide, o lúpus eritematoso sistêmico, as miosites e a fibromialgia (ver capítulos correspondentes). No entanto, a literatura ainda é escassa em trabalhos que analisem variáveis relacionadas à capacidade física dos pacientes com ES. Não há estudos que comparem a força, a flexibilidade ou a capacidade funcional de pacientes com ES com indivíduos saudáveis.

EFEITOS TERAPÊUTICOS DO EXERCÍCIO

Embora já tenha sido demonstrada a eficácia terapêutica dos exercícios físicos na artrite reumatoide e na osteoporose, e inclusive em doenças mais raras, como a dermatomiosite, a polimiosite e o lúpus eritematoso sistêmico, ainda é muito escassa a pesquisa em pacientes com ES.

Uma revisão de literatura baseada em opiniões e experiência[23] indicou que exercícios ativos e passivos visando ao aumento da amplitude de movimento, alongamento da pele e de estruturas periarticulares, e exercícios físicos que aumentem a função muscular e a capacidade aeróbia podem ser benéficos para pacientes com ES.

Alguns autores estudaram intervenções com exercícios de mobilidade das mãos associados ao banho de parafina e concluíram que eles contribuem para a melhoria da função e da habilidade de realizar atividades de vida diária[24,25].

Também já foi documentada a eficácia de exercícios que promovam o aumento da abertura da boca para melhorar a fala, a alimentação e a higiene oral[26,27].

Pacientes com ES também já foram submetidos a um programa de exercícios para aumentar a qualidade de vida e a mobilidade das mãos. Eles participaram de sessões diárias individuais de 30min durante duas semanas. Após este período, os pacientes foram instruídos a continuar os exercícios em casa, totalizando quatro meses de participação. Os autores notaram aumento significativo nos escores dos componentes físico e mental do instrumento de avaliação da qualidade de vida aplicado, além de melhoria na mobilidade das mãos e aumento na tolerância ao exercício[17].

Um grupo de pacientes com ES do Ambulatório da Disciplina de Reumatologia – HCFMUSP foi submetido a um programa de exercícios aeróbios de intensidade moderada[28]. O programa consistiu em sessões individualmente monitoradas, com duração de 40min, duas vezes por semana durante dois meses (Fig. 15.1). A capacidade aeróbia dos pacientes aumentou significativamente, assim como a saturação de oxigênio em esforço e a tolerância ao exercício (avaliada pela produção de lactato). Durante a realização do estudo, não foi registrado nenhum efeito colateral sobre os sistemas cardiovascular e locomotor. Os pacientes não apresentaram aumento na incidência de úlceras digitais ou do fenômeno de Raynaud. O escore de Rodnan foi semelhante antes e após a intervenção. Com isso, os autores concluíram que pacientes com ES sem envolvimento pulmonar têm potencial para aumentar sua capacidade aeróbia e que o exercício aeróbio pode ser considerado uma terapia adjunta segura e eficaz.

Buscando desenvolver um programa de exercício mais abrangente para pacientes com ES, foi proposto um programa constituído por exercícios aeróbios, de força e de flexibilidade[29]. Pacientes sem evidências de comprometimento pulmonar foram submetidos a um programa de exercício supervisionado com du-

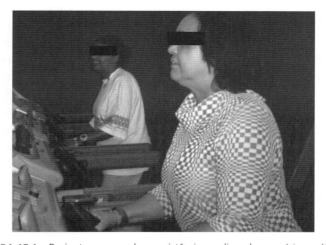

FIGURA 15.1 – Pacientes com esclerose sistêmica realizando exercício aeróbio.

ração de 12 semanas. As sessões foram compostas por exercícios de força para os principais grupos musculares, 20 minutos de exercício aeróbio e 5 minutos de alongamento (Fig. 15.2). Após a intervenção, os pacientes aumentaram significativamente a força e a capacidade aeróbia. Os autores não observaram mudanças nos valores da creatinofosfoquinase e da aldolase nem ocorreram relatos de dor, lesão muscular, cãibras ou qualquer outro efeito adverso relacionado ao exercício físico. Como no estudo anterior, o escore de Rodnan permaneceu inalterado e não foram observadas mudanças nas úlceras digitais e no fenômeno de Raynaud. Assim, essa forma de treinamento físico também pode ser uma ferramenta terapêutica para pacientes com ES.

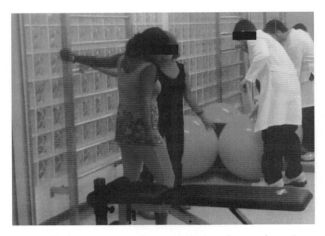

FIGURA 15.2 – Pacientes com esclerose sistêmica alongando após sessão de exercício.

PERSPECTIVAS

O exercício não vem sendo recomendado aos pacientes com ES porque muitos médicos acreditam que ele possa agravar o processo inflamatório e as manifestações vasculares inerentes à doença, assim como a hipertensão pulmonar. Na verdade, até o momento não há um grande corpo de evidências dando suporte à segurança do exercício em pacientes com ES, mas os poucos trabalhos publicados vêm ressaltando o importante papel dos diferentes tipos de exercício na melhoria das condições físicas e da qualidade de vida destes pacientes.

Os achados atuais sinalizam que a prática de exercícios físicos aeróbios e resistidos são ferramentas que podem ser seguras e eficazes para conter a perda de função, a fraqueza muscular e o descondicionamento aeróbio, condições frequentemente encontradas nos pacientes com ES.

Já é sabido que as alterações microvasculares são responsáveis pela hipóxia tecidual, que é o principal mecanismo que contribui para a liberação de mediadores envolvidos na fibrose[30]. Esta hipóxia também pode estar relacionada com a redução da capacidade aeróbia observada em pacientes com ES. Os autores que verificaram esta redução[18,20,22] levantaram a hipótese de que o descondicionamento periférico muscular possa exercer influência na capacidade aeróbia. Ainda não foram realizados estudos relacionando o condicionamento muscular periférico com a capacidade aeróbia em pacientes com ES. Esses estudos poderão ajudar no entendimento dos mecanismos de ação do exercício físico nesta população.

A literatura tem discutido duas hipóteses sobre o mecanismo de controle do consumo de oxigênio em pessoas saudáveis[31]. Uma delas sugere que a capacidade de distribuição de oxigênio aos músculos ativos pode ser um fator limitante, e a outra acredita que a habilidade de utilização do oxigênio pela musculatura pode ser um impedimento para o aumento no consumo de oxigênio no início de um exercício. Entretanto, as limitações ao esforço apresentadas pelos pacientes com ES ainda permanecem pouco estudadas. Invariavelmente, os pacientes com ES apresentam algum grau de limitação ao exercício físico. Não se sabe com exatidão qual o grau de contribuição da musculatura esquelética e das trocas gasosas na diminuição da capacidade aeróbia. Este conhecimento será de grande valia para a elaboração de programas de exercícios específicos para os pacientes com ES e, consequentemente, trará contribuições para a diminuição das comorbidades, para o aumento da capacidade física e para oferecer uma vida com mais qualidade a esses pacientes.

APLICAÇÕES PRÁTICAS AO PRESCREVER EXERCÍCIO A UM PACIENTE COM ESCLEROSE SISTÊMICA

- Exercícios aeróbios supervisionados, como caminhada ou bicicleta ergométrica, em intensidade moderada (70% da frequência cardíaca máxima) com duração de 20 a 40min, duas vezes por semana, são seguros e eficazes para aumentar a capacidade aeróbia de pacientes com esclerose sistêmica.
- Exercícios para os principais grupos musculares, como a musculação ou a ginástica localizada, realizados com supervisão, duas vezes por semana, com intensidade moderada (8 a 12 repetições máximas), com intervalo de recuperação de 1 a 2 minutos por série, são efetivos para melhorar a força e a função muscular de pacientes com esta doença.
- A combinação de exercícios aeróbios e resistidos com exercícios de flexibilidade parece ser uma intervenção com grande potencial terapêutico para estes pacientes, uma vez que, além da redução da capacidade aeróbia e provável redução de força que esses pacientes apresentam, os encurtamentos musculares são comuns em pacientes sedentários.
- Intervenções fisioterápicas como exercícios de aumento da abertura da boca, alongamento da musculatura facial e exercícios de mobilidade das mãos e dedos também trazem benefícios para os pacientes com esclerose sistêmica que apresentam este tipo de limitação.

REFERÊNCIAS BIBLIOGRÁFICAS

1. Samara AM. Esclerose sistêmica [Editorial]. Rev Bras Reumatol 2004;44:IX-X.
2. Helmick CG, Felson DT, Lawrence RC, Gabriel S, Hirsch R, Kwoh CK et al. National Arthritis Data Workgroup. Estimates of the prevalence of arthritis and other rheumatic conditions in the United States. Part I. Arthritis Rheum 2008;58: 15-25.
3. Varga J, Abraham D. Systemic sclerosis: a prototypic multisystem fibrotic disorder. J Clin Invest 2007;117:557-67.
4. Klippel JH, Weyand CM, Wortmann RL. Systemic sclerosis and related syndromes. In Klippel JH, Weyand CM, Wortmann RL. Primer on the rheumatic diseases. Atlanta: Arthritis Foundation; 1997. p. 263-75.
5. Subcommittee for Scleroderma Criteria of the American Rheumatism Association Diagnostic and Therapeutic Criteria Committee. Preliminary criteria for the classification of systemic sclerosis (scleroderma). Arthritis Rheum 1980;23:581-90.
6. Kahaleh MB, Leroy EC. Autoimmunity and vascular involvement in systemic sclerosis (SSc). Autoimmunity 1999;31: 195-214.
7. Montanes P, Lawless C, Black C et al. The heart in scleroderma: noninvasive assessment. Clin Cardiol 1982;5:383-7.
8. Ferri C, Valentini G, Cozzi F, Sebastiani M, Michelassi C, La Montagna G et al. Systemic Sclerosis Study Group of the Italian Society of Rheumatology (SIR-GSSSc). Systemic sclerosis: demographic, clinical, and serologic features and survival in 1012 Italian patients. Medicine (Baltimore) 2002;81:139-53.
9. Geirsson AJ, Wollheim FA, Akesson A. Disease severity of 100 patients with systemic sclerosis over a period of 14 years. Ann Rheum Dis 2002;60:1117-22.
10. Scussel-Lonzetti L, Joyal F, Raynauld JP, Roussin A, Rich E, Goulet JR, Raymond Y, Senécal JL. Predicting mortality in systemic sclerosis: analysis of a cohort of 309 French-Canadian patients with emphasis of features at diagnosis as predictive factors. Medicine (Baltimore) 2002;81:154-67.
11. Avouac J, Whipff J, Kahan A, Allanore Y. Effects of oral treatments on exercise capacity in systemic sclerosis related pulmonary arterial hypertension: a meta-analysis of randomized controlled trials. Ann Rheum Dis 2008;67:808-14.
12. Souza RB, Borges CT, Takayama L, Aldrighi JM, Pereira RM. Systemic sclerosis and bone loss: the role of the disease and body composition. Scand J Rheumatol 2006;35:384-7.
13. Nordenbaek C, Johansen JS, Halberg P, Wiik A, Garbarsch C, Ullman S et al. High serum levels of YKL-40 in patients with systemic sclerosis are associated with pulmonary involvement. Scand J Rheumatol 2005;34:293-7.
14. Robinson D Jr, Eisenberg D, Nietert PJ, Doyle M, Bala M, Paramore C et al. Systemic sclerosis prevalence and comorbidities in the US, 2001-2002. Curr Med Res Opin 2008;24:1157-66.
15. Colaci M, Sebastiani M, Giuggioli D, Manfredi A, Rossi R, Modena MG et al. Cardiovascular risk and prostanoids in systemic sclerosis. Clin Exp Rheumatol 2008;26:333-6.
16. Turesson C, Matteson EL. Cardiovascular risk factors, fitness and physical activity in rheumatic diseases. Curr Opin Rheumatol 2007;19:190-6.
17. Antonioli CM, Bua G, Frigè A, Prandini K, Radici S, Scarsi M et al. An individualizes rehabilitation program in patients with systemic sclerosis may improve quality of life and hand mobility. Clin Rheumatol 2009;28:159-65.
18. Sudduth CD, Strange C, Cook WR, Miller KS, Baumann M, Collop NA et al. Failure of the circulatory system limits exercise performance in patients with systemic sclerosis. Am J Med 1993;95:413-18.

19. Blom-Bülow B, Jonson B, Bauer K. Factors limiting exercise performance in progressive systemic sclerosis. Semin Arthritis Rheum 1983;2:174-81.
20. Morelli S, Ferrante L, Sgreccia A, Eleuteri M, Perrone C, Marzio PD et al. Pulmonary hypertension is associated with impaired exercise performance in patients with systemic sclerosis. Scand J Rheumatol 2000;29:236-42.
21. Schwaiblmair M, Behr J, Fruhmann G. Cardiorespiratory responses to incremental exercise in patients with systemic sclerosis. Chest 1996;110:1520-25.
22. Oliveira NC, Sabbag LMS, Ueno LM, Souza RBC, Borges CL, Pinto ALS, Lima FR. Reduced exercise capacity in systemic sclerosis patients without pulmonary involvement. Scand J Rheumatol 2007;36(6):458-61.
23. Casale R, Buonocore M, Matucci-Cerinic M. Systemic sclerosis (sclerodermia): an integrated challenge in rehabilitation. Arch Phys Med Rehabil 1997;78:767-73.
24. Sandqvist G, Akesson A, Eklund M. Evaluation of paraffin bath treatment in patients with systemic sclerosis. Disabil Rehabil 2004;26:981-7.
25. Mancuso T, Poole JL. The effect of paraffin and exercise on hand function in persons with scleroderma: a series of single case studies. J Hand Ther 2009;22:71-7.
26. Pizzo G, Scardina GA, Messina P. Effects of a nonsurgical exercise program on the decreased mouth opening in patients with systemic scleroderma. Clin Oral Investig 2003;3:175-8.
27. Naylor WP, Douglass CW, Mix E. The nonsurgical treatment of microstomia in scleroderma: a pilot study. Oral Surg Oral Med Oral Pathol 1984;5:508-11.
28. Oliveira NC, Sabbag L, Pinto ALS, Borges CL, Lima FR. Aerobic exercise is safe and effective in systemic sclerosis. Int J Sports Med 2009;30:728-32.
29. Pinto AL, Oliveira NC, Gualano B, Christmann RB, Painelli VS, Artioli GG, Prado DML, Lima FR. Efficacy and safety of concurrent training in systemic sclerosis. J Strength Cond Res 2010 (in press).
30. Gabrilelli A, Avvedimento EV, Krieg T. Scleroderma: mechanisms of disease. N Engl J Med 2009;360:1989-2009.
31. Xu F, Rhodes EC. Oxygen uptake kinetics during exercise. Sports Med 1999;27:313-27.

CAPÍTULO 16

Exercício Físico e Espondiloartrites

MARIA HELENA SAMPAIO FAVARATO
PERCIVAL DEGRAVA SAMPAIO-BARROS

INTRODUÇÃO

Protótipo das espondiloartrites, a espondilite anquilosante (EA) é uma doença inflamatória crônica caracterizada por dor lombar e anquilose progressiva do esqueleto axial, podendo também apresentar comprometimento significativo periférico, caracterizado por artrite periférica (afetando predominantemente as grandes articulações em membros inferiores) e entesite (inflamação do local de inserção dos tendões). Órgãos como olhos (uveíte anterior), pulmões e coração podem também ser acometidos. A doença afeta adultos jovens, com pico de incidência entre 20 e 30 anos. As taxas de dor e incapacidade geradas pela EA são semelhantes àquelas ocasionadas pela artrite reumatoide[1].

A prevalência de EA varia de 0,1 a 1,4% da população, com acometimento de dois a três homens para cada mulher. Na população brasileira, EA é a espondiloartrite mais frequente, caracterizando-se por heterogeneidade étnica e alta prevalência de envolvimento periférico[2].

Há evidência de que a progressão da doença seja mais intensa nos primeiros 10 anos de doença, mas ela pode persistir ativa por décadas, gerando sintomas inflamatórios por diversos anos após o diagnóstico. Identifica-se a limitação da mobilidade da coluna como o mais importante fator prognóstico[3].

Existe uma forte associação entre a EA e o haplótipo HLA-B27, e sua relação com o desenvolvimento da doença pode envolver múltiplos mecanismos de ação, que vêm sendo bastante estudados na última década[4].

O padrão de evolução parece ser único para cada paciente. Na maioria dos pacientes existe um padrão de ritmo circadiano de variação dos sintomas, no qual a dor e a rigidez são predominantes pela manhã e ao final da tarde, enquanto a mobilidade torácica é máxima no meio do dia, sugerindo que as atividades diárias melhorem os sintomas e que o exercício físico programado possa ser benéfico[5].

Os fatores prognósticos conhecidos de gravidade da doença são: artrite de quadril (*odds ratio* – OR = 23); dactilite (OR = 8); má resposta a anti-inflamatórios não hormonais (OR = 8); VHS superior a 30mm/h (OR = 7); limitação à movimentação da coluna espinhal (OR = 7); oligoartrite (OR = 4); e início da doença antes dos 16 anos de idade (OR = 3). Para a evolução a longo prazo, incluem-se progressão radiológica e nível de atividade mantida, avaliada por questionários específicos[6,7].

Estudos populacionais de longa duração indicam que a EA pode afetar a sobrevida dos pacientes. Mesmo entre pacientes hospitalizados, a mortalidade é 1,5 vez maior que a população geral, a amiloidose e as complicações cardiovasculares são as maiores causas de morte atribuíveis à EA[8,9].

Os objetivos a longo prazo do tratamento da EA incluem alívio sintomático, manter a postura normal, manter a mobilidade da coluna e das articulações periféricas e garantir funcionalidade completa[10]. Para tanto, utilizam-se fisioterapia, exercícios físicos e medicações. Procedimentos cirúrgicos podem ser necessários para a correção das deformidades espinhais ou da artrite periférica destrutiva[11-13].

O papel benéfico do exercício na EA vem sendo aventado desde a década de 1940, quando se observou que militares com EA tinham menos sintomas e melhor flexibilidade que os demais pacientes[13]. Pacientes de EA com nível de atividade moderado ou maior apresentam melhor funcionalidade e menos atividade de doença[14]. Exercícios físicos regulares por períodos maiores que cinco anos são capazes de reduzir a progressão da limitação da mobilidade espinal[5].

CAPACIDADE DE EXERCÍCIO NO PACIENTE COM EA

Múltiplos fatores podem influenciar a capacidade de execução de exercícios físicos nos pacientes com EA, tais como dores articulares, fadiga, sintomas depressivos, sequelas articulares, rigidez da coluna e acometimento cardiopulmonar pela doença, especialmente aquele devido à limitação da expansibilidade torácica.

Aspectos biomecânicos – utilizando os princípios da reeducação postural global (RPG), Férnandez-de-las Peñas et al.[15] associaram os grandes grupos musculares às deformidades frequentemente associadas à EA da seguinte maneira:

1. protrusão da mandíbula, causada pelo encurtamento da cadeia anterior diafragmática e da cadeia posterior estática;
2. cifose torácica, causada pelo encurtamento da cadeia anterior diafragmática;
3. perda da curvatura lombar, provocada pelo encurtamento da cadeia posterior estática;
4. protrusão e rotação interna da cintura escapular, causada pelo encurtamento da cadeia anterointerna da cintura escapular;

5. flexão e rotação interna da cintura pélvica, provocada pelo encurtamento da cadeia anterointerna da cintura pélvica.

Complicações cardíacas são bem estabelecidas na EA, sendo as mais comuns a insuficiência aórtica e os defeitos de condução. Entretanto, o espectro de acometimento é mais amplo e pode incluir doença valvar mitral, miocardiopatia e pericardite. Também há maior incidência de pleurite entre os pacientes que apresentam complicações cardíacas, o que talvez possa ser explicado pela duração de doença. A aorta proximal é primariamente espessada devido a processos cicatriciais na adventícia e proliferação intimal. Os *vasa vasorum* são circundados por células plasmáticas e linfócitos, estreitando seu lúmen[16].

Estudos de avaliação ecocardiográfica demonstram acometimento miocárdico nos pacientes com EA, sugerindo diminuição da complacência ventricular e perda de função diastólica[17-21].

Além de alterações inflamatórias locais, há evidência de alterações na função nervosa autonômica entre os pacientes com EA, com tendência à atividade parassimpática diminuída, como demonstrado por frequências cardíacas mais altas e curva barorreflexa reduzida diante das alterações ortostáticas. Esses desvios mostram-se mais proeminentes naqueles pacientes com doença mais exacerbada, um indício do envolvimento do sistema nervoso autônomo no processo inflamatório, o qual poderia estar relacionado ao envolvimento cardiovascular da EA[22].

Envolvimento das articulações costovertebrais e costotransversárias resulta em rigidez da caixa torácica e incapacidade de expansão completa à inspiração[10]. A rigidez do tórax na EA pode ser causada por anquilose das vértebras torácicas, associada ao acometimento inflamatório de articulações costovertebrais, costotransversárias, esternoclavicular e esternomanubrial. A cifose torácica progressiva contribui para a rigidez[23].

Quanto à função pulmonar, há evidência de redução da CVF (capacidade vital forçada) e da VEF1 (volume expiratório forçado no 1º segundo), indicando distúrbio restritivo da ventilação pulmonar, com expansão torácica especialmente reduzida na doença avançada e, embora não haja alteração de força da musculatura ventilatória, há redução acentuada do *endurance* dessa musculatura em estágios tardios de evolução[24,25].

Complacência pulmonar, capacidade de difusão e trocas gasosas costumam ser normais. Existe associação entre limitações da expansibilidade torácica e diminuição da capacidade vital. Atelectasia e fibrose apicais podem ocorrer. A capacidade vital expressa em termos de volume absoluto ou porcentagem do predito está relacionada à capacidade de execução de exercícios[23]. Há estudos que sugerem, mas não que definem, a correlação entre restrição da expansibilidade torácica e tolerância aos exercícios.

Tais evidências sugerem que os pacientes podem beneficiar-se de exercícios respiratórios para melhorar, a longo prazo, a função cardiopulmonar e a resistência respiratória[26]. O acometimento da caixa torácica parece não se correlacionar aos índices de funcionalidade habitualmente aplicados na prática clínica, o que pode levar à detecção de alterações de maneira apenas tardia e à baixa estimulação de medidas preventivas[25].

Assim como em doenças pulmonares obstrutivas crônicas, na EA também se encontram achados eletroneuromiográficos da musculatura diafragmática e intercostal compatíveis com fadiga da musculatura respiratória[10].

Há evidências de redução significativa da capacidade de exercício na EA, o que pode resultar de percepção de esforço aumentada para o nível equivalente de taxa de trabalho e captação de oxigênio atingidos. Carter et al.[27] sugerem que haja componente de musculatura periférica prejudicando a execução de exercícios físicos na EA. Corroborando tal hipótese, há evidências de que a força do quadríceps se correlaciona com a capacidade aeróbia[10,28].

Para a maioria dos pacientes, os principais limitantes para a execução regular de exercícios físicos são a dor, a rigidez e a fadiga. Os sintomas cardiopulmonares passam a ser relevantes somente se outras doenças concomitantes afetarem esses sistemas[29].

EFEITOS TERAPÊUTICOS DO EXERCÍCIO EM EA

O exercício nas doenças reumatológicas pode estar relacionado à manutenção da mobilidade articular, da força muscular, da densidade mineral óssea e da função cardiorrespiratória. No que diz respeito ao tratamento da EA, o exercício físico continuado consta nas recomendações do ASAS (*Assessment in Ankyosing Spondylitis International Working Group*), do EULAR (*European League Against Rheumatism*) e da Sociedade Canadense de Reumatologia para seu tratamento[30,31]. A eficácia da reabilitação na EA é há muito considerada a alternativa terapêutica para confrontar as alterações posturais e o desenvolvimento da anquilose. Mesmo na era dos imunobiológicos, constitui parte fundamental do tratamento[32,33].

É útil para tais objetivos promover movimentação ativa precoce, fortalecimento muscular de grupos cuja fraqueza possivelmente se relaciona com o aparecimento das deformidades características (musculatura abdominal, extensora da coluna, glútea e fixadores da escápula) e alongamento da musculatura peitoral e isquiocrural, cuja retração tende a fixar a cifose dorsal e a genoflexão[32].

Existem ensaios clínicos envolvendo diversas modalidades de terapia física na EA, como fisioterapia individualizada supervisionada, fisioterapia em grupo e exercícios domiciliares[32-34], cada método com vantagens e desvantagens, não havendo evidência para recomendação de um tipo preferencialmente a outro[33]. Uma crítica aos estudos publicados é a ausência de diferenciação entre acometimento periférico e axial isolado[3] (Tabela 16.1).

A abordagem postural, a qual inclui ativação excêntrica dos levantadores da espinha, alongamento da cadeia muscular posterior da região pélvica e abordagem individualizada de cadeias encurtadas, obteve resultados promissores[15,12].

TABELA 16.1 – Visão geral dos estudos com medidas de prognóstico para o uso terapêutico de exercícios físicos em espondiloartrites. Modificado de Van Tubergen e Hidding[33].

Autor/Ano	Avaliação global do paciente	Função	Dor	Rigidez	Expansão torácica	Schöber	Distância occípito-parede	Outros desfechos
Exercícios físicos individualizados supervisionados								
Kraag et al., 1990[44]	–	+	0	0	0	0	0	Distância dedo-chão + Alinhamento coluna 0 Padrão sono 0
Hidding et al., 1993[45]	+	+	0	0	0	–	–	Flexão e extensão toracolombar 0 Condicionamento + Rotação cervical + Articulações 0 Entesopatia +
Kraag et al., 1994[46]	–	+	0	–	–	0	0	Distância dedo-chão 0 Alinhamento da coluna 0 Padrão de sono 0
Exercícios físicos individualizados não supervisionados								
Uhrin et al., 2000[13]	–	+	+	+	–	–	–	–
Terapia física em grupo								
Swannell, 1988[47]	–	–	–	–	–	–	–	Distância intermaleolar + Movimentação lombar + Mobilidade cervical +
Rasmussen e Hansen, 1994[48]	–	–	–	–	+	0	–	Distância pescoço-parede 0 Distância intermaleolar + Rotação cervical + Distância dedo-chão +
Hidding et al., 1993[49]	+	0	0	0	0	–	–	Flexão e extensão toracolombar + Condicionamento + Rotação cervical 0 Articular e êntese 0

EXERCÍCIO FÍSICO E ESPONDILOARTRITES ■ **171**

Russell et al., 1993[50]	–	–	–	–	–	–	Amplitude de movimento da coluna lombar 0
Hidding et al., 1994[51]	+	+	0	0	0	–	Flexão e extensão toracolombar 0 Condicionamento 0 Rotação cervical 0 Articular + Êntese 0
Pacientes internados							
O'Driscoll et al., 1978[52]	–	–	–	–	–	–	Amplitude de movimento cervical +
Woodsworth et al., 1984[53]	–	+	+	0	+	+	Amplitude de movimento cervical + *Tragus*-parede +
Tomlinson, 1986[54]	–	–	–	+	+	–	Distância dedo-chão 0 Capacidade vital +
Bulstrode et al., 1987[55]	–	–	–	–	–	–	Amplitude de movimento do quadril +
Roberts et al., 1989[56]	–	–	–	+	+	–	Distância dedo-chão + Altura + Rotação cervical +
Viitanen et al., 1995[39]	–	–	–	+	+	+	Rotação toracolombar + Distância dedo-chão + Rotação cervical + Distância queixo-peito + Capacidade vital +/– Condicionamento +
Helliwell et al., 1996[57]	–	–	+	0	0	–	Rotação cervical +
Band et al., 1997[58]	+	–	–	–	–	–	Atividade de doença + Mobilidade espinhal +

O *tai-chi* pode melhorar a flexibilidade, avaliada pela distância dedo-solo, e os índices de atividade da doença[35].

Há evidências de benefício da fisioterapia tanto a curto quanto a longo prazo, sob a forma de exercícios domiciliares e do papel da cinesioterapia em grupo sobre dor, grau de habilidade funcional, mobilidade da coluna e do tórax, estado global do paciente e qualidade de vida[11].

Exercícios domiciliares ou em grupo melhoram o BASDAI e o BASMI, bem como subcategorias do *Nottinngham Health Profile* (nível de energia, dor, reação emocional e dor).

Pacientes com EA que participam de exercícios físicos regulares demonstram impacto positivo sobre uma série de aspectos, como funcionalidade, mobilidade autorreferida, distância ponta do dedo-solo, mobilidade axial e de grandes articulações, qualidade de vida, dor, incapacidade (HAQ) e depressão. Melhora da mobilidade, avaliada pela expansibilidade torácica, distância mento-tórax, Schöber modificado, *tragus*-parede, mobilidade espinhal e capacidade vital[36].

Há associação entre a prática de exercícios físicos e melhora dos índices métricos, da funcionalidade autorreferida (BASFI) e de escalas de dor e depressão (Beck)[29,34,37-39].

Exercício físico regular pode, também, promover melhora de VEF1, CVF e PEF, no teste de caminhada de 6 minutos[24] e consumo de oxigênio[38,39]. Os pacientes que mantêm o exercício físico obtêm nível adequado de consumo de oxigênio apesar da expansibilidade torácica diminuída[38].

A fisioterapia respiratória objetiva, inicialmente, manter a função costal, enquanto, em fases avançadas, tem como escopo otimizar a respiração abdomino-diafragmática[32].

Exercícios respiratórios podem ajudar a aumentar o volume corrente, a mobilidade da caixa torácica, a capacidade inspiratória e a efetividade da tosse. Na reabilitação, dispositivos como espirômetro podem ajudar, principalmente em pacientes com padrão ventilatório restritivo[10].

A capacidade aeróbia – avaliada por meio do teste cardiopulmonar e do teste de caminhada de 6min – é aumentada com a natação e em caminhadas ou prática de bicicleta ergométrica. Em estudos com abordagem fisioterápica convencional, apesar do aumento da mobilidade da caixa torácica e da flexibilidade da coluna torácica, as características espirométricas mantêm-se imutadas[40,41].

Os esforços devem dirigir-se não apenas à melhora da mobilidade espinhal, mas também à melhora do condicionamento cardiovascular[40].

Exercícios físicos não supervisionados foram capazes de melhorar a intensidade da dor, da rigidez e da capacidade funcional, quando realizados acima de 200min por semana, juntamente com o alongamento da coluna em pelo menos cinco dias da semana. Os benefícios de diminuição da progressão se dão principalmente em pacientes com maior tempo de duração da doença[13].

Evidência anedótica em EA sugere que períodos curtos de aproximadamente 30min de exercício envolvendo regiões não afetadas pela doença (por exemplo, exercitar as pernas com circloergômetro ou bicicleta) pode melhorar a flexibilidade e reduzir a lombalgia por horas, sugerindo alterações sistêmicas e regulatórias da inflamação desencadeadas pela prática de exercícios.

Em elegante experimento no qual a carga de trabalho adotada foi aquela que os pacientes consideraram que conseguiriam manter por 30min, Carbon et al.[5] observaram que, imediatamente após 30min de circloergometria, pacientes com EA demonstraram melhora da flexibilidade lombar estimada pelo Schöber, melhor flexibilidade laterolateral (dedo-chão), maior expansibilidade torácica, inclinação cervical maior e diminuição do *tragus*-parede. Tais alterações persistiram por cerca de 3 a 5 horas. Em nenhum momento da avaliação houve redução da dor.

Entre essa mesma população, esse curso de exercício físico de 30min foi capaz de alterar a contagem de leucócitos e neutrófilos no sangue periférico, tendo a neutrofilia duração de 15min. A prática do exercício também levou a aumento transitório da contagem de plaquetas. Aumento de células NK e linfócitos com marcação dual CD8/CD57.

A obtenção dos efeitos observados pode dar-se pela regulação de mediadores inflamatórios por meio do exercício, como IL-6 e TGF-β, uma citocina envolvida na imunomodulação, com papel anti-inflamatório e participação nos mecanismos de cicatrização, remodelamento ósseo e fibrose. Nos pacientes com EA, há expressão aumentada de mRNA de TGF-β nos sítios de neoformação óssea, mas não nos locais da inflamação. Foram encontrados níveis aumentados de TGF-β em pacientes com EA submetidos à terapia física (neste caso, exercícios associados a hipertermia, hidroterapia e massagem), sugerindo que os efeitos anti-inflamatórios dessa via podem estar envolvidos na resposta ao exercício observada nesses pacientes. A magnitude da variação da concentração de TGF-β correlaciona-se com a resposta clínica apresentada[42].

Fadiga vem sendo conceitualizada como fenômeno multifatorial modulado por atividade da doença, fatores comportamentais e variáveis psicossociais. Há relação entre fadiga e estado mental, o que pode explicar a sobreposição de sintomas, especialmente com a depressão.

Apesar do grande corpo de evidências favorecendo a prática de exercícios físicos na EA, menos de um quarto dos pacientes exercita-se de maneira frequente (mais que três vezes na semana). Uma alegação frequente dos pacientes para a não prática de exercícios físicos é a fadiga. É difícil para os pacientes perceber que a atividade física reduz a fadiga. Presença de fadiga nessa população, avaliada como escore maior que 50mm na pergunta correspondente do BASDAI, atinge 53 a 63%. A terapia com anti-TNF é capaz de reduzir a fadiga em até 55%. Há redução da fadiga com o curso de três semanas de exercícios físicos intensivos em regime de SPA, implicando que a atividade física programada é capaz de reduzir a fadiga em EA[35]. Exercícios físicos são capazes de promover redução da fadiga e melhorar a qualidade de vida em portadores de EA[29].

RECOMENDAÇÃO DE EXERCÍCIOS FÍSICOS BASEADA EM EVIDÊNCIAS PARA EA

A prática de exercícios físicos é benéfica na EA, devendo ser adequada às fases da doença. Homens e mulheres parecem ser igualmente beneficiados, embora a prática de exercícios não altere o prognóstico da doença[33].

Exercícios físicos moderados estão associados à menor atividade de doença e à melhor funcionalidade, enquanto exercícios físicos intensos se associam à melhor função, mas não reduzem a atividade de doença. Isso sugere que a constância da atividade, mais que sua intensidade, são importantes para auxiliar no controle da doença[14].

Recomenda-se a realização de 30min ao dia, cinco a sete dias por semana, de exercícios físicos domiciliares ou recreacionais, podendo-se associar sessões de fisioterapia duas vezes por semana a fim de aliviar a dor e a rigidez e manter a funcionalidade[11,43].

O melhor esquema seria a associação de exercícios físicos chamados convencionais – de fortalecimento e alongamento das cadeias mais envolvidas nas deformidades típicas da EA – com exercício físico aeróbio.

Exercícios físicos convencionais: flexibilidade para colunas cervical, torácica e lombar; fortalecimento para os grupos musculares: levantador da espinha, ombros, flexores do quadril, músculos posteriores da coxa e perna e quadríceps; exercícios para musculatura respiratória: respiração com lábios semicerrados, respiração abdominal, sincronização dos trabalhos abdominal e torácico[40].

Quanto aos exercícios físicos aeróbios, há evidências para a recomendação de caminhadas de 30min três vezes por semana, nado livre por 30min, três vezes por semana e bicicleta convencional ou circloergômetro – começar com 15min, aumentar para 30min, três vezes por semana. Começar sem resistência até a adaptação. Não há evidência definitiva quanto à intensidade do exercício determinada pela frequência cardíaca máxima a ser atingida[38,43].

Sugerimos o protocolo de treinamento baseado em Ince et al.[38] (Quadro 16.1).

QUADRO 16.1 – Protocolo de treinamento baseado em Ince et al.

Protocolo de treinamento	Exercícios de alongamento	Exercícios pulmonares
• Aquecimento: 10min de exercícios em etapas (cada movimento repetido 10 vezes) + 5min de alongamento • Período principal: 20min de exercícios em etapas (cada movimento repetido 10 vezes) • Desaquecimento: 10min de exercícios pulmonares + 5min de alongamento • Exercícios aeróbios	(Figs. 16.1 a 16.17) • Da cabeça para a direita e para a esquerda • Peito e ombros • Deltoide • Alongamento com as costas arqueadas • Extensores da perna e flexores do quadril • Torção da coluna • Musculatura paravertebral • Torácica solta para cima e para baixo • Posição de prece • Abraçar ambos os joelhos	• Com o dobro da frequência respiratória habitual, inspirar pelo nariz e expirar pela boca • Respiração toracoabdominal • Inspiração profunda com expiração pela boca • Exercício respiratório com resistência: comprimir fortemente o tórax com a própria mão e respirar fortemente

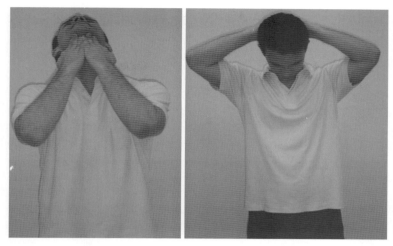

FIGURA 16.1 – Alongamento da cabeça para cima e para baixo.

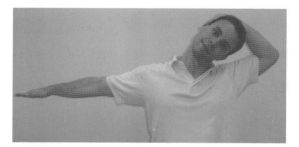

FIGURA 16.2 – Alongamento da cabeça para o lado.

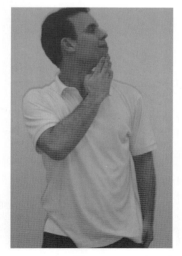

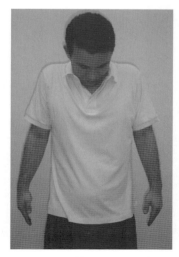

FIGURA 16.3 – Alongamento da cabeça em rotação.

FIGURA 16.4 – Alongamento dos ombros.

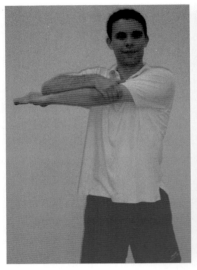
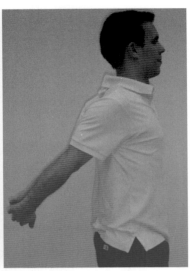

FIGURA 16.5 – Alongamento do tórax. **FIGURA 16.6** – Alongamento do deltoide.

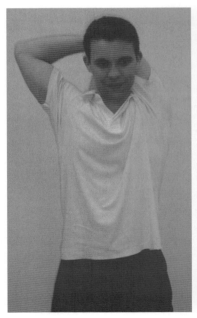
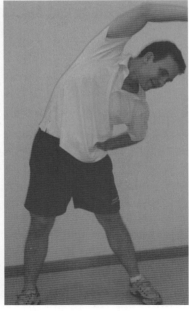

FIGURA 16.7 – Alongamento do tríceps. **FIGURA 16.8** – Alongamento lateral do tronco.

EXERCÍCIO FÍSICO E ESPONDILOARTRITES ■ **177**

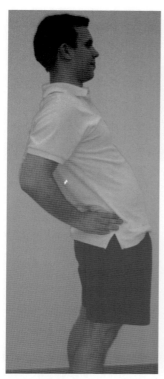 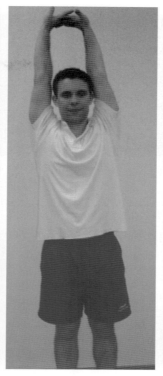 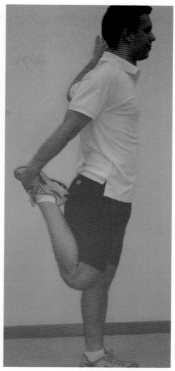

FIGURA 16.9 – Arqueamento da coluna dorsal.

FIGURA 16.10 – Alongamento acima da cabeça.

FIGURA 16.11 – Alongamento dos extensores da perna e flexores da pelve.

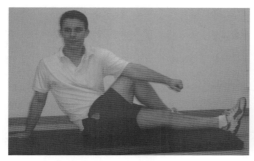 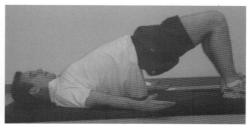

FIGURA 16.12 – Alongamento da musculatura paravertebral.

FIGURA 16.13 – Torção da coluna.

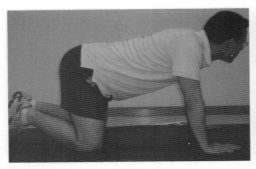

FIGURA 16.14 – Soltando a coluna para baixo.

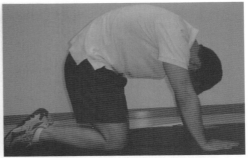

FIGURA 16.15 – Empurrando a coluna para cima.

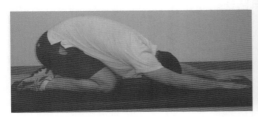

FIGURA 16.16 – Posição de prece maometana.

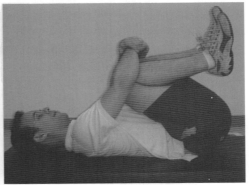

FIGURA 16.17 – Abraçando os joelhos.

REFERÊNCIAS BIBLIOGRÁFICAS

1. Zink A, Braun J, Listing J, Wollenhaupt J. Disability and handicap in rheumatoid arthritis and ankylosing spondylitis – results from the German rheumatological database. J Rheumatol 2000;27:613-22.
2. Sampaio-Barros PD, Gonçalves CR, Silva JAB, Ximenes AC, Azevedo VF, Bianchi WA et al. Registro Iberoamericano de Espondiloartritis (RESPONDIA): Brasil. Informe Del Registro Brasileño de Espondiloartritis. Reumatol Clin 2008;4:30-5.
3. Nghiem FT, Donohue JP. Rehabilitation in ankylosing spondylitis. Curr Opin Rheumatol 2008;20:203-7.
4. Taurog JD. The role of HLA-B27 in spondyloarthritis. J Rheumatol 2010;37: 2606-16.
5. Carbon RJ, Macey MG, McArthy DA, Pereira FP, Perry JD, Wade AJ. The effect of 30 min cycle ergometry on ankylosing spondylitis. Br J Rheumatol 1996;35:167-77
6. Amor B, Santos RS, Nahal R et al. Predictive factors for the long-term outcome of spondyloarthropathies. J Rheumatol 1994; 21:1883-87.
7. Doran, MF, Brophy, S, Mackay K et al. Predictors of longterm outcome in anky-

losing spondylitis. J Rheumatol 2003;30: 316-20.
8. Carbone LD, Cooper C, Michet CJ. Ankylosing spondylitis in Rochester, Minnesota, 1935-1989. Is the epidemiology changing? Arthritis Rheum 1992;35:1476-82.
9. Lehtinen K. Mortality and causes of death in 398 patients admitted to hospital with ankylosing spondylitis. Ann Rheum Dis 1993;52:174-6.
10. Ortancil O, Sarikaya S, Sapmaz P, Basaran A, Ozdolap S. The effect(s) of a six-week home-based erxercise program on the respiratory muscle and functional status in anylosing spondylitis. J Clin Rheumatol 2009;15:68-70.
11. Dagfinrud H, Kvien, TK, Hagen, KB. The Cochrane review of physiotherapy interventions for ankylosing spondylitis. J Rheumatol 2005;32:1899.
12. Hidding A, van der Linden S. Factors related to change in global health after group physical therapy in ankylosing spondylitis. Clin Rheumatol 1995;14:347-51.
13. Uhrin Z, Kuzis S, Ward M. Exercise and changes in health status in patients with ankylosing spondylitis. Arch Intern Med 2000;160:2969-75.
14. Santos H, Brophy S, Calin A. Exercise in ankylosing spondylitis: how much is optimum? J Rheumatol 1998;25:2156-60.
15. Férnandez-de-las-Peñas C, Alonso-Blanco C, Morales-Cabezas M, Miangolarra-Page JC. Two exercise interventions for the management of patients with ankylosing spondylitis – a randomized controlled trial. Am J Phys Med Rehabil 2005;84:407-19.
16. O'Neill TW, Bresnihan B. The heart in ankylosing spondylitis. Ann Rheum Dis 1992;51:705-6.
17. Brewerton DA, Gibson DG, Goddard DH, Jones TJ, Moore RB, Pease CT et al. The myocardium in ankylosing spondylitis. A clinical, echocardiographic, and histopathological study. Lancet 1987;1 (8540):995-8.
18. Gould BA, Turner J, Keelinh DH, Hickling P, Marshall AJ. Myocardial dysfunction in ankylosing spondylitis. Ann Rheum Dis 1992;51:227-32.
19. Nagyhegyi G, Nadas I, Banyai F, Luzsa G, Geher P, Molnar J et al. Cardiac and cardiopulmonary disorders in patients with ankylosing spondylitis and rheumatoid arthritis. Clin Exp Rheumatol 1988;6:17-26.
20. Balderas FJJ, Rubi DG, Hinojosa SP, Arellano J, Yánez P, Sanchez ML et al. Two-dimensional echo Doppler findings in juvenile and adult onset ankylosing spondylitis with long-term disease. Angiology 2001;52:543-8.
21. Crowley JJ, Donnelly SM, Tobin M, FitzGerald O, Bresnihan B, Maurer BJ et al. Doppler echocardiographic evidence of left ventricular diastolic dysfunction in ankylosing spondylitis. Am J Cardiol 1993;71:1337-40.
22. Toussirot E, Bouhaddi MB, Poncet JC, Cappelle S, Henriet MT, Wendling D, Regnard J. Abnormal autonomic cardiovascular control in ankylosing spondylitis. Ann Rheum Dis 1999;58:481-7.
23. Fischer LR, Cawley MI, Holgate ST. Relation between chest expansion, pulmonary function, and exercise tolerance in patients with ankylosin spondylitis. Ann Rheum Dis 1990;49:921-25.
24. Durmus D, Alayli G, Uzun O, Tander B, Cantürk F, Bek Y, Erkan L. Effects of two exercise interventions on pulmonary function in the patients with ankylosing spondylitis. Joint Bone Spine 2009;76: 150-5.
25. Sahin G, Calikoglu M, Ozge C, Incel N, Biçer A, Ulsubas B et al. Respiratory muscle strength but not BASFI score relates to diminished chest expansion in ankylosing spondylitis. Clin Rheumatol 2004;23:199-202.
26. Sahin G, Güler H, Calikoglu M, Sezgin M. A comparison of respiratory muscle strength, pulmonary function tests and endurance in patients with early and late

stage ankylosing spodylitis. Z Rheumatol 2006;65:535-8.
27. Carter R, Riantawan P, Banham SW et al. An investigation of factors limiting aerobic capacity in patients with ankylosing spondylitis. Respir Med 1999;93:700-8.
28. Mengshoel AM, Jokstad K, Bjerkhoel F. Associations between walking time, quadriceps muscle strenght and cardiovascular capacity in patients with rheumatoid arthritis and ankylosing spondylitis. Clin Rheumatol 2004;23:299-305.
29. Durmus D, Alayli G, Cil E, Canturk F. Effects of a home-based exercise program on quality of life, fatigue and depression in patients with ankylosing spondylitis. Rheumatol Int 2009;29:673-7.
30. Maksymowych WP, Gladman D, Rahman P, Boonen A, Bykerk V, Choquette D et al. The Canadian Rheumatology Association/Spondyloarthritis Research Consortium of Canada treatment recommendations for the management of spondyloarthritis: a national multidisciplinary stakeholder project. J Rheumatol 2007;34: 2273-84.
31. Zochling J, van der Heijde D, Burgos-Vargas R, Colantes E, Davis JC, Dijkmans B et al. ASAS/EULAR recommendations for the management of ankylosing spondylitis. Ann Rheum Dis 2006;65:442-52.
32. Bongi SM, Del Rosso A. Come si prescrive l´esercizio fisico in reumatologia. Reumatismo 2010;62:4-11.
33. Van Tubergen A, Hidding A. Spa and exercise treatment in ankylosing spondylitis: fact or fancy? Best Prac Res Clin Rheumatol 2002;16:653-66.
34. Lim HJ, Moon YI, Lee MS. Effects of home-based daily exercise therapy on joint mobility, daily activity, pain and depression in patients with ankylosing spondylitis. Rheum Int 2005;25:225-29.
35. Passalent LA, Soever LJ, O´Shea FD, Inman RD. Exercise in ankylosing spondylitis: discrepancies between recommendations and reality. J Rheumatol 2010;37: 835-41.

36. Elyan M, Khan MA. Does physical therapy still have a place in the treatment of ankylosing spondylitis? Curr Opin Rheumatol 2008;20:282-6.
37. Analay Y, Ozcan E, Karan A, Diracoglu D, Aydin R. The effectiveness of intensive group exercise on patients with ankylosing spondylitis. Clin Rehabil 2003;17: 631-36.
38. Ince J, Sarpel T, Durgun B, Erdogan S. Effects of a multimodal exercise program for people with ankylosing spondylitis. Phys Ther 2006;86:924-35.
39. Viitanen JV, Lehtinen K, Suni I, Kautiainen H. Fifteen months' follow up of intensive inpatient physiotherapy and exercise in ankylosing spondylitis. Clin Rheumatol 1995;14:413-19.
40. Karapolat H, Eyigor S, Zoghi M, Akkoc Y, Kirazli Y, Keser G. Are swimming or aerobic exercise better than conventional exercise in ankylosing spondylitis patients? A randomized controlled study. Eur J Phys Rehabil Med 2009;45:449-57.
41. Jossenhans WT, Wang CS, Jossenhans G, Woodbury JF. Diaphragmatic contribution to ventilation in patients with ankylosin spondylitis. Respiration 1971;23: 331-46.
42. Shehata M, Schwarzmeier JD, Hilgarth M, Demirtas D, Richter D, Hubmann R et al. Effect of combined spa-exercise therapy on circulating TGF-beta1 levels in patients with ankylosing spondylitis. Wien Klin Wochenschr 2006;118:266-72.
43. Dagfinrud H, Halvorsen S, Vollestad NK, Niedermann K, Kvien TK, Hagen KB. Exercise programs in trials for patients with ankylosing spondylitis: do they really have the potentials for effectiveness? Arthr Care Res 2010; epub ahead of print
44. Kraag G, Stokes B, Groh J, Helewa A, Goldsmith C. The effects of comprehensive home physiotherapy and supervision on patients with ankylosing spondylitis – a randomized controlled trial. J Rheumatol 1990;17:228-33.
45. Hidding A, van der Linden S, de Witte L.

Therapeutic effects of individual physical therapy in ankylosing spondylitis related to duration of disease. Clin Rheumatol 1993;12:334-40.
46. Kraag G, Stokes B, Groh J. The effects of comprehensive home physioterapy and supervision on patients with ankylosing spondylitis- an 8-month follow-up. J Rheumatol 1994;21:261-3.
47. Swannell AJ. The case against the value of exercise in the long-term management of ankylosing spondylitis. Clin Rehabil 1988;2:245-7.
48. Rasmussen JO, Hansen TM. Physical training for patients with ankylosing spondylitis. Arthritis Care Res 1994;7:215-20.
49. Hidding A, van der Linden S, Boers M, Gielen X, de Witte L, Kester A, Dijkmans B, Moolenburgh D. Is group physical therapy superior to individualized therapy in ankylosing spondylitis? A randomized controlled trial. Arthritis Care Res 1993;6:117-25.
50. Russel P, Unsworth A, Haslock I. The effect of exercise in ankylosing spondylitis- a preliminary study. Br J Rheumatol 1993;32:498-506.
51. Hidding A, van der Linden S, Gielen X, de Witte L, Dijkmans B, Moolenburgh D. Continuation of group physical therapy is necessary in ankylosing spondylitis: results of a randomized controlled trial. Arthritis Care Res 1994;7:90-6.

52. O'Driscoll SL, Jason MI, Baddeley H. Neck movements in ankylosing spondylitis and their response to physiotherapy. Ann Rheum Dis 1978;37:64-6.
53. Woodsworth BP, Pearcy MJ, Mowat AG. In-patient regime for the treatment of ankylosing spondylits: an appraisal of improvement in spinal mobility and the effects of corticotrophin. Br J Rheumatol 1984;23:39-43.
54. Tomlinson MJ, Barefoot J, Dixon AS. Intensive in-patient physiotherapy courses improve movement and posture in ankylosing spondylitis. Physiotherapy 1986; 72:238-40.
55. Bulstrode SJ, Barefoot J, Harrison RA, Clare AK. The role of passive stretching in the treatment of ankylosing spondylitis. Br J Rheumatol 1987;26:40-2.
56. Roberts WN, Larson MG, Liang MH. Sensitivity of anthropometric techniques for clinical trials in ankylosing spondylitis. Br J Rheumatol 1989;28:40-5.
57. Helliwell FG, Abbott CA, Chamberlain MA. A randomized trial of three different physiotherapy regimens in ankylosing spondylitis. Physiotherapy 1996;82:85-90.
58. Band DA, Jones SD, Kennedy LG, Garrett SL, Porter J, Gay L, Richardson J, Whitelock HC, Calin A. Which patients with ankylosing spondylitis derive most benefit from an inpatient management program? J Rheumatol 1997;24:2381-84.

Glossário

O glossário a seguir engloba definições clássicas de fisiologia do exercício e treinamento desportivo e tem como objetivo familiarizar o reumatologista à terminologia da ciência do exercício.

Atividade física – Movimento corporal produzido pela contração da musculatura esquelética e que implica gasto energético acima dos valores basais.

Exercício físico – Sequência planejada e estruturada de movimentos para promover a melhora ou a manutenção de uma capacidade física (exemplo força, flexibilidade) ou um gesto esportivo (exemplo chutar, arremessar, lançar, saltar). O exercício físico está inserido dentro do contexto de atividade física.

Esporte – Fenômeno cultural caracterizado pela competição e não necessariamente pela promoção de saúde. Ao contrário do senso comum, nem sempre a prática esportiva é saudável, haja vista a alta incidência de lesões osteomioarticulares em atletas de alto nível. Assim, a prática de determinadas modalidades esportivas pode ser limitada ao paciente com doença crônica.

Treinamento físico – Sequência de exercícios organizados ao longo de um período de tempo para promover aumento do desempenho físico.

Condicionamento físico – Engloba os conceitos de condicionamento aeróbio, condicionamento neuromuscular e flexibilidade.

Condicionamento aeróbio – Também denominado condicionamento cardiorrespiratório ou resistência aeróbia. Refere-se à capacidade dos sistemas circulatório e respiratório em fornecerem oxigênio durante um exercício físico prolongado. A medida mais utilizada para representar o condicionamento aeróbio é o consumo máximo de oxigênio ($VO_{2\,máx}$), o qual pode ser mensurado pela calorimetria indireta ou, então, estimado por meio de testes de campo.

Condicionamento neuromuscular – Está relacionado à capacidade máxima do indivíduo em se opor a uma resistência externa (força máxima) ou de manter a produção de força submáxima por um período prolongado de tempo (resistência de força).

Flexibilidade – Refere-se à capacidade de movimentar uma articulação em amplitudes aumentadas. Os exercícios de alongamento são utilizados para melhorar a flexibilidade de um indivíduo. O bom desenvolvimento da flexibilidade está ligado à promoção e à manutenção da funcionalidade.

Exercício aeróbio – Exercício desempenhado em intensidade submáxima, permitindo a manutenção do esforço por períodos prolongados (> 10min). É caracterizado pela realização de contrações de um mesmo grupo muscular em caráter rítmico e repetido. Exemplos incluem natação, ciclismo, caminhada e corrida de média e longa duração. Quando realizado em intensidade e frequência adequadas, promove ganhos no condicionamento aeróbio.

Intensidade do treinamento aeróbio – A intensidade do exercício aeróbio pode ser prescrita a partir de uma fração em relação a uma capacidade máxima do indivíduo [por exemplo, percentual do $VO_{2\,máx}$ ou percentual da frequência cardíaca (FC) máxima do indivíduo]. O exercício é classicamente descrito como "moderado" quando a intensidade é ajustada para 40 a 60% do $VO_{2\,máx}$ (50 a 70% da FC máx) e "intenso" quando a intensidade é < 60% do $VO_{2\,máx}$ (> 70% da FC máx).

Exercício de força ou treinamento de força (também denominado "exercício/treinamento resistido" ou "contrarresistência") – Exercício que utiliza resistência externa (sobrecarga) para produzir adaptações neuromusculares. Os exemplos mais comuns são os exercícios de levantamento de peso, conhecidos popularmente como musculação. Os exercícios de força podem ser estáticos (também conhecidos como isométricos) ou dinâmicos (também conhecidos como isotônicos). Contrações musculares isométricas referem-se àquelas em que a resistência externa se iguala à força interna (produzida pelos músculos), de modo que não há movimento articular. Contrações musculares concêntricas referem-se àquelas em que a força interna supera a resistência externa, ao passo que contrações excêntricas se referem àquelas em que a resistência externa supera a força interna.

Intensidade do treinamento de força – A intensidade pode ser definida como "alta" quando a resistência externa é ≥ 75% da carga que pode ser "levantada" uma única vez [maior ou igual a 75% de 1RM (uma repetição máxima)] e "moderada" se a resistência externa se situa entre 50 e 74% de 1RM.

Exame de pré-participação – É uma consulta médica que inclui extensa anamnese clínica e exame físico detalhado, incluindo a avaliação osteoarticular e postural. O objetivo desse exame minucioso é detectar qualquer alteração física que possa contraindicar ou limitar a prática de exercício físico.

Índice Remissivo

A

Ácidos graxos livres 29
Adaptações metabólicas 23
Adaptações morfológicas 10
 - hipertrofia 10
 - transição entre os tipos de fibras 12
Adaptações neurais 6
 - coordenação intermuscular 9
 - coordenação intramuscular 7
 - sistema nervoso 6
 - "princípio do tamanho" 8
Anti-inflamatórias 37
 - anticaquéticos 38
 - fator de necrose tumoral-α 38
 - interleucina-1 38
 - interleucina-6 38
Artrite idiopática juvenil 147
Artrite reumatoide 104
 - alongamentos 111
 - diagnóstico 106
 - epidemiologia 104
 - fisiopatologia 105
 - natação 111
 - prescrição de exercícios 110
 - quadro clínico 105
 - tratamento 107
 - treinamento 110
 - treino aeróbio com impacto 110
 - treino de força muscular 111
Atividade física 1
 - medida terapêutica 2
Atividade parassimpática 168
Atividades da vida diária 46
ATP 28
Avaliação física 59
Avaliação física pré-participação 59
Avaliação funcional 46

B

Baixa massa óssea 148

C

Capacidade funcional 20
 - adaptações periféricas 21
Capacidade vital forçada (CVF) 159, 168
Capacidades físicas 46
 - aptidão física 47
 - testes físicos 47
Capacidades motoras 5
Citocinas 37
Consumo de oxigênio 16, 142
 - equação de Fick 17
 - potência aeróbia máxima 16

D

Densidade mineral óssea 72
  - densitometria 72
Dermatomiosite juvenil 147, 150
Desempenho físico 5
Doenças reumáticas 3
  - *exercise is medicine* 3

E

Ergoespirometria 65
  - consumo de oxigênio 65
  - equivalentes ventilatórios 66
  - incompetência cronotrópica 69
  - limiar anaeróbio 67
  - pulso de oxigênio 66
  - razão da troca respiratória 66
Esclerose sistêmica 158
Escore de Rodman 162
Espondilite anquilosante 166
Exercício físico aeróbio 16, 96, 161
  - intensidade do exercício 16
  - substrato energético 16
Exercícios físicos 2, 94
  - "pílula" de exercício 2
  - eficácia 129
  - segurança 129
Exercise is medicine 1

F

Fadiga 141
Fenômeno de Raynaud 158
Fibromialgia 114
  - clínica 115
  - descondicionamento 118
  - exercício aeróbio 119
  - exercício físico 118
  - exercícios de flexibilidade 123
  - fisiopatologia 114
  - prevalência 114
  - programa de exercícios 122
  - tratamento 117
  - treinamento de força 120
Fibromialgia juvenil 147, 152
Fontes energéticas 30, 31
  - glicogênio hepático 33
  - via glicolítica 32
  - vias metabólicas 30
Força muscular 54
Fosfocreatina 29
Função pulmonar 168

G

Glicogênio muscular 29

H

Haplótipo HLA-B27 166
Homeostase 28
  - ATPases 28

I

Inatividade física 1
  - mortalidade 1
  - obesidade 1
Inflamação 36
Inflamação sistêmica crônica 37
Insuficiência aórtica 168
Interleucina-6 141

L

Lúpus eritematoso sistêmico 139
  - juvenil 147, 151

M

Massa óssea 72
  - perda óssea 72
  - remodelamento ósseo 72
Metabolismo no exercício 28
Miopatias inflamatórias idiopáticas 126
  - capacidade física 127
  - características clínicas 127
  - dermatomiosite 126
  - diagnóstico 127
  - miosite por corpúsculo de inclusão 126
  - patogênese 126
  - polimiosite 126
Músculo esquelético 5
  - treinamento de força 5

O

Obesidade 140
Osteoartrite 91
  - diagnóstico 92
  - tratamento 93
Osteoblastos 74
  - absorção de cálcio 76
  - estrógeno 76
  - sobrecarga mecânica 80
  - vitamina D 76
Osteoclastos 74
Osteopenia 73
Osteoporose 72

R

Reumatologista 3
Risco cardiovascular 60, 93
  - sarcopenia 93

S

Sedentarismo 1

T

Tecido muscular esquelético 17
  - sobrecarga de volume 19
  - pré-carga 20
Teste de esforço 62
Teste ergométrico 61
Testes de força 46, 47
Testes funcionais 47
  - agilidade 49
  - aptidão funcional 47
  - equilíbrio 49
Treinamento de força 6, 96, 132
Treinamento físico 128
Triacilglicerol intramuscular 29
  - anaeróbio aláctico 29
  - anaeróbio láctico 29
  - ciclo do ácido tricarboxílico 29

V

Volume expiratório forçado 1º segundo (VEF1) 168